山东中医药大学
九大名医经验录系列

周凤梧

刘持年　主编

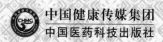

中国健康传媒集团
中国医药科技出版社

内 容 提 要

　　本书分为医家小传、医论医话、临证医案、诊余文抄等四部分。除了介绍周凤梧教授的从医从教经历外，重点阐述其治学方法与门径，弘扬其学术创见与观点，挖掘其临证经验与技艺。本书医论、医话、医案荟萃，理论与实践结合，集中反映了周凤梧教授的学术成就。适合中医工作者、中西医结合工作者、中医爱好者阅读学习。

图书在版编目（CIP）数据

　　山东中医药大学九大名医经验录系列 . 周凤梧 / 刘持年主编 . — 北京：中国医药科技出版社，2018.5
　　ISBN 978-7-5214-0056-4
　　Ⅰ . ①山… 　Ⅱ . ①刘… 　Ⅲ . ①中医临床 — 经验 — 中国 — 现代
Ⅳ . ① R249.7

　　中国版本图书馆 CIP 数据核字（2018）第 046655 号

美术编辑　　陈君杞
版式设计　　也　在

出版　**中国健康传媒集团** | 中国医药科技出版社
地址　北京市海淀区文慧园北路甲 22 号
邮编　100082
电话　发行：010—62227427　邮购：010—62236938
网址　www.cmstp.com
规格　710×1000mm $\frac{1}{16}$
印张　14 $\frac{3}{4}$
字数　203 千字
版次　2018 年 5 月第 1 版
印次　2018 年 11 月第 2 次印刷
印刷　三河市百盛印装有限公司
经销　全国各地新华书店
书号　ISBN 978-7-5214-0056-4
定价　**48.00 元**

丛书编委会

本书编委会

主　　编　刘持年

编　　委（按姓氏笔画排序）

王法德　曲京峰　刘德泉

张少华　陈家骅　周　晶

郑贵力　赵兴连　秦　林

曹志群

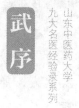

　　山东是中华文明的重要发祥地之一，在此诞生和发展起来的齐鲁文化是中国传统文化的主干与核心，对中医药理论体系的形成产生了重要影响，对中医药学术发展发挥了重要推动作用。齐鲁大地名医辈出，从古代的扁鹊、淳于意、王叔和、钱乙、成无己、黄元御，到近现代的罗止园、孔伯华、刘惠民等享誉国内外的名医大家，在我国医学发展史上占有重要地位。

　　创建于 1958 年的山东中医药大学是山东省唯一一所综合性中医药大学，1978 年被确定为全国重点建设的中医院校，1981 年成为山东省重点高校，是教育部本科教学工作水平评估优秀学校、山东省首批五所应用基础型人才培养特色名校之一，山东省首批高等学校协同创新中心。学校在省属高校中拥有国家级重点学科最多，最早获得硕士、博士学位授权，最早设立博士后科研流动站，最早成为国家"973"项目首席承担单位，现已成为集中医药教学、科研、医疗于一体的，学科优势明显、学术特色鲜明、人才队伍雄厚、平台布局合理的中医药高等学校。

　　20 世纪 50 年代，以首任院长、毛泽东主席保健医生刘惠民先生为代表的一代师长，筚路蓝缕，在齐鲁大地开拓了中医药高等教育事业，奠定了山东中医药大学独特的学术品格。他们长期活跃在教学、医疗与科研一线，或在理论上独树一帜，或在临床上优势特色明显。

他们以高尚的医德、独特的理论、精湛的医术，赢得了中医药学界乃至社会各界的敬重和钦佩，为新中国高等中医药教育事业的发展做出了卓越贡献，为学校建设发展奠定了坚实基础。

六十载栉风沐雨，六十年春华秋实。学校秉承"厚德怀仁，博学笃行"的校训，发挥中医药优势，狠抓内涵建设，逐步形成了"以文化人，厚重基础，注重传承，勇于创新"的办学特色与核心教育理念。

为了更好地继承和发扬前辈的优良传统，2001年学校组织各专家学术继承人编著出版了《山东中医药大学著名专家学术经验辑要丛书》（8册），系统总结了李克绍、周凤梧、张志远、张珍玉、徐国仟、周次清、张灿玾、刘献琳八位先生的学术经验。这种全面总结老一代专家经验的做法，对继承学术、启迪后学起到了十分重要的作用，形成了传承我校著名中医专家学术经验的珍贵资料，在学术界产生了很大反响。

老一代著名中医专家教学及临证经验不仅具有深厚的学术积淀，更具有浓郁的科学精神，是中医药事业的一笔巨大财富，总结他们的经验，弘扬他们的医德，传承他们的学术，学习他们的治学方法，是历史赋予我们的神圣使命。值此我校六十周年华诞之际，我们决定对该系列丛书进行修订再版，并编纂刘惠民先生分册，集结为《山东中医药大学九大名医经验录系列》。相信在中医药事业发展天时地利人和的大好形势下，此套丛书的发行将对传承创新中医理论、有效指导临床和教学实践、推动中医药学术进步、助力健康中国建设产生积极而深远的影响。

付梓之际，我们谨向先贤致以崇高的敬意！

山东中医药大学校长 武建衔

2018年5月

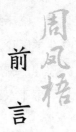

前言

　　周凤梧教授是全国著名的中医药学家，临床家，教育家。他一生情志高远，淡泊名利，辛勤耕耘杏林，投身教育，既精医理，又擅内、妇、小儿诸科，且治学严谨，勤于著述，精研方药，先生所编著的《实用中药学》《实用方剂学》等被国内外学者重视，获得高度评价和赞誉。

　　为继承和弘扬我校著名教授的学术经验，山东中医药大学决定编写一套系统完整的学术经验辑要丛书。为此我们在先生晚年整理发表的医论、医话、医案的基础上，重新进行了核订、梳理，力求全面真实地反映其学术思想和经验。然十年动乱，先生诸多重要的医论、医话、医案，遭其厄运，所剩甚少，已无可弥补。现所辑者，虽非全部，但将其医论与医案荟萃于一册，从中不难看出理论研究与临床经验的学术水平。

　　本书是我校九大家名医经验录系列书目之一。书中首先介绍先生的生平传记，包括身世、学医经历、医德医风、治学思想、育人方法、创业精神、业余爱好等。其次为学术思想，分医论医话、临床医案、诊余文抄等。其中医论医话包括对中医理论的重要论述，药物的配伍与应用，识方、用方、制方的独到见解；临床医案是从先生"文化大革命"劫后残留及辞世前所集病案中选取，并依据对先生学术特点的理解，选加按语，以充分反映其"理宜精、法宜活、方宜灵、效宜稳"的匠心独具的临证思路与方法。

　　本书医论、医话、医案、文抄荟萃，理论与实践结合，集中反映出先生的学术成就。

    先生虽已谢世，回首往事，音容宛在，作为先生的弟子，对其学术思想、临床经验，或受亲炙，或经目睹，耳提面命，感染极多，整理研究先生的医论治验，责无旁贷。但因我等才疏学浅，未能全面准确继承其学术思想、临床经验，所幸有先生遗留下来的诸多学术论文及著作，可资参证。限于水平，整理中难免有疏漏之处，敬希批评指正。

刘持年

于山东中医药大学

2018 年元月

目 录

临证医案 / 138

诊余文抄 / 196

医家小传

周凤梧先生（1912~1997年），祖籍浙江萧山县。1912年12月19日出生于山东省临邑县的一个三世为医的家庭。16岁高小毕业后开始学医。1940年经过济南市中医考试，领取执照，在济南市永安堂药店坐堂行医。

1952年4月领到中央政府卫生部发给的中字第06086号中医师证书。曾任济南市医务进修学校中医部副主任、济南市中医学会副主任、济南市市中区人民代表、济南市政协第一、二、三届委员会常务委员、济南市第一中西医联合诊所所长等职。

1956年6月调山东省中医研究班学习，毕业后留任教员。1958年调入山东中医学院（现山东中医药大学）任讲师、副教授、教授。曾任中医内科教研室主任兼附属医院内科主任、中药方剂教研室主任、临床中药学及方剂学硕士研究生导师、中国中医药学会理事、全国中医基础理论整理研究会委员、全国方剂学研究会顾问、山东中医药学会副理事长、顾问委员会主任委员、山东省医药管理局技术顾问委员会顾问、山东省红十字会副会长、《山东医刊》副总编辑、《山东中医杂志》《山东中医药大学学报》第一任编辑委员会主任，并应聘为齐鲁书画研究院画家、济水书画联谊会顾问、日照书画院高级画师、顾问。曾被选为山东省政协第四届委员会委员、第五届常务委员。早年参加九三学社，1986年加入中国共产党，1993年开始享受政府特殊津贴。其传略被《名老中医之路》《中国当代中医名人志》《中国当代名人录》《中国当代医界精英辞典》《齐鲁科技精英》等收录。

先生为造诣精深、学验颇丰的中医药理论家和临床家。从医50余年，执教30余载，精于医，练于药，熟谙岐黄经旨，敏于临证发挥，学识博深，勤于著述，发表的学术论文与出版的学术专著，在国内外极有影响。先生所编著的《实用中药学》《实用方剂学》奠定了他在全国中医界的地位。先生晚年培养指导硕士研究生14名，并收教韩国徒弟2名，其身教言传，严谨治学，深受广大师生的尊敬和爱戴。先生高尚的医德和精湛的医术为中医界所称道。先生为中医事业的振兴和发展作出了重要的贡献，不愧为一代名医良师。

一、勤奋学习　艰苦创业

先生生在一个三世为医的家庭里，曾祖、祖父、伯父都是中医，在当地负有盛名。16岁高小毕业，因家境贫寒，便弃学习医。此时前辈俱已作古，从其伯父的弟子、表兄张文奇学习。张文奇是清末庠生，工书画，多才艺，精岐黄，于书无所弗窥，坐堂执业，名噪邑城。先生随师期间，勤奋学习，刻苦钻研，博览群书，广读了多种中医学的典籍著作，打下了坚实的理论基础。砥砺数载，终有所成。1937年迁居济南。1940年通过济南市中医师考试，领取执照，正式开业。1945年3月应聘在济南市院前大街永安堂药店总店、大观园永安堂药店分店同时挂牌行医。

新中国成立后，1949年，响应政府号召，成立济南市医务进修学校暨济南市中医学会，并任中医部及中医学会副主任，负责掌握教务及进行中医学术活动。1951年5月创立济南市第一中西医联合诊所，任所长，亲自遴选技术高明、学验俱丰的中西医药人员30余人参与其事。服务周

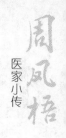

到，疗效显著，业务日兴，广受称誉。不久，即发展了 6 个门诊分所，职工达 300 余人。为适应群众诊病的需要和诊所的发展，在市中大观园东繁华地区购宅地 3.5 亩，建 3 层门诊楼 1 幢（即现在的济南市中区人民医院），还力求方便群众，签订企事业单位医疗合同 40 余家。为了提高职工业务技术水平和改善生活条件，购置交通方便、质量较高的宿舍大院 2 处，制药部房产大院 1 处；建立中医、中药两个业余在职青年医药人员学习班，并亲自授课，听者座无虚席，闻名求教者颇不乏人。在先生的亲自指导下，该所制药部自制的成药，如雄鸡化骨膏、杏仁止咳糖浆等，远销我国南北。1953 年秋，济南发生流行性乙型脑炎，该所研制的紫雪丹、安宫牛黄散、清热镇痉散等，供市各传染病房抢救使用，疗效显著，与其他疗法配合，无一例死亡。先生白天门诊，晚间授课，亲抓药品炮制质量，兢兢业业，不辞辛劳。在他的勤奋经营、艰苦创业的精神带动下，职工们群策群力，事业蒸蒸日上，从无到有，从小到大，为济南市中医的集体医疗事业奠定了牢固的基础，为全市联合医疗机构的相继建立树立了榜样。

二、医学渊博　技术超群

先生学识渊博，医理精深，长于内、妇、小儿诸科。坐堂挂牌行医时，即已名噪泉城，求诊者络绎不绝。先生不仅擅治内科杂症，而且对温病学亦有一定的研究，尤长于治疗湿温、暑温、痧胀等时令病。在妇科疾病调治中，重视肾肝脾三脏的作用，以及三者之间的相互影响和互为因果的关系；对于内、妇、儿科的治疗，始终注意顾护胃气。认为脾胃为后天之本，气血生化之源，本固而枝荣。胃为水谷之海，五脏六腑皆禀气于胃，得胃气者昌，失胃气者亡。处方时，遣药务求轻灵，慎用呆滞。特别强调小方在临床上的应用；反对药物堆砌，叠床架屋，不讲法度，大方重量，以期毕其功于一役的鲁莽战术；反对矜奇立异，故弄玄虚。先生一生克己奉俭，生活朴素，不嗜烟酒，为人正直，从不善折腰逢迎，不事攀高接贵。对病人不分上下，一视同仁，无论工人、农民、车夫、贩卒、走艺、优伶、巨贾、显宦，一律热情相待，细心诊治，或汤剂，或丸散，或膏滋，总是千方百计地为患者解除痛苦，始终以救死扶伤为己任。贫苦患者，不收诊费，还助以药资。医院门诊，业务繁忙，常不能按时下班，但认真负责，仔细诊视，从无蹴就。且任劳任怨，态度和蔼，不骄不躁，在病人面前从不说是道非，訾毁他医。他不仅以精湛的医术和丰富的经验为人们留下了良好的印象，而且医德高尚，医风朴实，深受群众爱戴和敬仰。

三、诲人不倦　桃李芬芳

先生不仅"精于医""练于药"，而且"敏于教"。在 30 余年的医药执教中，认为要教好一堂课，必须充分准备。为查找有关资料，丰富课堂内容，收到良好效果，经常孜孜不辍，废寝忘食。对于求教者，总是平易近人，有问必答，说理透彻，深入浅出，耐心教诲。对于后学，则更是诲人不倦，关心备至。尝言：医虽小道，是乃仁术，如后生不敏，尽管已卒业于高校，倘束书不读，或复习而不能达其意，将以救人，适是以杀人者多矣。常谆谆告诫：钻研任何学问，自学很重要，但一遇疑难，还必须有人指点，时刻准备请教，虚怀若谷，披沙拣金，日积月累，方可升堂入室。尤其中医学，博大精深，干到老，学到老，科学一途，无止境也。

山东中医学院（现山东中医药大学）创建于 1958 年 8 月。开学伊始，师资缺乏，不能单独分科任教。几年中先生承担着医史、金匮、内科、妇科、中药、方剂等多门课程的教学，任务繁重，但他一丝不苟，备课认真，讲课生动，重点突出，为人师表，深受赞许。在号召老中医带徒的指示下，领导安排收教徒弟 2 人，现在，徒弟 2 人均为博士研究生导师，其中邹积隆曾任山东中医学院院长及山东中医药大学校长，刘持年任方剂学教研室主任；指导培养的 14 名硕士研究生中，其中 4 人考取北京、上海、日本等国内外博士研究生并获得博士学位，2 人被授予省市级拔尖人才称号；1 人被授予全国名中药专家、山东省名中医药专家；1 人任医院院长，1 人任研究所长，6 人任科室主任，均分别被评为教授、副教授、主任医师、副主任医师等，成为中医医疗、教学、科研的骨干。先生在大学任教 30 余年，培育学生达数千之众，可谓"桃李满天下"。先生对此深感自豪。曾说："吾以区区坐堂中医，竟能执教于最

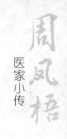
高学府，欣慰之至。每当见到学生们满怀信心地奔向祖国四化建设岗位的时候，由衷地感到'得天下英才而教之，一乐也'。"凡全国各地通讯请教，或寄文稿请求审阅者，先生不管水平高低，总是认真审订，及时邮复，从未因事繁任重而推卸。先生学识渊博，国内颇有影响、各地慕名邀请讲学者甚多。曾应邀去北京中医研究院（现中国中医科学院）和北京中医学院（现北京中医药大学）合办的全国中医研究生班讲授《桂枝汤证治及其加减应用》及部分临床经验介绍；在省内，曾先后赴泰安、济宁、聊城、德州、临沂、潍坊、淄博、枣庄、寿光、临邑等地，指导中医学会的学术交流活动，讲授过《谈组方法度及加强小方研究应用的意义》《中国医药学是一个伟大的宝库》《三金胡桃汤、内金胡桃膏治疗泌尿系结石》《色姜黄与片姜黄辨》《天麻的应用与鉴别》《谈谈中药炮制的重要性和中药材的质量问题》《中医阴阳学说的基本理论》等，无不交口称誉，倍受欢迎。

四、倾心治学　勤于著述

先生从事中医临床和教学工作 50 余年，倾心治学，勤于著述。先后主编和编著出版的著作有：《黄帝内经素问白话解》（1958 年，人民卫生出版社）、《中医妇科学》（1973 年，山东人民出版社）、《中药方剂学》（上下两册，1976 年，山东人民出版社）、《实用中药学》（1981 年，山东科学技术出版社）、《名老中医之路》（3 辑，1981 年、1985 年、1986 年，山东科学技术出版社）、《实用中医妇科学》（1985 年，山东科学技术出版社）、《黄帝内经素问语释》（1985 年，山东科学技术出版社）、《实用千金方选按》（1986 年，天津出版社）《古今药方纵横》（1987 年，人民卫生出版社）《实用方剂学》（1989 年，山东科学技术出版社）等多种中医基础、临床、中药、方剂著作。

《黄帝内经素问白话解》用通俗易懂的语言，将《内经素问》中的古奥艰深的原文加以解释，是一部学习中医的必读之书，问世之后，深得读者的好评。《中医妇科学》是先生带领西学中班临床实习编写的，其中列入了不少旧本所未列入的病种，标以西医学病名，统以中医理、法、方、药，结合临床实践，是一部中西妇科医生的良好读物。十年动乱，劫后无余，方药教材，极感阙如，先生立即编写了一部《中药方剂学》，发行全国，印数 8 万，时未 3 个月，销售殆罄。另主编的一部《实用中药学》出版后，亦深受读者好评，已印刷 3 次。1986 年编写的《黄帝内经素问语释》和《实用中医妇科学》两书，向全国发行后，很快即销售馨尽。《实用方剂学》向全国发行后，因内容资料丰富，临床实用，作为教学、医疗的学习参考读物，甚受欢迎，已 3 次印行。

另外，先生还编著了《神农本草经 150 味浅释》（1959 年）、《中药函授讲义》（1966 年）、《土单验方选编》（1976 年）、《长寿篇》（1984 年）、《药性赋注解》、《汤头歌注解》（1985 年）等专供教学、临床参考和老年养生之用的教材和讲义。

以上著作共计 620 余万字，在国内外都有重要的影响。先生历尽一生医疗、教学之心得，有的多次再版，仍不能满足读者购需。除上述著述者外，还主编了《名老中医之路》第一、二、三辑（3 人合编，均由山东科学技术出版社出版），书中记载了近代全国名老中医 89 人，史料翔实，笔墨晓畅，对中医后学起到了极大的启迪作用。第一、二辑问世之后，反响极大，群相存购，莫不以先睹为快。此两辑已 2 次印行。读者朱炳林阅后曾以"到处逢人说凤梧"为题著文发表于《中国中医药报》（1991.6.24），文中最后说："……要不是当年周先生他们深感抢救名老中医经验刻不容缓，我们也就得不到这份宝贵的医学财富。随着时间的流逝，已经成书的 3 册《名老中医之路》更加光彩照人！周先生他们做了件功德无量的好事，我哪能不逢人便说呢？"先生还在全国某些中医药杂志、报刊上发表过理论性的文章和临床报道 60 余篇，颇具指导意义。

先生几十年来，涉身医林，夜以继日，不遗余力，剧场影院，很少问津。常叹"时乎时乎之不再来"！年届八旬，仍写作不辍。他常说："我为中医事业每完成一项任务，辄觉身心轻松，精神欣快，这是人生最高的奖赏、最大的享受，也从著述中获得了不少的教益。"

五、认真审订　严格把关

先生曾任过《山东医刊》副总编辑，对文稿的审辑，具有一定的水

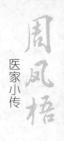

平和经验。自 1979 年以来，担负着《山东中医学院学报》《山东中医杂志》和《齐鲁中医》的主编工作，每月审订稿件达 15 万字之多，对每篇文章必逐字逐句地推敲和修订，以期帮助作者能达到符合选用的要求。文不成熟，决不签发，不因人取文，概以文稿质量为第一要义。曾对某教授的文章，以其内容诘屈聱牙，苦涩乏味，虽洋洋万言，坚退不取。又曾对某名家的来稿，附信嘱原文不得斧动，过目后即"完璧归赵"。但对小人物则竭力诱掖，鼓励前进。如长沙阀门厂翻砂工人万方在 1979 年写了一篇处女作《医史研究三议》，投了几个杂志都被却之门外，拒不选用。改投《山东中医学院学报》编辑部，先生见到此稿后，对工人写史并未鄙视，反以编者的名义写了按语说："万方同志提出的问题是值得重视的。应当在医史研究和医史教学中清除非历史的观点。"即刊载于 1980 年第 1 期《山东中医学院学报》。发行后，确实引起了中医史学界的重视，于当年该同志即被调进湖南省湘潭师专中国科技史研究室当了教师。1985 年第 1 期《山东中医学院学报》又选登了他写的《自学医史浅陋谈》一文，先生写了评语说："一个初中程度的人，自学成才，而有如此深湛的造诣，实在令人钦佩！'百善勤为先，万恶懒为首'，'业精于勤'，诚哉斯言！本人可为青年人的模范，本文可给后学以启迪。"从而看出先生对青年一代抱有极深的感情和期望。他曾说："一个刊物内的每一篇文章，要看它能够给读者多少东西，作为取舍标准；故凡高谈阔论，空泛无物，或华而不实之作，概爱莫能取焉。"同时也可看出先生对刊物编辑工作的认真负责精神。

六、振兴岐黄　壮志不已

先生为山东中医药事业的发展与振兴，呕心沥血，几十年如一日。年逾古稀之后，仍老骥伏枥，壮心不已，为山东及全国的中医药事业做出了不可磨灭的贡献。

早在新中国成立初期，先生便放弃了个人正常繁忙的门诊业务和可观的收入，毅然响应政府号召创办济南市第一联合诊所，筹组济南市中医学会，为济南市目前的中医药事业奠定了基础。

尔后，先生又从 20 世纪 50 年代调省起，以其雄才博学，对山东的中医药学术团体起着举足轻重的作用。历任中华全国中医学会山东分会副理事长，协助理事长刘惠民等，大至中医工作规划，小至一个学术会议的交流，甚至于省科协布置的一些中医自然科学论文的评选，也要先生亲自主持。先生对中医工作敢于提出个人见解，敢于坚持正确的意见，逆水行舟，知难而进。甚至忍辱负重，遭人责难。但先生横眉冷对，昂首直前，表现了一个正直中医的正统气概。正如先生在《光明中医》题词所言："我是四代中医，只要为了中医事业的振兴，责无旁贷，甘愿鞠躬尽瘁，死而后已。"诚然，当前的山东中医工作，尚存有不少困难和问题，但目前山东中医药工作的正常开展和取得的成就，是与先生一生不懈的努力和呼吁支持分不开的。

七、酷嗜国画　用以自遣

先生在 1931 年，曾毕业于济南国画学校，师从名画家黄固源先生攻花鸟、虫鱼、人物、走兽诸科。每于医教之暇，辄从事绘画以自遣，虽时间有限，功力不济，但花鸟风韵生动，色调雍容有致；尤擅画虎，运笔熟练，形神俱备。索画者，积纸盈尺。工作无论如何繁忙，总是积极赶绘作品参加本省历年举办的画展。作品有"月季"一幅，载于《济南市卅年美术、书法作品选集》（济南市文学艺术界联合会印制）。"孤芳独赏难争艳，万紫千红总是春"被选入全国各民主党派成员作品送北京展览。还有"群芳争艳""旭日苍松""虎啸生风""鸳鸯""梅雀"等作品先后被邀送淄川蒲松龄纪念馆、临邑邢侗纪念馆、《浙江中医学院学报》、《上海中医药杂志》、《红专》杂志、《中国中医药报》、《中医报》、《杏林春雨》、台湾《华佗医药》、《依依》杂志展藏、刊登，并流传至美国、加拿大、日本、韩国及中国香港、台湾等地。曾有人代售其作品，先生说："我的画一钱不值，给钱不卖。只是以艺会友，所谓'秀才人情纸半张耳'。"他总是利用时机，挥毫泼彩，以偿画债。曾云："一生哪有真闲日，百岁仍多未了缘。"

八、成绩优异　奖励有加

先生工作勤奋，成绩优异，先后多次受到省市和单位的奖励。

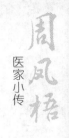

1954~1956 年连续被评为济南市医务先进工作者，1956~1957 年评为山东省卫生先进工作者，1963 年评为山东中医学院附院先进工作者，1978 年评为山东中医学院先进工作者，并授予科研成果奖状，1985 年山东省政府授予优秀教师称号，同年山东中医学院授予从事中医事业 40 余年荣誉证书，1986 年评为山东中医学院优秀共产党员、优秀教师，1987 年山东省教育厅授予从事教学工作 30 余年荣誉证书。1987 年在山东省高等学校优秀科研成果奖励大会上，《黄帝内经素问语释》荣获著作一等奖，《实用中医妇科学》荣获著作三等奖，同年《大蒜的医疗作用》又荣获山东省优秀科普作品二等奖，"小儿消食片"荣获山东省科学技术进步奖，《古今药方纵横》获山东省教委著作二等奖。1990 年荣获山东中医学院颁发的"在指导研究生工作中，教书育人，为人师表，成绩优异"荣誉证书。《实用方剂学》于 1991 年 1 月荣获山东省教育委员会科学技术进步著作一等奖，并荣获北方十省市（区）优秀科技图书评选委员会 1989 年度优秀科技图书二等奖，均颁有奖励证书。1993 年 10 月荣获国务院颁发的政府特殊津贴第（93）9370437 号证书，享受政府特殊津贴待遇。先生谦恭谨慎，从不夸耀自己。常说："荣誉只能说明过去，在研究中医科学事业上，永远有攀不完的高峰。"且言行一致，直到最后仍在勤奋写作，为提携后进而积极工作着。

总之，先生对祖国的医药事业，兢兢业业，耕耘不辍，取得了不朽的成绩，做出了积极的贡献。他常以下述诗句自勉："夕阳未必逊晨曦，昂首飞鬃奋老蹄，春蚕萦绕千千缕，愿为人民吐尽丝。"1979 年 6 月 20 日，周凤梧教授在全国中医药学会成立大会召开之际，作为山东的唯一代表，应邀参加了国家主要领导人召开的有岳美中、王绵之、张赞臣等名老中医的座谈会。欣慰之余，他赋诗一首，云："枯木逢春春无际，风云集会会有时。伏枥犹有千里志，试教岐黄换新姿。"热切期望中医药事业在我国医疗卫生事业中发挥更大的作用。

他的临床经验已分别刊载于《中国现代名医医案精华》《中国当代名医验方大全》《中国名医名方》《名老中医医话》《老中医医案医话选》《名医验方选集》等书籍；他的生平事迹也先后载入《名老中医之路》《中国当代中医名人志》《齐鲁科技精英》《中国当代医界精英辞典》等著作中。

有友人曾题赠一轴条幅，可作为先生的一生写照。词曰："钢笔是武器，阵地是处方，三个指头探明病魔来路，一双慧眼望穿罹患迷障。一生戎马倥偬，两鬓吐絮飞霜。指挥无数扶正祛邪的战斗，培养几多杏坛精兵与良将。半个世纪的风风雨雨，写就十部辉煌的乐章。抽暇翰墨自遣，丹青百花齐放，笔下莺歌燕舞，纸上寒梅生香。"

谈组方法度及加强小方
研究应用的意义

一个时期以来，在中医临床工作中存在着这样一种现象：有些医生开方大而杂，忽略法度；用药多而重，有欠精纯，本来几味药可以治好的病，也要开上10多味药，有的竟至数十味之多，尤其在剂量上往往超过了一般用量的范围。群众反映："宁喝十碗治病药，不灌一锅杂烩汤。"这种大杂之方，不仅影响了中医学术水平和医疗质量的提高，而且造成了药物和医疗资金的严重浪费。分析原因，除某些思想问题之外，我们认为主要是有些同志对组方法度及研究应用小方的意义未能引起足够的重视。为此，本文就有关问题作一些粗略的讨论，以供参考。

一、关于组方法度

诗词有格律，组方也有法度，所谓有法度，是指治疗疾病的法则和从众多方剂中总结出来的治疗规律。试观仲景之方，不仅配伍谨严，用药精当，而且体现了方以法立，法以方传的治疗体系。举凡麻黄汤的汗法，承气汤的下法，小柴胡汤的和法，四逆汤的温法，白虎汤的清法，炙甘草汤的补法，抵当丸的消法，瓜蒂散的吐法等，无不皆然。其间尚有对方药升降浮沉的观察，性味亲和的选择，主辅适当的安排，佐使量材的驱遣，分量多寡的裁酌等，含有不少精蕴。如麻黄汤、麻杏石甘汤、麻杏苡甘汤，3 方都君以麻黄，臣以杏仁，使以甘草，配桂枝，则名麻黄汤，为治伤寒表实无汗之方；伍石膏，则名麻杏石甘汤，为治风热郁肺喘而汗出之方；合苡仁，则名麻杏苡甘汤，为治风湿痹痛日晡热甚之方。一药变则全方作用随之而变，主治证候亦异。即是相同药物的方剂随着剂量的变更，治疗作用也发生相应的变化，如《金匮要略》中的小承气汤、厚朴三物汤、厚朴大黄汤同是大黄、厚朴、枳实 3 味药组成。小承气汤，大黄用量倍于厚朴，目的在于泄热通便；厚朴三物汤，厚朴用量倍于大黄，目的在于行气除满；厚朴大黄汤，厚朴大黄倍于枳实，目的在于开胸泄满。可见 3 方药味相同，只是分量各有偏重，则治 3 种不同的病证。仲景这些组方法度，均示后人以规矩，我们应该勤加探求。为什么有的同志开方用药多而杂呢？我们认为对组方法度研究不够是一个重要原因。一提清热解毒就蒲公英、紫地丁、大青叶、板蓝根、银花、连翘一股脑儿开来，试图"毕其功于一役"。如果遇有复杂证候，更是东加一味，西添一味，叠床架屋，药味重复，成了无制之师。这样就很可能导致"粗工不解读，妄意施用，本以活人，反以害人"之咎。由此可见，一张处方如果没有法度，就会散漫无穷。只有以法统方，方以法立，才能丝丝入扣，得以精纯。

二、关于研究应用小方的意义

我们这里说的"小方"，是指药味少、用药精的处方。后汉医家张仲景可说是善用小方的大师。据有关统计，在《伤寒论》《金匮要略》两书里，现在还使用的小方，1 味药的在 15 个以上，两味药的约有 40 个，3 味药的在 45 个以上，4 味药的约有 30 个，5 味药的约有 28 个，合计起来已有 160 余方。据《伤寒杂病类方》统计，《伤寒论》《金匮要略》两书把重复的不计外，实得 281 方，那么 5 味以内的方剂已占半数以上。"药

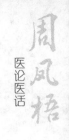

专力宏"是伤寒、金匮方的特色。大承气汤药只4味，只要用之得当，常起重证危疴；小半夏汤药只两味，却能蠲饮止呕。我们若能把前人这种学术准绳中肯而缜密地继承下来，就能学有渊源，从而再发展提高。

我们认为加强小方的研究应用有以下几点实际意义。

（一）加强小方的研究应用是提高辨证论治水平的需要

从某种意义上来说，一个医生能否做到用药少而精，可反映其辨证论治的水平。例如小便癃闭一证，从中医辨证来看，有属气虚无力行水者，有属气滞失于疏泄者，有属血瘀阻于孔窍者，有属津枯液涸化源告绝者，有属寒凝水结者，有属肺失治节者，有属热结膀胱者等。如果我们辨证不明，心中无数，凡是通利小便的药，便信手拈来，不仅处方用药多而杂，且治病抓不住要害，常常偾事。唐代名医许胤宗曾用一个有趣的比喻来批评那种辨不准病情而惯用多药的医生。他说："不能别脉，莫识病源，以情臆度，多安药味，譬之于猎，未知兔所，多发人马，空地遮围，冀一人获之，术亦疏矣。假令一药偶然当病，他药相制，气势不行，所以难瘥，谅由于此。"意思是说医生对疾病的来龙去脉尚未明确，便开了许多药，就好像狩猎，连野兽的所在还未弄清，便发动很多人马去包围，若有一人将野兽捕获，亦属侥幸，其实并不高明。有的人开方用药很多，即使其中有一味药合于病情，也往往被其他药味所牵制而不能发挥作用。所以治不好病的原因，往往在此。前贤的告诫很值得我们深思。

（二）加强小方的研究应用，也是开展中西医结合工作的需要

在中西医结合治疗急腹症的研究中，山西的宫外孕汤只有5味药（丹参、桃仁、赤芍、乳香、没药）而疗效显著；贵州遵义医学院拟定的治疗肝胆结石的排石汤，先后多次改革方剂，只用4味药（虎杖、木香、枳壳、黄芩），对符合本方适应证的排石率达90%。这些事实说明治疗危重病与用药的多少并没有必然的联系。从中西医结合的角度看，有时用药太多往往难以阐明主要药物的作用，对摸索治疗规律也带来困难。张锡纯认为："医者用方，恒方至药品二十余味……即将治愈，亦不知何药之力。"并提出："恒择对症之药，重用一味，恒能挽回危重之病，且得借之检药之实际。"这是颇有见地的。

（三）开展小方的研究应用，对于巩固和发展医疗卫生事业也有其现实意义

多年来的实践证明，广大农村医生、医务人员运用小方单方在防病治病中发挥了积极作用，有力地促进了农村医疗事业的巩固和发展，深受广大农民的欢迎。如"早期肠痈不开刀，快敷大蒜和芒硝。""蛇咬不花钱，快敷半边莲。血崩和白带，红糖加飞廉……"这些在民间广为流传的治病歌诀，就是生动的说明。如果我们对来自广大群众中的简便有效的小方、单方不信不用，只热衷于大方，势必影响农村医疗的巩固和发展。因此，我们要从实践中不断吸取经验，努力发掘中医学宝库，深入研究小方、单方的应用，再加以提高，以便更好地为人民服务。

三、怎样掌握小方的应用

综观前述，要掌握小方的应用并不是一个处方少开几味药的简单问题，而是需要从以下方面入手。

（一）要加强中医基础理论的学习，练好基本功

我们知道中医治疗疾病，病不论大小，治不论难易，必须抓住理、法、方、药这四个环节，也就是辨证推理，按理立法，依法选方，据方议药。这样才能做到理明、法合、方对、药当，才能形成一个有机的整体，完整的方案。然而要做到这一步必须有牢固的基本功。例如伤寒、金匮方，只有熟悉方证及主治加减变化，临证时才能运用自如，处理恰当，取得疗效。以四逆散来说，药只4味，笔者以此加减化裁可治疗多种疾病，举例如下。

例1　泄痢下重

高某，男，42岁。腹痛下痢不爽，延已5日，倦怠无力，饮食不香，四末欠温，舌质淡苔薄白，脉弦；大便培养未见细菌生长。此属肝脾气滞，以四逆散加薤白治之。柴胡9g，白芍9g，枳实9g，甘草6g，薤白12g。2剂而愈。

例2　肋间神经痛

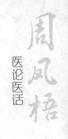

吴某，女，成人。右胸胁部疼痛隐隐，时轻时重，游走不定，牵及腰背，胃脘亦觉痞闷不舒，胸透无明显异常，苔薄白，脉弦，证属肝郁气滞，治以疏畅气机、通络和营。柴胡9g，白芍9g，枳实9g，甘草3g，郁金9g。3剂而安。

例3 胆囊炎

黄某，女，27岁。畏寒发热，右上腹部持续性疼痛，并放射至右肩部，恶心呕吐，厌油，舌苔微黄，脉弦数；莫非氏征（+），超声波检查提示胆囊炎。证属肝胆气滞，湿热内蕴。治以清热疏泄肝胆。柴胡9g，白芍9g，枳实9g，甘草3g，蒲公英30g，虎杖15g。服药2剂，汗出热退便通，疼痛缓解，再服5剂而安。

盖四逆散方出自《伤寒论》，方中柴胡、枳实能升能降能开泄，芍药、甘草能收能敛能舒和，四药并用具有升降、开合、通阳、宣郁之效，后世之柴胡疏肝散、逍遥散等方剂均依此发展而来，数之可治疗内、外、妇、儿多种病证。如合乌梅、川椒可治胆道蛔虫证；合左金丸可治脘痛吞酸；合木香、灵脂可治脘胁疼痛；合丹参、黄精可治慢性肝炎；合茜草、丹参、三七可治肝硬化；合蒲公英、僵蚕可消乳房肿块；合当归、延胡索可治妇女痛经等等。可见对经典著作多加揣摩就可举一反三。这也说明，一张精炼的处方，增减药味都需经过苦心思索，方能恰到好处，若能扣准病情，药少何妨？不能扣准，多亦何益？

（二）要博采众长

我们在提倡研究应用经方的同时，也要注意兼收各家之长。历代许多学验俱丰的医学家，处方用药常常是寥寥数味，达到炉火纯青的境地。晋代葛洪所著《肘后备急方》则以一二味药治病，每取卓效。《千金》《外台》的简易方载有用巴豆油纸捻点灯熏治喉痹；用无名异纸卷作灯吹灭，以烟熏治拳毛倒睫；黄连末调涂足心治小儿赤眼；郁金末调涂乳上治自汗；用轻粉、大蒜杵饼贴高骨陷中（太渊穴）治牙痛等，都是简便廉验的良方小方。民初名医张锡纯亦为研究应用小方的名家。

在他所著的《医学衷中参西录》一书中载方187个，90%以上的方剂不超过8味药，而又以五六味药一方为最多。其中一味薯蓣饮、一味莱菔子汤、三鲜饮（鲜茅根、鲜藕、鲜小蓟根）、化血丹（花蕊石、三七、血余炭）、活络效灵丹（当归、丹参、生乳香、生没药）、秘红丹（生大黄、肉桂、生赭石）等近 30 个方剂，多能融新冶旧，具有实效。如秘红丹一方，以生大黄清热，引血下行，肉桂平降冲逆，引火归源，一寒一热，相反相成，更以赭石重镇平肝，配合之妙可谓至精至当。证之临床，本方对阴虚火旺，肝气上逆，吐血、衄血或吐衄并见屡服他药不效者，用之取效颇捷。

（三）要善于向群众学习

民间单方、验方具有简、便、廉、验的特点，在防病治病中占有重要的地位。我国历代许多医学家如孙思邈、李时珍、赵学敏、沈括等都能在医疗实践中从民间汲取养料。在他们的著作里记载了不少来自民间的实践经验，如孙思邈在写《千金方》时，用很大精力收集流传在广大群众中的单方、秘方、验方，进行了研究和总结。他总结了群众用一些动物肝脏治疗夜盲症（雀盲）的经验，至今仍有价值。伟大医药学家李时珍曾在《本草纲目》中收集了不少当时人民群众所发现的药物如鱼腥草、半边莲等，全书附有历代民间验方 11096 则，并收载了许多民间的俚语和谚语。他接受了广大人民群众的经验，丰富了自己的医疗实践，对中医学作出了伟大贡献。蒲辅周老中医在几十年临床工作中，十分注意吸取大量的民间传统的治疗经验，善于结合中医理论灵活运用，因而常以小方小药、土单验方为患者解除疾苦，逐步形成朴素的、讲究实效的学术特点和医疗风格。这些都是值得我们借鉴的。近些年来广大医药卫生人员和农村医生，积极运用中草药防病治病取得了可喜的成果，民间医药大放异彩，许多简便有效的新方剂不断涌现，极大地丰富了中医方药学的内容。如治疗老年慢性支气管炎的复方阴阳莲合剂（虎杖、十大功劳叶、小叶枇杷叶），治疗菌痢的三味草药方（地锦、铁苋、辣蓼），治疗流感的羌蒡蒲薄汤（羌活、牛蒡子、蒲公英、薄荷）等许多简便有效的方剂，不胜枚举，均可加以推广应用。

（四）在注意用药少而精的同时，还要注意剂量的轻重

一般说来，疗效好坏与方剂大小、剂量轻重并不成正比。对于治疗效果不好的病，首先要检查所处方药是否对症，而不应该只想到剂量不够，

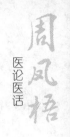

盲目加大。用量大小应视病情需要而定，用准了"四两也可拨千斤"。蒲老中医临床用药给了我们很好的启示，他主张"汗而无伤，下而无损，温而无燥，寒而无凝，清而无伐，补而无滞"，避免造成"药过病所"、"诛伐无辜"之弊。事实上对任何方药都不能只看它好的一面而忽视它另一方面。吃饭本可充饥，但过量就会损伤肠胃，更何况用药，用之不当，也可伤正。治病好比开锁，片钥本可启闭，如必以锤击之，则门锁俱毁矣。所以在临证时，处方用药需要把握分寸，切不可推车撞壁，造成进退不可、回旋不能之局。

综上所述，提倡组方要有法度和加强小方的研究应用，不仅有利于提高学术水平和医疗质量，而且可以满足广大人民群众防病治病的需要，便于促进中医药学的发扬提高和总结经验，丰富西医学的内容。

但事物总是一分为二的。我们提倡研究应用小方并不是一概排斥疗效好、药味多的大方。如李东垣治疗脾虚表虚，湿邪内生外袭，病因错综复杂的升阳益胃汤多达16味，味味熨帖病情，不厌其多；《和剂局方》的五积散加姜葱煎服17味，除解表温中外，兼消寒、食、气、血、痰五积，亦不厌其烦。大方、小方都能治病，各有其针对性，只是要在辨证论治的前提下，根据病情的实际需要合理用药方妥。前人说："用药之妙，如将用兵，兵不在多，独选其能，药不贵繁，惟取其功。"又说："治寒以温，治热以凉，但中病即止，矫枉勿过正也。盖凉药频施，必至于呕恶沉冷，温药频施，必至于烦躁闷热，所贵酌量权度，一毫无过用焉，是为治法。"这是临床处方用药的宝贵经验，我们应当勤奋学习，认真汲取。须知医生这个职业的特殊之处，在于他一举手一踯足都接触病人，医术好些、精些，随时可以助人、活人；医术差些、粗些，随时可以误人、害人。从这个意义上来说，医生真可以说是人的"司命工"。一个医生，如果不刻苦学习，医术上甘于粗疏，就是对人民的生命不负责任。当然，就是勤奋学习，也不等于能万全地解决疾病。但无怠于学，至少可以无愧于心。愿与同志们共勉之！

"君臣佐使"与"四病"

中医理论中的"君臣佐使"是指组方原则，它是方剂学的核心问题，也是指导临证组方的理论依据。"四病"是指病因、病证、病机、病位四个基本概念。根据"君臣佐使"的涵义进行分析，可以看出它们之间有一定的联系。对此进行探讨，可以更深刻地理解"君臣佐使"的涵义，可以更好地学习方剂和指导临床组方遣药，也有利于中医理论的继承和发展。

一、分析涵义，阐明关系

在四版教材《方剂学》中，将"君臣佐使"改称"主辅佐使"，解释如下："主药：是针对病因或主证而起主要治疗作用的药物。辅药：是协助主药以加强治疗作用的药物。佐药：有三个意义。一是治疗兼证或次要证候的药物；一是用于因主药有毒，或药性峻烈须加以制约者，即'因主药之偏而为监制之用'之意；一是反佐作用，用于病势拒药须加以从治者，即'因病气之甚而为从治之用'之意，如于温热剂中加入少量寒凉药，或于寒凉剂中加入少量温热药，以消除寒热相拒，药不能进的现象。使药：即引经药，或调和药性的药物。"据此试作如下分析：①君药是针对病因或主证而用的药物。②臣药是协助主药的，因而也是针对病因或主证而用的药物。③佐药的三个意义中，第一是针对兼证或次要证候而用的药物，其余二点究其实质是针对病机而用的药物，如监制主药之偏性，防止药物的副作用，是为了更好地适应病机；至于反佐多是病机为真寒假热，真热假寒时所选用的药物。④使药是针对病位而用的药物。至于调和药性和防止药物的副作用、监制主药之偏有类似之意，即是针对病机之意。

综上所述，若把主证、兼证、次证都作为病证来看待，则可引出"病因、病证、病机、病位"四个基本概念，简称"四病"，也就是说从整体上来看，"君臣佐使"就是针对"四病"而应用的药物。正如"君臣佐使"互相联系一样，"四病"也是互相联系的。病因是致病的原因，病机是病因作用于病位后，导致疾病发生发展变化的机制。病证则是病因、病位、病机三者互相作用后，所表现出来的具体症状，及对具体症状的概括或归纳。一方面，没有病证则无法辨别病因、病位、病机，另一方面可从病因、病位、病证分析病机。正如"君臣佐使"有主次之分一样，"四病"也有主次之分，一般来讲，病因是主要的，但病证是病人的主要痛苦，又是病因的具体体现，所以也常常是用药的主要方面，这就是君药针对病因、病证而起主要治疗作用的缘故。不同的是"四病"的主次地位是随着病情而变化的，而"君臣佐使"的主次地位是固定的。

另外，需要说明的是"君臣佐使"是针对"四病"所用的药物，只能从整体上理解，不能把它们之间的关系一一固定对应看待，如君药包括治疗病因、病证之药，而治疗病证的药物，又含有君、臣、佐三者的因素。由于"君臣佐使"相互呼应，"四病"相互联系，在具体分析方剂、指导组方时，不能把它们固定看待，不能片面地对号入座，而只能从整体上灵活对待。

二、结合实际，论述应用

"君臣佐使"是用来分析方剂、指导组方的，明确"君臣佐使"和"四病"之间的关系，可以更好地分析方剂组成，可以更好地辨别方剂异同，可以对方剂灵活地进行加减，也可以做到一方多用，而且能够更好地指导临床组方用药。

从分析方剂组成来说，如银翘散，方中银翘为君，清热解毒、祛除病因风温之邪；薄荷、牛蒡子、淡豆豉、荆芥穗为臣，既可助君之力，辛散解表，透邪外出，也是针对邪袭肺卫、表气郁闭之病机；桔梗、甘草配薄荷、牛蒡子可利咽止咳；竹叶、芦根清热生津止渴为佐，皆有对症之功。以上诸药，多入肺走表为使，可直达病位。

在辨别方剂异同方面，据此"四病"，类似之方，更易分清，也更便于临床应用。如麻黄汤、桂枝汤皆属辛温发汗之剂，病因、病位相同，但一治无汗之表实，一治汗出之表虚。表实表虚，病机不同；无汗有汗，病证殊异，以此为辨，则不会犯"虚虚实实"之戒。

在对方剂进行加减应用方面，根据四病，其加减就更加灵活。《伤寒论》为"方书之祖"，加减之法，载之甚详。如桂枝汤证兼喘者加厚朴、杏子，兼腹痛者加芍药，兼脉促胸满者则去芍药，基本上是随着病证的变化加减的；也有随病机加减者，如"太阳病，发汗遂漏不止，其人恶风，小便难，四肢微急，难以屈伸者，桂枝加附子汤主之"，就是针对病机是阳虚之故，加附子扶阳，虚阳得复，则诸证自愈。所以，抓住病证，寻求病因，察明病机，分清病位，则加减用药方能丝丝入扣。

根据"四病"可以更好地扩大古方应用范围。如阳和汤本是治疗外科阴疽之方，临床用以治疗顽固性痰饮咳喘，效果胜似小青龙汤。原因在于此种咳喘，内因营血虚弱，外因寒邪袭肺，小青龙汤虽能散寒化饮，却无补益之功，治标不治本，故只能取效于一时。而阳和汤的组成与其病因病机相吻合，且能结合到痰多的病证，如方中熟地大补阴血，鹿茸养血助阳，可治血虚之内外，麻黄辛温解表，以散外寒，且能平其喘证，干姜、肉桂、白芥子化痰除饮，甘草既助地、胶以补虚，又协麻、芥祛痰。从"四病"分析，可见该方在治疗寒痰血虚之咳喘时配伍应用之巧妙。

根据"君臣佐使"的涵义，按照"四病"更便于指导临床组方用药，也有利于中西医结合。在临床工作中，中医辨证离不开这四个方面，西医辨病也离不开这四个方面，尽管中西医所用名词不同，但这个道理是一致的。所以，根据"四病"，可以把辨证施治和辨病治疗有机地联系起来，融中西医理于一方，促进中西医结合。如沈自尹报道治疗百日咳的处方，首先针对病因，选择具有抑菌作用的黄精、百部、射干；中医认为百日咳的病机为阴虚，故用天冬、麦冬、百合，配合黄精扶正养阴；因为久咳，支气管平滑肌疲劳，不能排痰，枳壳可兴奋支气管平滑肌，且行气有助祛痰，又加用紫苏、甘草，配百部等止咳化痰，治其病证。上述药物，多入肺经之病位。如此，根据"四病"中西医结合，组成新方，扶正祛邪，标本兼顾，有效率达90.4%，取得良好疗效。目前这种组方方法，应用得越来越普遍。实践证明，抓住"四病"，创立新方，思路开阔，疗效显著。

在临床工作中，我们总是遵循着辨证推理，按理立法，依法选方，按方遣药的步骤进行治疗。只有这样才能做到理明、法合、方对、药当，施之于病，效如桴鼓。由此可见，法定之后，才可组方。"方从法立，以法统方"，说明了治法和方剂的主从关系。"四病"是临床辨证的重点，也是立法的依据，而"君臣佐使"又是针对"四病"所用的药物。因此，探讨"君臣佐使"与"四病"的关系，不仅能更清楚地表明"君臣佐使"的涵义，也把辨证、立法、组方和用药紧密结合起来，使理法方药一脉相承，这也是对中医学理论的进一步发展和提高。

（刘德全整理）

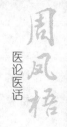

论方剂配伍中之"反佐"

"反佐",是中医组方用药的一种独特的配伍方法。掌握反佐的运用规律,对正确分析和理解前人的方剂配伍以及指导临床组方用药都有重要意义。有鉴于此,本文拟就先生对反佐的论述简要总结如下。

一、反佐的涵义

反佐始见于《内经》,《素问·至真要大论》曰:"奇之不去则偶之,是为重方。偶之不去则反佐以取之,所谓寒热温凉,反从其病也。"以后历代医家多有论述。明代张景岳在其所著《景岳全书》一书中,曾对反佐作过专题阐述。方剂的组成原则是"君、臣、佐、使",现称"主、辅、佐、使"。它是说明方剂中药物配伍的主从关系的。其中佐药,是对主药起制约作用或协助主药治疗一些次要症状的药物。有的文献根据它们的性味、作用与主药的关系,又分为"正佐"与"反佐"。性味或作用与主药相近者称为正佐,性味或作用与主药相反者称为反佐。例如清代何西池说:"然也有纯寒而于热剂中少加寒品,纯热而于寒剂中少加热药者,此则名为反佐。"石寿棠也说:"用药治病,开必少佐以合,合必少佐以开,升必少佐以降,降必少佐以升。或正佐以成辅助之功,或反佐以作向导之用,阴阳相须之道,有如此者。"岳美中在分析阳和汤的方义时说:"此方用大量熟地黄为君药以滋补血液。用鹿角胶为臣药以填补精血。用肉桂以消除寒凝之气,取甘草通经脉利血气之义为正佐药;用麻黄发表之性以开腠理为反佐药。更使以白芥子消除皮里膜外之痰,吸收炎性渗出物。全方君臣佐使,调制得宜,故其效甚大。"由上可见,所谓配伍反佐,就是用性味或作用相反的佐药,从反面来辅助主药,以起相反相成作用的一种配伍方法。

二、反佐的类型

(一)寒热互佐

1. 以寒佐热

即用寒凉药物反佐温热之品。黑锡丹中硫黄大热扶阳,黑铅镇纳逆气，二者为方中主药；附子温肾壮阳，肉桂引火归元，共为辅药；胡芦巴、补骨脂、阳起石温肾，小茴香、肉豆蔻暖脾，沉香与木香行气降逆、疏调气机。独取一味苦寒的金铃子，一则取其监制诸药的温燥之性，以为反佐，一则取其疏气下达之功，以为使药。诸药合用，具有温肾散寒、镇纳浮阳的作用。对本方用金铃子，陈修园曾赞之曰："此方一派辛温之中杂以金铃子苦寒为导，妙不可言。"

2. 以热佐寒

即用温热药物反佐寒凉之品。如清泻肝火的左金丸，方中重用苦寒的黄连以泻火止呕，又用少量辛热之吴茱萸。黄连配吴茱萸不仅无苦寒败胃之虞，且能增加下气降逆、散结止呕之功。再如滋肾丸（知母、黄柏、肉桂）之肉桂，亦为温热反佐药。

（二）补泻互佐

1. 以补佐泻

即用补益药物反佐泻邪之品。龙胆泻肝汤能泻肝胆实火，清三焦湿热。方中龙胆草、黄芩、栀子、木通、泽泻、车前子等能清泻肝火，渗利湿热。然所用诸药均属苦燥渗利伤阴之品，且肝为藏血之脏，肝经实火，易伤阴血，故又用生地、当归养血益阴以柔肝，泻中有补，使邪去而正不伤。张秉成说："古人治病，泻邪必兼顾正，否则邪去正伤，恐犯药过病所之弊，故以归地养肝血，甘草缓中气，且协合各药，使苦寒之性不伤胃气耳。"《删补名医方论》也说："妙在泻肝之剂，反佐补肝之药，寓有战胜抚绥之义矣。"其他如葶苈大枣泻肺汤之用大枣，亦是以补佐泻法。

2. 以泻佐补

即用泻邪药物反佐补益之品。程国彭说："天地之理，有合必有开，用药之机，有补必有泻。如补中汤用参芪，必用陈皮以开之；六味汤用熟地，即用泽泻以导之。"叶天士也说："通补则宜，守补则谬。"所谓通补，即指补中有通，在补药当中佐以宣行通利之品，不能呆补、纯补。例如六味地黄丸，功能滋补肾阴。方中熟地补肾阴、益精血，山萸肉补肾敛肝，山药健脾补肾，这是滋补的一面；泽泻清泄肾浊，以防地黄之滋腻，丹皮

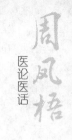

清泻肝火，以制约山萸肉之温涩，茯苓渗脾湿，以助山药之健运，这又是泻的一面。前者为"三补"，后者为"三泻"，以泻佐补，补而不滞。由于肾阴不足易致虚火上炎，所以，"三泻"除了防止"三补"所产生的副作用以外，还能兼治标证，以达标本兼治之目的。

（三）散收互佐

1. 以收佐散

即用收敛药物反佐宣散之品。小青龙汤主治外感风寒，内停水饮之证。方中麻黄、桂枝发汗解表、宣肺平喘；干姜、细辛、半夏温肺化饮；芍药配桂枝调和营卫；五味子味酸收敛，与麻黄、桂枝、细辛等同用，一收一散，可防止诸药辛散太过而耗伤肺气。他如射干麻黄汤、苓甘五味姜辛汤用五味子，亦是此意。

2. 以散佐收

即用宣散药物反佐收敛之品。益气敛肺、止咳平喘的九仙散，方中五味子、乌梅、罂粟壳敛肺止咳；人参、阿胶补气养血；又反佐以桔梗开宣肺气，以防敛补药物之呆滞，收中寓散，相反相成。

（四）润燥互佐

1. 以润佐燥

即用润燥药物反佐燥湿之品。苏子降气汤能降气平喘、温化寒痰。方中苏子、前胡降气平喘；半夏、厚朴、陈皮、生姜行气化痰；肉桂温肾散寒、纳气平喘。以上诸药皆是温燥之品，故复用当归养血润燥，以免伤阴耗液，俾阳复痰祛而阴不伤。同时《神农本草经》谓当归也有止咳下气的作用。

2. 以燥佐润

即用燥湿化痰药物反佐养阴润燥之品。例如《金匮要略》之麦门冬汤，有清养肺胃、止逆下气之功，是治疗虚热肺痿之代表方。方中重用麦门冬清热润肺；人参、甘草、大枣、粳米养胃益气。但麦门冬有滋腻碍胃之弊，故少佐以半夏。半夏既能防止麦门冬之滋腻，又有降逆下气之功，不惟无害，反收大益。喻嘉言曾说："孰知仲景有此妙法，于麦冬、人参、甘草、粳米大补中气、大生津液队中，增入半夏之辛温一味，其利咽下气，非半夏之功，实善用半夏之功，擅古今未有之奇矣。"

（五）以升佐降

即用升提药物反佐沉降之品。黄龙汤能扶正攻下，治疗里热便秘而气血虚弱者。方中大承气汤荡涤肠胃，泻热通便；人参、当归、生姜、大枣、甘草补气养血、和中安胃。肺与大肠相表里，肺气不得宣降，则胃肠燥结不通，故又佐以桔梗开宣肺气，与大承气汤相伍，一升一降，寓升于降中，清气得升，浊气得降，则大便自通。他如通幽汤之升麻，亦是以升佐降配伍法。

（王法德整理）

方剂寒热配伍

方剂的寒热配伍，是根据病变机制，在确立治则的条件下，按照组方法度，将寒凉药与温热药并用的一种配伍方法。历代方书中都蕴藏着这一配伍精粹，而且迄今这一配伍方法也被广泛地应用于临床各科，发挥着重要的治疗作用。鉴于此，拟从如下两点试说明之。

一、寒热配伍的依据

寒热配伍并非寒热药盲目合杂乱用，而是针对阴阳并病、寒热错杂的病机和药物配伍的特殊作用而组方。

（一）脏腑病机的寒热错杂

疾病的衍变是复杂的，特别是一些慢性病的病理更是虚实并见、寒热错杂。基于此，组方应寒热配伍，即所谓"有寒热并用者，因其人寒热之邪夹杂于内，不得不用寒热夹杂之剂"。

1. 寒热证候表现于不同部位

这种情况单纯清热则寒不解，单纯祛寒则热不除，必须寒热并用。

（1）表寒里热证：肺主表，主气，司呼吸，又与大肠相表里，若风寒郁遏卫表，内有热邪蕴于肺或大肠，用药多以辛温解表散寒，寒凉清里泻热。如感冒重症，风寒湿邪在表，里热蕴积，用羌活、独活、防风、细辛、苍术辛温祛风散寒胜湿；黄连、黄芩、生地、知母清泻里热，且苦寒坚阴以防辛温发散太过，使以甘草调和药性，名大羌活汤（《此事难知》），诸药温清并用，表寒解则恶寒发热、头身痛项强等症可除；里热清则口渴、烦躁可消。另如外寒肺热之用大青龙汤（《伤寒论》），麻、桂发汗解表散寒，石膏清泻肺热，"一汗而表里双解，寒热两除，此清内攘外之功"。又如中风，风寒拘于表，胃肠有里积实热者，用羌活疏风散寒解表，小承气汤清里攻下，名三化汤（《素问病机气宜保命集》）。再如石膏汤（《外台秘要》）治外感表证未解，三焦里热已盛。以麻黄、淡豆豉辛温发散解表；石膏、芩、连、柏、栀寒凉通泻三焦，表里收功。

（2）上热下寒证：脏腑功能失调，郁热结于上，阳气不足于下，用药多以寒凉清其上热，辛温暖阳散其下寒。如上有胃热，下有肠寒，寒热格拒之下利、食入即吐者，干姜黄芩黄连人参汤（《伤寒论》）主之，方用芩、连清里热于上，参、姜补中暖肠于下，以平格逆、止吐利。热郁胸膈，寒邪在胃之腹中痛、欲呕吐者，用黄连清解胸膈之热；桂枝、干姜温散脾胃之寒，佐半夏、人参、甘草、大枣益气和中，扶正达邪，名黄连汤（《伤寒论》），寒热并用，舒畅气机，诸症可除。又如脾胃阳虚，热陷胸膈之心胸烦热、腹痛下利者，栀子干姜汤（《伤寒论》）主之，上用栀子清热除烦，下以干姜温中散寒。心火亢盛、肾阳不足之心肾不交者，交泰丸（《韩氏医通》）主之，方用黄连苦寒清心热、泻心火，肉桂辛热补命火、和心血、引火归元，以治心烦失眠，二药"一冷一热，一阴一阳，阴阳相济，最得制方之妙，所以有成功而无偏盛之害也。"再如肺热脾寒者，选石膏、知母、黄芩、葳蕤、麦冬清泻肺热而益阴，白术、干姜、炙甘草温中祛寒以健脾，伍麻、桂、升麻发越郁阳，合归、芍调和营卫，名麻黄升麻汤（《伤寒论》），治咽喉不利、唾脓而兼泄利不止者。

2. 病邪交阻于同一部位

病邪阻于中焦，寒热错杂，使脾胃不和，清浊逆乱，升降失常，治以辛温发散行气、温中散寒、燥湿化痰，苦寒清热燥湿、泻火解毒、坚阴止利。二者辛开苦降，斡旋中焦，升清降浊，调理气机，疏通胃肠，以治中焦痞满，或湿热蕴结之证。中焦痞满因脾胃虚弱，或误治损及脾胃，寒湿内生，热邪壅聚，交阻中焦，脾胃升降失常所致，症见脘痞胀闷不舒，甚或呕逆、肠鸣下利等，仲景以黄连、黄芩与干姜、半夏同用，立半夏、甘草、生姜三泻心汤（《伤寒论》），用芩、连清热燥湿除满，姜、夏辛温散寒、降逆消痞。寒热同施，分理阴阳，舒畅气机，使"肠胃得合，升降复常，则痞硬、呕吐、下利等症自可缓解"。若寒热中阻，兼夹痰食，气壅湿聚较甚者，东垣创枳实消痞丸（《兰室秘藏》），用枳实、厚朴、半夏与黄连并投，消痞除满同调理寒热并重，合四君、麦芽以健脾和胃，以治心下痞满，食欲不振，或胸腹胀满，大便不畅，为寒热补消兼施之有效方剂。湿热交阻因外感湿热或脾胃不和，湿邪内生，郁而化热，交阻缠绵，影响气机升降而变生诸症。湿为阴邪，非温不化；热为阳邪，非清不除。单用辛温芳香化湿则有助热化燥之弊，纯用苦寒清热又恐助湿阻气之嫌，故须辛开苦降，寒热并用。三泻心汤仍为其有效方剂，元·戴元礼曾言："诸泻心方取治湿热最当。"后世医家遵仲景之法又有创见，如连朴饮（《霍乱论》）用厚朴、石菖蒲、半夏、豆豉辛温芳香化湿、行气宽胸，黄连、山栀、芦根苦寒燥湿清热，共奏宣泄通降，以调理中焦气机。湿热壅结于肠，损及气血而赤白下痢者，香连丸（《兵部手集方》）主之，方用木香辛温芳香、行气止痛；黄连苦寒燥湿、清热解毒。二者理寒热、和气血而治痢。下焦湿热者，二妙散（《丹溪心法》）主之，方用苍术辛苦温燥，健脾胜湿；黄柏苦寒沉降，清热燥湿。二者一温一寒，并走于下而清热燥湿、消肿止痛、除湿止带。

3. 证候寒热的轻重不同

在寒热错杂的病证中，寒热并非是平分相等的，而是有主证、伴随证之分，或寒重于热，或热重于寒，这就决定了在组方配伍时寒热药物的多寡、轻重不同。寒重于热，组方应以温热药为主，佐辅寒凉药。如外感风寒湿邪兼有里热之感冒者，九味羌活汤（《此事难知》）主之，方用大队辛温解表以祛风散寒胜湿，仅佐黄芩、生地清泻里热，使清热寓于辛温之中。治表寒较重、里热较轻的大青龙汤（《伤寒论》），重用麻黄达6两，而在众辛温药中仅配鸡子大的石膏以清里热。又如肾虚，以肾阳不足为

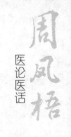

主，虚火上炎之更年期综合征、高血压病，二仙汤主之，重用仙茅、淫羊藿、巴戟天温热补阳为主，黄柏、知母益阴泻火为辅，共奏温肾阳、益肾阴、泻肾火、调冲任之功，知、柏用量不应多于温阳药。热重于寒，组方应以寒凉药为主，佐以温热药。如感冒，里热重而表寒轻者，羌活蒲蓝汤主之，重用蒲公英、板蓝根（各15~30g）清泻里热，仅用一味羌活外解风寒且用量也轻（9~15g）。又如里热为主，表寒为次的白虎加桂枝汤（《金匮要略》）中，重用1斤石膏，而桂枝仅用3两。中焦邪热有余，在外卫阳不足者，附子泻心汤（《伤寒论》）主之，重用苦寒之黄芩、黄连以清泄里热，只用一枚附子以温表回阳。

（二）寒热配伍的功效作用

一些寒证或热证而非寒热错杂证，也常寒热药物配伍并用，是取其组方后所产生的功效。正如清·张璐所言："用药之奥，全在配合得宜，不可拘于药性，或随佐使，或相反激，或用和解，或寒因寒用、热因热用，或补中寓泻、泻中寓补，或寒热交错、补泻陈杂，种种各具至理。"即所谓"药有个性之长，方有合群之妙。"

1.性逆用同，相反相成

在方剂中，寒热药共同组成方剂的主要成分，既相互制约，又相互促进。

（1）相互制约，作用一致：为了消除或减轻某些药的偏性，选择寒热并用，配伍后作用协同一致。如三物备急丸（《金匮要略》）中，巴豆辛热峻下，开通寒闭；大黄苦寒，荡涤胃肠，推陈出新，既可助巴豆峻下之性以攻积，又能监制其辛热之毒；干姜温暖中焦，顾护脾阳，既助巴豆辛热以逐寒积，又抑制大黄寒凉之性，"方用大黄、巴豆夺门之将军主之，佐以辛利之干姜，则其性益速而效益捷矣。"又如金铃子散（《素问病机气宜保命集》）用金铃子苦寒清肝泻火、行气解郁，延胡索辛温活血散瘀、行气止痛，二者一寒一温，一气一血，配合应用，相得益彰，俾肝火得清，气血畅行，则诸痛自止。丁香柿蒂汤（《证因脉治》）中，丁香伍柿蒂降逆止呃，"合用深得寒热兼济之妙"。

（2）去性存用，药味相须：即在方剂的主要配伍中，一药的寒性或热性被抑制而其作用仍存，所谓"反其气而取其味"。如治阴寒内凝、脏腑积冷、大便不行的大黄附子汤（《金匮要略》），方用附子温阳散寒、破阴解凝，大黄攻下积滞，细辛辛温宣散，助附子散寒止痛，其中大黄性虽苦寒，但与大热之辛、附并用，其寒凉性减，走泄之用仍存。又如银翘散（《温病条辨》）遵《内经》"风淫于内，治以辛凉，佐以甘苦"之旨，方中荆芥性虽辛温，但配入众辛凉药中，既无温燥之弊，而有增强发散之功。

2.寒热相佐，反激逆从

用药性相反的药物对主药起制约作用或协助主药治疗次要症状。清·何西池说："然也有纯寒而于热剂中少加寒品，纯热而于寒剂中少加热药者，此则名反佐。"

（1）监制主药之偏性：为了更好地发挥主药之作用，防止药性过偏之弊，常少佐药性相反的药物。如治热痢之三黄熟艾汤（《世医得效方》），方用芩、连、柏清热燥湿止痢，反佐一味艾叶，既使三黄无过寒伤阳之弊，又有活血之功。清热解毒、活血止痢之芍药汤（《保命集》）中，"用肉桂之温，是反佐法，芩连有所制之而不偏也。"又如加减内固丸（《杂病源流犀烛》），在附子、葫芦巴、小茴香、巴戟天、补骨脂、肉苁蓉等众温热补阳药中反佐一味寒凉的石斛，一则防止补阳药温热伤阳，二则伍山萸肉等又有阴中求阳之妙。

（2）诱导阴阳：在一些寒或热的重证中，常遇到寒热格拒现象，须用反佐诱导之法，从阴引阳，从阳引阴，以协调阴阳平衡。如潜龙汤（《医醇賸义》）治肾阴虚、虚火上炎之口燥咽干、面红目赤等症，方以知母、黄柏、玄参、龟甲、地黄等滋肾阴，降相火，反佐一味肉桂，引诸药以归肾，不至于为虚火格拒。又如通脉四逆加猪胆汁汤（《伤寒论》），方用猪胆汁，亦是引姜、附入阴，以诱导发挥其回阳救逆之功。另外，寒热反佐还有增强主药功效的作用。如左金丸（《丹溪心法》）之吴茱萸，一则制黄连之苦寒，一则开郁散结、降逆止呕，助黄连清泻肝火、开泄肝气，此不多赘述。

二、寒热配伍与五味升降

药性的寒热凉温与五味、升降浮沉的配伍，构成了不同的组方形式。

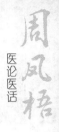

（一）寒热配伍与五味

在寒热与五味的配伍中以辛温与甘、苦、酸、咸、寒配伍的形式较为常见。

1. 辛温辛凉配伍

辛味能散能行，辛温辛凉配伍常用于头面或卫表疾病，以发散风邪或行气活血。如柴葛桂枝汤（《幼幼集成》）中葛根、柴胡与桂枝并用，治小儿伤风证。何廉臣治春温兼寒用银翘散加麻黄。治皮肤风疹、痘疹之消风散（《外科正宗》）用荆、防、苍术与牛蒡子、蝉蜕并用，以疏散风邪、透疹止痒。又如治疗头面疾患，川芎散（《银海精微》）用川芎、细辛、白蒺藜伍菊花、牛蒡子、石膏以治眼痛；升麻解毒汤（《外科活人定本》）以桂枝、羌活、白芷、荆芥配升麻、葛根、连翘等治赤面风、面部红肿者；白芷散（《证治准绳》）用白芷、防风、荆芥同升麻、薄荷、连翘、石膏等治牙痛；菊花茶调散（《银海精微》）用菊花、薄荷、蝉蜕配川芎、荆芥、防风、羌活、白芷、细辛等治头目眩晕及偏正头痛；二辛散（《景岳全书》）以细辛合石膏治胃火牙痛等，皆为辛温辛凉并用之范例。

2. 辛温甘寒配伍

近人比较重视辛甘化阳法，如桂枝甘草汤（《伤寒论》）之温通心阳，忽视了辛温甘寒同用能调和阴阳之妙。辛温发散通阳，甘寒益阴生津，并用则辛散温通而不伤阴，甘寒滋阴而不腻滞。如炙甘草汤（《伤寒论》）在重用炙甘草合参、枣益气补中的前提下，用桂枝、生姜、酒辛温走散、通心阳、利血脉，伍甘寒之生地、麦冬、麻仁、阿胶以补心血、养心阴、充血脉，"故温散与清润并行，使外邪清则正气醒，而血脉复也"。又如地黄煎（《千金方》）治消渴，在生地汁、瓜蒌汁、麦冬汁、鲜地骨皮等众甘寒药中，佐一味姜汁，能养阴复液而不腻滞。

3. 辛温酸寒配伍

其代表方是桂枝汤及其类方。桂枝汤（《伤寒论》）中："桂枝辛温，辛能发散，温通卫阳；芍药酸寒，酸能收敛，寒走阴营。桂枝君芍药是于发汗中寓敛汗之旨，芍药臣桂枝是于和营中有调卫之功。"二者同用"可使发汗而不耗伤营血，止汗而不致留邪。"被后世誉为"和方之祖""仲景群方之魁"，乃滋阴和阳、调和营卫、解肌发汗之总方。

4. 辛温苦寒配伍

又称"辛开苦降法"。用辛温开通气机、祛寒化湿、和胃降逆；苦寒清热和胃、消痞除满。二者配伍以调和中焦、升清降浊，多用于气郁、痰结、胸痹、痞满、湿热等证。如治痰热结胸之小陷胸汤（《伤寒论》），用半夏辛通化痰、黄连泻热除痞；治痰饮阻胸、胸阳不展之胸痹；用橘枳姜汤、桂枝生姜枳实汤和枳实薤白桂枝汤（皆《金匮要略》方），药用姜、橘、桂、薤等辛通温阳化痰与枳实苦寒消痞并用。又如越鞠丸（《丹溪心法》）之香附、川芎与栀子并用；半夏泻心汤之芩、连伍姜、夏；左金丸之吴茱萸佐黄连；黄鹤丹之香附伍黄连；治湿热之香连丸、连朴饮、甘露消毒丹（《温热经纬》）、蚕矢汤（《霍乱论》）等方，皆取法于辛开苦降。

5. 辛温与咸寒配伍

辛能行气解郁，咸能软坚散结，二者配伍行肝气而化痰结，用于痰核、瘰疬、瘿瘤等病。如海藻玉壶汤（《医宗金鉴》）用海藻、昆布、海带等咸寒软坚散结，陈皮、半夏、青皮、川芎、独活等辛温理气开郁化痰。消瘿五海饮（《古今医鉴》）用海藻、昆布、海带、海蛤粉之咸寒软坚与木香、三棱、莪术、细辛、香附之辛温理气同用，其义相同。

6. 苦辛酸合用，寒热补泻并投

主要适用于肝火犯胃、蛔厥等证。病机为肾阴不足、水不涵木，或肝（相）火妄动、横逆犯胃，胃阴被灼变生诸症，病情寒热错杂，虚实相兼。代表方为乌梅丸（《伤寒论》），方中"君乌梅之大酸，是伏其所主也，配黄连泻心而除痛，佐黄柏滋肾以除渴，先其所因也。肾者肝之母，椒附以温肾，则火有所归，肝得以养，是因其本。肝欲散，细辛、干姜辛以散之。肝藏血，桂枝、当归引血归经也。寒热杂用，则气味不合，佐人参调其中气。"用治蛔厥，则取"乌梅味酸，蛔得之而软；连柏味苦，蛔得之而伏；椒辛味辛，蛔得之而死；干姜附桂温脏寒也""参、归大补气血，以固其正"。后世叶天士之"内火召风，苦降辛泄，少佐微酸"，"泄厥阴，

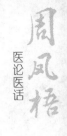

和阳明"的组方和椒梅汤（《温病条辨》）、椒梅丸（《张氏医通》）等方剂都是宗仲景辛苦酸合用，寒热并施的配伍方法。

另外，甘温与甘寒配伍以益气养阴，如生脉散（《内外伤辨惑论》）之人参伍麦冬等。其他性味的寒热配伍，就不一一再述。

（二）寒热配伍与升降

李时珍谓："酸咸无升，甘辛无降，寒无浮、热无沉。"在一些调节升降的方剂中，也运用了寒热配伍。

1. 升中寓降

在大队温热升降药中伍以寒凉沉降之品。如三黄汤（《千金翼方》）用麻黄、黄芪、细辛、独活辛温升阳散风，佐一味苦寒沉降的黄芩，一则监制诸升散药的温燥之性，二则清泻里热，用治中风，手足拘挛，肢节疼痛，恶寒而烦热心乱者。升举大补汤（《傅青主女科》）用人参、黄芪、白术、陈皮、炙甘草、荆芥穗、川芎、升麻、白芷等温补升举阳气，佐炒黄连、麦冬寒凉降下，治产后及老人、虚人血崩，也是同理。又如川芎茶调散（《和剂局方》）在众多辛温升散药中，佐一味茶叶调下，是取茶能清上降下，监制辛散温燥，使升中有降，用治风邪头痛。

2. 降中有升

在众寒凉沉降药中佐以温热升浮之品。如黄连丸（《杂病源流犀烛》）重用黄连、黄芩苦寒沉降，佐防风辛温升散，以搜除脾家之湿邪，治胃肠积热及酒毒所致的腹痛下血有效。清黄散（《证治准绳》）用寒凉沉降之滑石、黄连、栀子以清热利湿，伍辛温升散之防风、藿香以疏风，治肝胆湿热，耳鸣流脓，便秘尿黄。又如荆芥饮（《金匮翼》）用黄芩、栀子仁苦寒降下以凉血止血，配辛温升散之荆芥穗、蒲黄以散瘀止血，治呕血不止。

3. 升降相因

温热升浮药与寒凉沉降药合用，以调理脏腑气机的升降失职。如石膏乃大寒沉降之品，用治肺脏蕴热，麻黄是辛温升散之药，长于宣发肺气，在麻杏石甘汤（《伤寒论》）中二者一热一寒，一宣一降，使肺热得清，咳喘得平，肺之宣发、肃降功能复于正常。又如泻青丸（《小儿药证真诀》）用羌活、防风、川芎辛温升散肝气，以顺肝木上升之性，栀子、龙胆草、大黄苦寒清降肝火，合当归养肝血，用于肝郁化火之证。交泰丸（《韩氏医通》）用黄连清降心火，使心火下交于肾，肉桂温命火，启真水上交于心。李东垣在升脾阳、降阴火的原则下，用温热之参、芪、术、羌、防等与寒凉之柏、连等配伍，创立了一系列调理脾胃，升清降浊的方剂，为后世所推崇。

（曹志群整理）

谈辛甘温热配伍组方

先生研究中药配伍几十载，具有很深的造诣。其中，对辛甘温热配伍组方的阐释，更有高屋建瓴之处。先生认为中药虽有四性、五味、归经等药性理论，但四性与五味是中药药性理论的核心。学者若能熟谙其理，便能深知性味配伍组方的真谛。辛甘温热配伍理论肇始于《内经》，形成于汉代，嗣后代有发展。《素问·至真要大论》中"寒淫于内，治以甘热，佐以苦辛""寒淫所胜，平以辛热，佐以甘味"是辛甘温热配伍组方的理论依据。辛味药能温通助阳，甘味药能益气，合而用之，则能化生阳气，即"辛甘化阳"之义。同属辛甘之品又有温热之异，一般认为温为热之渐，热为温之极，大热则为温之最。因此，辛甘温热剂又有辛甘性温与辛甘性热之分。辛甘温热之剂多用于阳虚证，阳虚证以五脏而论，有心阳虚、肝阳虚、脾阳虚、肺阳虚及肾阳虚；以轻重分，有阳虚轻证与阳虚重证之异；以补阳之功而论又有辛甘性温补阳力缓、辛甘性热补阳力峻之不同。针对不同证型，治宜选用辛甘温热之品组方施治。今以心阳虚证的组方配伍为例作一论证。心阳虚证是指各种原因引起的心中阳气不足，气血失于温运而引起的一系列证候的总称。多由久病体虚，年老阳气虚衰；或外感汗出太过，耗伤阳气；或素体禀赋不足而致心阳不振，不能温运气血；或思虑过度，劳伤心神而致心阴不足，阴损及阳，耗伤气血而致。其临床特点：心阳虚轻证为心悸、胸闷、四肢微寒、倦怠无力、舌淡苔白、脉细弱；心阳虚重证为心痛猝然而起，形寒肢冷，手足唇鼻青紫晦暗，面色㿠白，汗自出，脉沉细弱，舌淡胖嫩苔

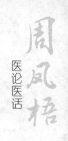

白。甚至出现心之阳气骤然暴失、宗气大泄的心阳暴脱危证，厥、脱、汗、息微、脉绝并见；或卒然胸痛彻背，心悸气短，面色苍白，喘不得卧，大汗淋漓，四肢厥逆，神志不清，舌质紫暗，脉微欲绝。其中，心阳虚轻证治宜温补心阳为主，配伍组方选用人参、炙甘草、桂枝、大枣等辛甘性温药，以合辛甘化阳、甘温益气、助阳须先益气之旨。如桂枝甘草龙骨牡蛎汤由桂枝、甘草、龙骨、牡蛎组成，《伤寒贯珠集》云："桂枝、甘草以复心阳之气，牡蛎、龙骨以安烦乱之神。"具有辛甘性温补阳力缓的功用特点，故可用治心阳虚轻证。心阳虚重证治宜温阳逐寒，组方宜用肉桂、干姜、附子、乌头、川椒、人参、炙甘草、黄芪等辛甘性热的药物为主组方。如乌头赤石脂丸，方由乌头、蜀椒、干姜、附子、赤石脂组成。《医宗金鉴》云："既有附子之温，而复用乌头之速，佐干姜行阳，大散其寒，佐蜀椒下气，大开其郁，恐过于大散大开，故复佐赤石脂入心，以固涩而收阳气也。"若心阳暴脱引发亡阳危证，常以辛甘大热之附子、干姜、肉桂为主，辅以甘温益气助阳的人参、黄芪、炙甘草等药配伍组方。如《伤寒论》中的四逆汤，方用大辛大热，性味俱厚纯阳的附子，助火补阳，峻补阳气，回阳救脱；以辛热之干姜守而不走，与附子相配，辛热相加，补阳力倍增；重用味甘性温的炙甘草，旨在甘温益气，助附子、干姜益气补阳，且能制约其毒性。全方药仅3味，辛甘性热，正合"寒淫于内，治宜甘热"的立方意旨，故具有辛甘性热、补阳力峻的功效特点。正如《金镜内台方议》所云："必以附子为君，以温经济阳；以干姜为臣，辅甘草为佐为使，以调和二药而散其寒也……乃附之热，干姜之辛，甘草之甘是也。"

（赵兴连整理）

论补肾之组方

老子云："道可道，非常道；名可名，非常名。"然而作为道的具体体现——阴阳，确是既可道又可名的。《内经》云："阴阳者，天地之道也，万物之纲纪，变化之父母，生杀之本始，神明之府也。"又云："阴阳者，数之可十，推之可百，数之可千，推之可万，万之大，不可胜数……"故作为医者，贵在从不可胜数之阴阳变化中顺藤摸瓜，追根求本，见微得过，明辨病源，方不致草菅人命。由于病变之根本，在乎阴阳之偏胜偏衰，即所谓"偏阴偏阳之谓疾"，是故经云："善诊者，察色按脉，先辨阴阳。"《易》云："一阴一阳之谓道。"阴阳万变虽不可胜数，然其要一也。万变不离其宗，补肾也必遵此理。肾为先天之本，内寓真阴真阳，为"诸精神之所舍，元气之所系"，"五脏之阴气非此不能滋，五脏之阳气非此不能发"。人之一身"阴阳开合存乎此，呼吸出入系乎此，无火而能令百体皆温，无水而能令五脏皆润。此中一线未绝，则生气一线未亡"。可见肾之阴阳至精至贵，是为十二经脉之根，五脏六腑之本。所以探究补肾方药之玄奥，于理可以弘扬中医学之大道，于法可以指导临证遣方用药。如能于此中窥其一斑，实为国医之荣，民生之幸也。

察先祖补肾之方，虽有补阴补阳之异，但多由草木金石之类组成。"血肉有情之品"偶尔有之，然多不用作方中之主药。乍看似有以假补真之嫌，待反复玩味之后，方知其中奥妙无穷。

一、补肾阴组方特色

补肾阴之古方，六味地黄丸、大补阴丸、知柏地黄丸、左归饮、左归丸等，虽然组方配伍有别，然可归纳出以下几个特点。

（一）五脏兼顾

人体乃有机整体，任何脏腑的功能活动都不能脱离其他脏腑而独立完成。肾阴不足之主要病机在于肾精之亏损，然"精生于五脏而下藏于肾，肾气上升以化生此精，是以五脏交通而后精气充足"。肾精的生化离不开脾气的转输、肝气的疏泄、肺气的宣降和心气的推动，如是则各脏腑之精气下归于肾，复由肾气摄纳而化为肾精。从补肾阴方剂的配伍方式来看，其主要组成部分多为熟地、山茱萸、山药，三者均有补肾之效。其中熟地为补肾中元阴之正药，前人谓"非此不能使水归其壑"。山茱萸协熟地能养心血，补肝血，血足可以转化为精。山药补脾、肺之气而运化呼吸、水谷之精微，输转于肾脏而充精气。三药配合，三阴（肝脾肾）并补，兼顾心肺，于是则"四脏之真阴无所耗损，得以摄纳精液归入肾脏，肾受诸脏之精液而藏之矣"。

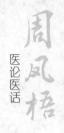
（二）补中有泻

补可祛弱，补益方药为治疗虚证而设。肾受五脏六腑之精气而藏之，然而，受与藏之间必然有一套转化之机。要言之，为阳化之机和阴化之机两个方面，即《内经》所谓"阳化气，阴成形"。若阴化之机无力，五脏六腑之精血输之于肾，难以化为肾精而封藏，反易聚为湿浊而为患。若阳化之机不足，则肾精不能化真阳，而反生虚热。以上机制，若喻之于企业部门，若有懒散软必有脏乱差，欲整顿懒散软，必同时治理脏乱差，方能恢复其正常秩序。故以上方中，或配以苓、泽之类，以"去旧水，养新水"；或配知、柏之属，以泻火而保阴；或两者兼用之，使湿浊去，邪火平。湿浊去，则肾的生化之机无有阻碍；邪火平，则肾中阴阳化机平衡，而真阴自复。

（三）补中有通

生命在于气血之恒动。水谷之精微转化为机体的精血津液，离不开循环不息的气血运行。人体之内精血津液的相互转化，也离不开循环不息的气血运行。所谓："一息不运则机缄穷，一毫不续则穿壤判。"如上所喻，在虚损的情况下，懒散软必然导致无力推动气血正常运行，脏乱差则必然导致气血运行倍受阻碍。可见，疏通气血也是补益方剂中必须涉及的一个方面。然须中节，勿使太过。因为阴成形之阴化之机必须以动中求静为原则，即所谓动而生阳、静而生阴之意。故六味之中佐丹皮，左归之中佐牛膝，它们"在补益剂中以为佐使，将有瘀者瘀可徐消，既无瘀者亦可借其流通之力以行补药之滞，而补药之力愈大也"。

（四）补中有涩

肾主封藏，肾精最忌耗泻。然肾虚封藏失职而肾精最易耗泻。故补中有涩乃补肾方中不可忽略的一个方面。譬之于人事，只增收而不节支，则难臻富裕小康。故上方多用山茱萸、山药以补涩兼施，左归之中更用菟丝子以增涩精之力，皆属此义。另外，涩剂与上述通利之剂合用，则可使行中有止，动而中节；与上述渗利之剂相伍，则渗利湿浊而不伤真阴。

归而纳之，补肾阴之法不外乎补五脏之气以化精，益肾中元气以摄精，清生化之障以保精，收耗散之气以固精。明乎此，则知药力之可为者，至此已臻上乘矣。在此基础上，若能配合饮食起居调养和适当的运动保健，则可收功圆满。

二、补肾阳组方特色

《易》曰："易有太极，是生两仪。"两仪即阴阳。太极动而生阳，阳主生主长；静而生阴，阴主收主藏。然而，阳至盛而无阴则为独阳，生长不出可收可藏的果实；阴至极而无阳则为孤阴，收藏不了能生能长的种子。所以，必须阴阳相吸相摄，互根互用，形成阴阳冲和之气，才能有生化之机。故生长化收藏，化居其中而应四时，纵穿四时阴阳，横贯生长收藏，总统升降出入，全赖此冲和之气。老子曰："道生一，一生二，二生三，三生万物，万物负阴而抱阳，冲气以为和。"古来补阳之方众多，然欲其获效，必遵此则。故补阳之方，如肾气丸、右归丸、右归饮等，具有以下配伍特点。

（一）阳化有基

"阳以阴为基，无阴则阳无以化"。药能补阳，但药物本身不能化阳。它只能通过激发机体的阳化之机，调用自身的真阴以化阳。故欲补真阳，先复真阴，使阳得阴助而生化无穷。大凡补阳之方，如桂附、右归、十补等，皆在重用熟地、山茱萸、山药的基础上，配以补阳之药组成。乍看似乎阴药比阳药还重，但阳动而阴静，欲阴中求阳，非此不能。

（二）阳化有制

阳动而速，若化而无制，则亢阳将呈烈焰之势，凡物遇之无不尽焚。人无真阴，不能化阳。然而真阴积累难而消耗易。若阳化之机失去制约，则阴精的耗竭必在瞬间。譬之自然，地球上经过亿万年积累下来的能量资源，仅经人类几百年的开采，就已面临将竭的危机，所以，补阳方中阴药重于阳药，不单纯是阴中求阳，而更深刻的含义在于补阴以配阳、补阴以制阳。另外，许多补阳方剂在阴中求阳的原则下，多保留着苓、泽、丹之属，它们在阳化有制方面也起着不可忽略的作用。

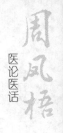
（三）阳化有归

阳化以后必有所归，方为真阳。阳无所归，即为浮阳。阳化有归包括两个方面，外归通内达外，以促进脏腑的功能活动，内归则纳阳归根，以蓄生化长养之机。补阳方中多用桂、附，颇具深意。附子辛甘大热，通行十二经，走而不守，专入气分。其可随配伍不同，引阳气各归其所当归之所，以散阴霾而复阳化之机。肉桂虽也辛甘而热，但主归心肾，能走能守，偏入血分。尤长于引火归元，摄阳归阴。引火归元，摄阳归阴的意义，借用马克思的话说，就是给机体积蓄"再生产"的资本。这样，生化之机才能生生不息。

总之，阴平阳秘精神治，阴阳离绝生化息。天地万物如是，国事家事如是，人的生命如是，补肾也当如是。或问，补阴方中为什么不强调阳中求阴？细玩之，补中有通，补中有泻，不正是阳中求阴的变通之法吗？阳中求阴不一定非得用补阳的药物去求阴，只要在确保阳化之机的前提下补阴，就是阳中求阴。

（张少华整理）

谈谈一贯煎

一贯煎为清代名医魏之琇先生所创，见于《续名医类案·心痛门》高鼓峰、吕东庄胃痛治验的按语中。魏氏曰："此病外间多用四磨、五香、六郁、逍遥，新病亦效，久服则杀人矣……高吕二案，持论略同，而俱用滋水清肝饮，余早年亦尝用此，却不甚应。乃自创一方，名一贯煎，用北沙参、麦冬、地黄、当归、杞子、川楝子六味，出入加减投之，应如桴鼓，口苦燥者加酒连尤捷。可统治胁痛、吞酸、吐酸、疝瘕、一切肝病。"吾尝用此方治疗阴虚血燥、肝气横逆所致胁痛、胃痛等症，确有良效。该方组方严谨，用药精当，其配伍特点主要表现在以下几方面。

一、滋水养阴，以涵肝木

肝藏血属木，体阴而用阳，赖肾精以养、肾水以生。肾阴亏损，水不涵木，肝失所养，则疏泄失常，进而横逆克脾土，可见胸脘胁痛、吞酸吐苦等症。若用辛香温燥之品疏散，势必助纣为虐，更伤阴血，其逆愈甚。正如张山雷在《沈氏女科辑要笺正·卷上》所说："恒用香燥破气，轻病得之，往往有效。但气之所以滞，本由气不充，芳香之药可以助运，而不能滋血液，且香者必燥，燥更伤阴，而香气之药不足恃矣。"法当补肾养肝，滋水涵木。故方中重用生地黄为主，滋阴壮水以涵肝木，配伍枸杞子补肝血、养肝体以和肝用。冀肝得所养，肝气条达，则无横逆之虞。滋阴养血之品，除生地黄、枸杞子外，熟地、白芍、山萸肉、龙眼肉等，亦可根据病情酌情选用。该法针对阴虚血燥、肝气横逆之病机，取脏腑相生之理，为治病求本之范例。非但肝气横逆之证，凡肝病为患而由肾水（阴）不足所致者，皆可效法，方如杞菊地黄丸、滋水清肝饮等。

二、培土养金，以制肝木

肝木之脏，除得肾水以生外，每与脾（胃）肺关系密切。胃（脾）津不乏，则土能抑木亦可荣木；肺阴无损，则金能制木。诚如《临证指南医案·肝风》所云："肝为风木之脏，因有相火内寄，体阴而用阳，其性刚，主动，主升，全赖肾水以涵之，血液以濡之，肺金清肃下降之令以平之，中宫敦阜土气以培之，则刚劲之质得柔和之体，遂其条达畅茂之性，何病之有？"故该方在滋水涵木的基础上，又用甘寒质润之麦冬、沙参补养肺胃之阴，既助脾胃生化之源，又滋水之上源。肺胃津旺，金气清肃下行，自能制木，令其疏泄调达而无横逆之害。共奏培土养金，以制肝木之功。若肺胃津亏甚者，可酌加天冬、知母、石斛、玉竹等甘寒养阴生津之品。其他如痛泻要方重用白术健脾益气以扶土抑木，左金丸取黄连泻火保金以金制木，均为该法之体现。

三、寓疏于补，条达肝木

肝为风木之脏，喜条达而恶抑郁。阴虚血燥、肝气横逆之证，纯用生地、枸杞子、沙参、麦冬等滋补之品，阴血（津）虽可复，肝气不易疏，横逆之势难平。更因诸药性多滋腻呆滞，不利肝气条达，且有碍胃之弊。补疏并用，寓疏于补，方为补天之手。是方配伍味甘性温之当归，养血活血以调肝，借其辛散之性，使诸药补而不滞。更入少量川楝子，性寒不燥，既疏泄肝气，又顺肝木条达之性，且制诸药滋腻碍胃之弊。如此配伍，寓疏散于滋补之中，滋补不壅滞，疏散不伤正，可使阴血复，可使肝气疏，诸证可平。佛手、香橼、生麦芽、合欢皮等辛香不燥、性质平和之品可酌情加入，以助疏泄条达之力。但用量宜轻，过则有耗气伤阴之嫌。又如逍遥散、滋水清肝饮等均为疏补并用，寓疏于补的代表方。大凡治肝病之方，皆以疏补并用为组方要法。然疏补之间，孰主孰次，须当据证明辨，否则易犯"虚虚实实"之戒。

由上观之，滋水养阴，以涵肝木；培土养金，以制肝木；寓疏于补，条达肝木为一贯煎的组方配伍特点，也是阴虚血燥，肝气横逆证的主要治法。它是以脏腑的制化关系作为遣药立法的主要依据。该方立法准确，照顾全面，组方严谨，药少力专，倍受医家推崇，被视为滋阴疏肝的代表方。掌握其组方配伍特点，灵活应用，触类旁通，举一反三，对于识方、用方、制方颇具指导意义。

（郑贵力整理）

桂枝汤证治及其加减应用

张仲景用六经分证处方，是体现中医辨证论治思想的典范。六经各有其主病，病各有其主证，证各有其主方，方各有其主药；但一病除主证以外，往往还有其兼证或变证，与此情况相适应，则一方除有其主药以外，还必须有随证立方、依方加减的规律。这里既贯穿着明确的原则性，又包含着高度的灵活性。《伤寒论》112方莫不如此。而尤以桂枝汤一方能充分体现出上述的原则。桂枝汤是治疗太阳中风外感风寒表虚证的方剂。柯韵伯谓："此为仲景群方之魁，乃滋阴和阳，调和营卫，解肌发汗之总方也。"《伤寒论》及《金匮要略》两书所载的以桂枝汤为基础加减变更的方剂为数最多，共有29方。后世医家对本方适应证的认识更有所发展，认为本方"乃调和阴阳、彻上彻下、能内能外之方"，超越了仲景原文所论病条的范围。主药虽同而主治证候并不相同，凡属太阳经方面的病，多可用之。由此可知桂枝汤并不是仅治一种病，而是能治多种病，它的作用不是单一的，而是多方面的。若与其他药物配合，或者变更药量，它的作用就更为扩大，并不局限于外感病。综观本方的配伍，确实精当，结构也很周密。兹分几点提出讨论如下。

一、桂枝汤的组成

（一）药物组成

桂枝 9g，炒杭芍 9g，炙甘草 5g，生姜（切片）6g，大枣（擘）6 枚。水煎两遍，分 2 次温服，服第 1 次药后，啜热稀粥 1 碗（热米汤），以助药力，半小时后服第 2 次药，取微汗。

（二）性味与功能

君——桂枝，性温，味辛甘。功能：①辛散温通，振奋气血；②透营卫，解肌表，散风寒；③温中扶阳，化气行水；④平冲降逆；⑤散寒止痛，活血化瘀；⑥温经通络，横走四肢。

臣——芍药，性微寒，味苦酸。功能：①敛阴和营；②柔肝舒挛；③缓急止痛；④除血痹，通脾络；⑤固腠理而止汗；⑥泻肝火；⑦利小便。

佐——生姜，性温，味辛。功能：①发表散寒；②温中止呕；③止咳化痰。

大枣，性微温，味甘。功能：①补益脾胃；②滋营充液。

使——炙甘草，性微温，味甘。功能：①补中益气；②缓急止痛；③调和诸药。

（三）配伍关系

1.桂枝配芍药

《医宗金鉴》一书曾评价："桂枝主芍药是于发汗之中寓敛汗之旨，芍药辅桂枝是于和营之中有调卫之功。"两者相配能温经通络，和气血，破阴结，除血痹，能使血液运行周匝，使精神舒悦和畅。

桂枝与芍药的作用，恰居相反地位，因二药性味不同，一阴一阳，一动一静，彼此对立，互相拮抗。但桂枝与芍药配合起来，汗多者服之能止汗，汗少者服之能发汗，肌表发热服之能退热，肌表恶寒服之能退寒。二

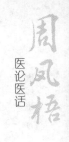

药同用之后，因和合而产生一种新的作用，它含有二药之个性而中和之，具有调营卫、通经络、利气血、除血痹、破阴结、止疼痛的作用。因此药虽"相反"而实"相成"。也就是说二药虽是相排斥或斗争而处于"相反"地位，但综合起来，又能彼此"相成"。毛主席曾说："'相反'就是说两个矛盾方面的互相排斥或互相斗争，'相成'就是说在一定条件之下，两个矛盾方面互相联系起来，获得了同一性，而斗争性即寓于同一性之中，没有斗争性就没有同一性。"

2. 桂枝配甘草

能缓和药力而持久，不致消失过速；能协助桂枝利血气，以生阳强心（桂枝甘草汤）。桂枝入心以助阳，炙草补虚以益气，辛甘相合，阳气乃生。

3. 桂枝配生姜

协助桂枝辛散外邪以解肌，又能温胃以止呕。

4. 芍药配甘草

芍药、甘草同用，具有养血除痹、敛阴和营、柔肝解痉止痛之功，酸甘相合，阴血乃长，对腹挛痛及腿脚挛痛，尤为有效（芍药甘草汤）。相配之后，既能柔肝舒筋，又能缓肝之急。

5. 芍药配大枣

和中养营，能增强缓急之效。

6. 大枣配甘草

益其缓和之功。

7. 生姜配大枣

调脾胃，和营卫。生姜、大枣两味在本方中亦占重要地位。张路玉注云："……况发汗必须辛甘以行阳，故复以生姜佐桂枝，大枣佐甘草也。"按《伤寒论》《金匮要略》两书，用大枣者58方，其不与生姜同用者只11方。大凡姜枣同用，为调和营卫之主剂，姜以主卫，枣以主营，故47方中，桂枝汤用者24方，小柴胡汤用者有6方。因桂枝汤、小柴胡汤俱是调和营卫之剂，桂枝汤治邪之侵于营卫，小柴胡治邪之出入于营卫。另外，生姜配大枣，可缓和其刺激之性，大枣得生姜，可防止气壅致胀之偏，二者合用于补益济中，能增进饮食，帮助消化，从而有利于其他药物的吸收和作用的发挥。可见生姜配大枣，具安内攘外之功，故桂枝汤以配用之。即单用二物，亦是正治。

（四）服法与疗效的关系

桂枝汤后列煮服法："……服已，须臾，啜热稀粥一升余，以助药力。"因桂枝汤本为解肌之剂，其发汗之力较弱，故啜热稀粥以助药力；盖因汗出伤津，津耗于内无力托邪于外，于是喝稀粥以助胃气，以益津液，使中焦之津液外布，即有潜伏之邪，则与汗相挟而并出。是以啜稀粥之举，也是桂枝汤的组成部分之一。

至于发汗之法，论云："温覆令一时许，遍身漐漐微似有汗者益佳，不可令如水流漓，病必不除。"这是说若如水流漓，则扰动营气，而卫邪仍在，故病必不除。此法应当注意。凡发汗之法，皆应仿此。

总之，桂枝汤的组成，以桂枝为主药，它能温卫阳，通经络，解肌发表。以芍药为辅药，它能敛营阴，固腠理，并能缓中和里。二药的功用，势虽诘抗，但结合起来，一开一合，利用这种作用调和营卫，使表邪得解，里气以和。同时甘草使桂枝，辛甘以化阳；芍药使甘草，酸甘以化阴，具有阳生阴长之妙。其次生姜佐桂枝加强发表散寒之力，并能和胃；大枣佐芍药增强缓急之功，又能养血。大枣配甘草益其缓和之效。桂枝汤具辛甘酸苦四味，正合《内经》所说"辛甘发散为阳，酸苦涌泄为阴"之义。因此，后世医家认为它是"调和阴阳、彻上彻下、能内能外之方"。

二、桂枝汤的主治

（一）太阳中风，阳浮而阴弱。阳浮者，热自发，阴弱者，汗自出，啬啬恶寒，淅淅恶风，翕翕发热，鼻鸣干呕者，桂枝汤主之（12条）。

阳浮而阴弱，是太阳中风的病理。表现在症状上是发热和汗出。发热是卫阳被外邪所引而外浮，汗出是卫阳不固，营阴失护，弱于内守而外泻。所以说"阳浮者，热自发，阴弱者，汗自出"。太阳中风阳浮而阴弱这一病理特点，不但反映在发热汗出这些症状上，也表现在脉象上。譬如太阳中风的脉象浮缓，浮是代表阳浮，缓是表示阴弱。

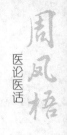

太阳中风，虽然阳浮而发热，但由于汗出，所以其发热较表实无汗的太阳伤寒为轻，只是翕翕轻轻的发热。发热既轻，恶寒也轻，只是有风时才拘束畏缩，像身上洒水点似的。又因肺主皮毛，风邪伤卫，影响肺窍不利，可能出现呼吸时有鼻鸣音；如胃气上逆，也可能导致干呕。这是典型的太阳中风证，治疗时应以桂枝汤主之。

（二）太阳病，头痛、发热、汗出、恶风，桂枝汤主之（12 条）。

凡太阳病，在头痛发热的同时，只要再具有汗出恶风症状，就是桂枝汤所主，不必鼻鸣、干呕等悉具。

以上 2 条是桂枝汤的主症。辨证施治必须掌握主症。

（三）太阳病，初服桂枝汤，反烦不解者，先刺风池、风府，却与桂枝汤则愈（24 条）。

此非误治，并非药不对症，而是表邪太甚，阻于经络，药力运行受阻，药不胜病的缘故。可刺风池、风府两穴，以疏通经络之邪，再与桂枝汤，药力就可畅达无阻矣。

（四）太阳病，发热汗出者，此为营弱卫强，故使汗出，欲救风邪者，宜桂枝汤（95 条）。

营（阴）弱不能藏故汗出，卫（阳）强是卫气受邪后的病理亢进，阳浮的变词，阳浮于外则发热，是太阳中风的病理所在。可以说汗出发热，是阴阳不协调的表现。这里所指的阴阳，正是《内经》上"阳在外而为固，阴在内而为守"的阴阳。宜服桂枝汤。

（五）病人脏无他病，时发热自汗而不愈者，此卫气不和也。先其时发汗则愈，宜桂枝汤（54 条）。

脏无他病，是五脏六腑皆无病，饮食二便均正常，而只是不定时的发热自汗，应当在发作之前服桂枝汤，以取迎头祛邪的作用。如过后服药就失掉其发挥作用的机会了。

（六）病常自汗出者，此为营气和，营气和者外不谐，以卫气不与营气谐和故尔。以营行脉中，卫行脉外。复发其汗，营卫和则愈，宜桂枝汤（53 条）。

太阳中风，外邪渐衰，除可能转变为间歇发热汗出者外，有的发热已不明显，或者基本不发热，却仍常自汗出。营气和是营气无病，而卫气不谐，是病在卫而不营，即卫气受外邪所伤，失去卫外的功能，不能卫固以约束营行脉中使之两相和谐，因而导致自汗出的症状，应当促使卫气调和，要调和卫气仍应用桂枝汤复发其汗，祛除风邪以调和营卫，才是对症的方剂。这和表虚不固而应用玉屏风散、牡蛎散等是有区别的。

（七）太阳病，外证未解，不可下也。下之为逆。欲解外者，宜桂枝汤（44条）。

言虽有当下之证，然外证未解，亦不可下，仍宜先解外而后下。正如《内经》所谓"从外之内而盛于内者，先治其外，而后调其内"的意义。

（八）伤寒不大便六七日，头痛有热者，不可与承气汤。其小便清者，知不在里，仍在表也，当须发汗，宜桂枝汤（56条）。

"其小便清者"是说里热的不大便，必小便黄赤，如小便不甚黄赤而较清者，其头痛有热，当属太阳表证，即使六七天不大便，也不等于是阳明有热。所以应当发汗解其表。这是进一步指出先表而后里的治则。

（九）太阳病，下之后，其气上冲者，可与桂枝汤，方用前法。若不上冲者，不得与之（15条）。

此误治之证。表证未解而服泻下药后，病人自觉有气上冲，这说明是正气向外的趋势，未被下药所屈服，仍欲外出抗邪。未下之前，正气充足，其向上向外出于自然，所以并无气上冲的感觉。已下之后，正气受挫，则被迫勉力外抗，故觉得有气上冲，仍宜用桂枝汤以解表。若不上冲，是邪气内陷，病变不一，桂枝汤不中与也。

（十）伤寒，医下之，续得下利清谷不止，身疼痛者，急当救里；后身疼痛，清便自调者，急当救表。救里宜四逆汤，救表宜桂枝汤（91条）。

此因误下邪引入里，续得下利清谷不止，这是阳气下脱的危证，虽表证未除，而救里为急。下利已止，身痛未除，仍从表治。这是误下致成里寒又兼表证未解的，应先温里而后解表的治则。

（十一）下利，腹胀满，身体痛者，先温其里，乃攻其表，温里宜四逆汤，攻表宜桂枝汤（372条）。

下利是指下利清谷，腹胀满是"脏寒生满病"。身痛是有表邪，这仍是先其所急而后其所缓的治法。与上条证同而病因不同，上条是表证误下而续得下利，本条是本来里虚而又兼表证，故治法相同。

（十二）吐利后，而身痛不休者，当消息和解其外，宜桂枝汤小和之（387条）。

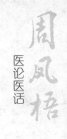

这是寒霍乱病的善后处理，"吐利后而身痛不休"是里和而表邪未解。"消息"是观察动静、斟酌处理的意思。就是说观察病人情况，斟酌桂枝汤的剂量。吐利虽止，里气仍虚，表虽不和而身痛，不但不宜用麻黄汤，就是桂枝汤也当少用。"少和之"就是少予以调和营卫之意，不等于发汗。

三、桂枝汤的兼治

（一）胸腹痛，背亦彻痛

太阳之气，由下而上至胸腹，寒邪逆于太阳，则气机不畅，致胸腹痛，背亦彻痛。太阳行身之背，因腹中之气不畅，背亦受之，故可用桂枝汤。

（二）通身寒冷

寒为太阳之本气，今见通体恶寒，是邪犯太阳之本气，桂枝汤能扶太阳之气，故可用桂枝汤。

（三）小儿角弓反张，手足抽搐

太阳行一身之背，因风中于背，经气不舒而猝闭，故见角弓反张。桂枝汤力能宣太阳之风邪，故可治之。如温热病有脑膜刺激征及痰火内闭引起的急惊抽搐，桂枝汤在禁用之列。

（四）脑后生疮

脑后为太阳经脉之所注，风寒之邪逆于脑后，抑郁成疮。桂枝汤散太阳之邪，故可治之。所有背上诸疮之初起，皆可用之。

（五）周身皮肤作痒，时而恶风

周身皮毛乃太阳气化之出路。风寒之邪，外干而不得入，逆于皮肤，抑郁生热，故周身作痒，桂枝汤宣散太阳抑郁之气，故可治之。

（六）足跟痛，痛彻腰背

足跟与腰背，皆太阳经循行之道。因寒邪内闭，故见上症。桂枝汤能舒太阳之气，故可治之。

（七）小儿腮肿，发热恶风

两腮近耳下，乃少阳、阳明部位，似不可用桂枝汤。今用此方百治愈者，因其发热恶风，知太阳之邪逆于此部也。

（八）妇人妊娠恶阻

妇人初妊，经气猝然不舒，营卫之气不畅，故见恶阻。桂枝汤能宣营卫，和阴阳，故可治之。

（九）发热、恶风，下利，日数十次

风邪侵犯太阳，则表气不通，表气不通，则里气不和，邪陷于下，故见下利。桂枝汤宣风外出，表气顺则太阳之气升而不陷，故利可止。

湿热痢而里急后重者，不能用桂枝汤。

（十）自汗，盗汗，虚疟，虚痢

柯韵伯云："余常用此汤治自汗、盗汗、虚疟、虚痢，随手而愈。盖以芍药微苦、微寒，能益阴敛血，内和营气。先辈谓无汗不得用桂枝汤者，以芍药能止汗故也。"此即本方调营卫，和阴阳，能内能外之效。

四、桂枝汤证的病机

太阳主一身之表，无论所受何等外邪，始病必在肌表。风为阳邪，当皮毛开泄之时，由毛孔内窜于肌肉，而腠理为之不开，肌腠皆孙络密布之区，营气所主，营血与风邪相抗拒，易于发热，故始病即见发热；平素表虚，皮毛本开，热势张于内，毛孔不得复合，迫津外泄，故汗自出；汗方出而外风又乘毛孔之虚侵犯肌理，因而恶风、恶寒可以并见。肺主皮毛，鼻为肺窍，风邪袭肺，鼻中清涕阻滞而气不通畅，故鼻鸣。风据肌腠，脾阳失运，水湿不能外达，故胃气不和而干呕。邪迫于外，正气不得外泄，则上冲于头，故无论伤寒、中风，皆有头痛之症。至于伤寒无汗，中风汗自出的机制，正如常续如所说："盖古人以经验与理解所及，知人体虽云万有不齐，约其大旨，其表面皮肤，不外有致密与粗松之差，其体质

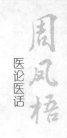

机能，不外有强壮与柔弱之异，其皮毛之致密者，则汗腺闭塞，而为无汗之症，乃即凭其发热、头痛、恶寒、无汗之整个症状，名曰伤寒，处用麻黄汤以发其汗；其皮肤粗松者，则汗腺开辟，而为有汗之症，亦但凭其头痛、发热、恶寒、有汗等整个症状，名曰中风，处以桂枝汤仍取微汗法，而兼摄敛其汗腺之弛缓也。"恽铁樵又说："须知中风之所以异于伤寒者，不仅在于体质，亦与时令有关，冬日气候严寒，人体之抵抗力强，玄府（汗腺）常闭，一旦外寒侵袭，体温集表，以为抵抗，同时汗腺亦紧闭，致成无汗壮热之局；至于春令（夏更不必说），则气候渐暖，人体对于外界之空气，抵抗之势稍懈，有时热甚，且有待于疏泄，玄府启闭之作，乃在不甚重要之例，而此时汗腺中司启闭之神经，因无外寒之压迫，其感觉亦不如冬时之敏活，故在此期中，倘有感冒而发热，通常以有汗者为多。是即冬季之热病，多数无汗，春日之热病，多数有汗之原因也。"观常、恽二氏所言，一以体质为主，一以气候为主，皆足说明桂枝汤证的发病机制是符合客观实际的。

五、桂枝汤在表证中的辨证要点

《伤寒论》第13条云："太阳病，头痛发热，汗出恶风者，桂枝汤主之。"柯韵伯说："此条是桂枝本证。辨证为主，合此病即用此汤，不必问其为伤寒、中风、杂病也。今人凿分风寒，不知辨证，故仲景佳方置之疑窟。四症中头痛是太阳本症，头痛发热恶风与麻黄证同，本方重在汗出，汗不出者便非桂枝证。"（柯氏所谓汗不出非桂枝证，是指此条内的四症言，不是说其他杂症不汗出就不能用桂枝汤了。）正如《伤寒论》第17条云："桂枝本为解肌，若其人脉浮紧，发热汗不出者，不可与之，常须识此，勿令误也。"这是说本来桂枝汤是解肌发表之剂，是治脉缓自汗的，若是浮紧脉，发热汗不出之症，即不可用桂枝汤。必须认识这一点，才不会犯错误。

《伤寒论》第54条云："病人脏无他病，时发热，自汗出，而不愈者，此卫气不和也，先其时发热则愈，宜桂枝汤。"第53条云："病常自汗出者，此为营气和，营气和者外不谐，以卫气不供营气谐和故耳，营行脉中，卫行脉外，复发其汗，营卫和则愈，宜桂枝汤。"上条"时发热，自汗出"，便可用桂枝汤，不必头痛恶风俱备。此条只"自汗"一症，即使不发热亦可用之。时发热，自汗出者，是卫强营弱，阳邪下陷，营阴抗拒，热势内张，阴不胜阳，迫津外泄，故自汗出；无热而常自汗出者，此为营气和，是营气无病，只是阳气不固，阳虚不能卫外，故自汗。皆可用桂枝汤复发其汗。由此可见桂枝汤方治疗"自汗"一症的辨证要点，但须营卫不和之自汗，方可用之。同时说明桂枝汤临床应用的广泛性，在临床上不限于太阳中风。

或问：桂枝汤证本有自汗，而复发其汗者何？盖以"自汗"与"发汗"自不相同。自汗乃营卫相离，发汗使营卫相合。自汗伤正，发汗祛邪。复发者，因其自汗更发之，则营卫和而自汗反止矣。

附

（一）《医医病书》自汗论

自汗不止，今人悉用黄芪、浮小麦，他法概不知之。

1. 伤寒漏汗，治以桂枝加附子汤。
2. 中风自汗，治以桂枝汤。
3. 风温自汗，治以辛凉，佐以苦甘，如桑叶、连翘之类。
4. 中暑自汗，治以白虎；狂汗不止，脉芤者，加人参，亦有用生脉散处。
5. 阳虚自汗，轻则人参、黄芪，重则桂枝、术、甘。
6. 肺虚自汗，用沙参、麦冬、五味子、霜桑叶之类。
7. 心虚自汗，用浮小麦、人参、枸杞、柏子仁、龟甲之类，重者龙骨牡蛎救逆汤。
8. 阴虚不受阳纳之自汗（即盗汗），治以介类潜阳，大固肾气。

（二）《伤寒指掌》自汗论

1. 伤风则恶风自汗。
2. 伤湿则身重自汗。
3. 中暑则脉虚、烦渴自汗。
4. 湿温则妄言自汗。
5. 风湿则鼾眠自汗。
6. 柔痉则搐搦自汗。

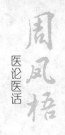

7. 阳明则潮热自汗。

8. 劳伤则身倦自汗。

9. 亡阳则漏不止自汗。阳明胃土虚，中寒，脾不约束津液，横溢四肢，犹如阴淫盛，雨滂沱，故汗出而冷也。

六、桂枝汤的加减应用

（一）桂枝加桂汤

［组成］桂枝汤原方加肉桂 6g。水煎两遍，分 2 次温服。

［主治］烧针令其汗，针处被寒，核起而赤者，必发奔豚，气从少腹上冲心者。

［病机］"烧针令其汗"，是说病在太阳，用温针的治法令其汗出。烧针以后，针孔当避风寒。此因护理不慎，寒邪从针孔处侵袭，以致血流不畅，身起红肿硬结，形如果核。由于汗出过多，阳气重伤，卫气不固，寒邪易于袭入；又因汗为心液，汗多则心气必虚，心阳虚则下焦肾中阴寒之水邪上乘凌心阳，因而发为气上冲心的奔豚证。

［治法］固卫散邪，温肾平冲。

［方解］桂枝汤平冲气，散表邪；更加肉桂味重下达，不仅御寒制水，且复肾中之元阳。此证如不是因烧针而引起的，也同样可以适用桂枝加桂汤。

按：桂枝加桂汤一方，是适于汗后感寒，阳虚阴乘而发奔豚的方剂。后世注家对"加桂"二字颇多争论，一种是主张加重桂枝，认为桂枝可以外固卫气，内平冲逆；一种是主张加肉桂，认为肉桂味厚下行，能散少腹之积寒。余无言氏曾以加肉桂治愈 2 例奔豚气病（见《金匮新义》）。曹颖甫氏曾以加肉桂、半夏治愈 1 例气从少腹上冲而吐清水者（见《经方实验录》）。刘渡舟氏用桂枝 15g、白芍 9g、炙甘草 6g、生姜 9g、大枣 7 枚，治疗 1 例 50 岁女性奔豚气病患者，共服 5 剂而愈。

须知桂枝与肉桂同出于一种樟科常绿乔木桂树之身。树的干皮及根皮叫肉桂，干燥的嫩枝即桂枝。两药虽同出一本，但其作用同中有异。二者都能温营血，散寒凝，辛开温通，振奋气血。但肉桂味厚，主下行而补肾火，能消下焦之阴寒；桂枝气薄，主上行而发散，且能入心扶阳以助心阳。何以二药俱能平冲？盖因冲气的病机是阳虚（心阳虚）阴盛（肾阴盛），阴寒之气乘虚而上犯。用桂枝是助心阳，用肉桂是消肾阴，助阳即是抗阴，消阴即是助阳，因此，桂枝加桂汤无论是加肉桂或加桂枝，皆能取得平冲的效果。

另外，在临床处方用药时，我们强调，不仅要审慎地考虑配伍关系，还要斟酌用量的大小。某一种药味的增加，不仅会增强方剂的力量，且有时能改变其作用，如桂枝汤原本治太阳中风、汗出发热恶风证，而仅加桂枝一味的用量后，则另治阴寒上冲的奔豚证了。这正是中医学辨证的优势，组方的特色，遣药的奥妙。由此观之，医生在处方用量上，岂可掉以轻心哉！

（二）苓桂甘枣汤

[组成] 茯苓（先煎）24g，桂枝9g，炙甘草6g，大枣（擘）6枚。先煎茯苓沸后20分钟，再入3味，煎1遍，温服。

[主治] 发汗后，其人脐下悸，欲作奔豚者。

[病机] 此症是由于其人下焦素有水寒，水是阴邪，汗本心之液，汗后心阳不足，下焦水气偏胜，有上凌于心的趋势，故脐下悸欲作奔豚。

奔豚已成的症状是"气从少腹上冲至心"，甚则"从少腹起上冲咽喉，发作欲死"。本条仅仅脐下悸，未至上冲心胸，只是欲作奔豚的预兆。

[治法] 利水气，平冲逆。

[方解] 方中桂枝振奋心阳于其上，重用茯苓泻肾邪于其下，共起温化寒水的作用；又以甘草、大枣培运中土，俾水邪得以分化，不致泛滥成灾。本方是为发汗后脐下悸立法，也可称是预防奔豚发作的方剂。

按：桂枝加桂汤的主证是表寒未解而少腹上冲，是水邪挟阴气以凌心，故加肉桂以温寒化水；苓桂甘枣汤的主证是汗后脐下悸，脐下悸者是心气虚，而肾中水邪乘阳虚而上犯，欲上凌心，故重用茯苓以行水。前证尚在表，必奔豚已发；后证已在里，而奔豚未发，故区别不同，治法亦异。

（三）桂枝甘草汤

[组成] 桂枝9g，炙甘草6g。水煎1次顿服。

［主治］发汗过多，其人又手自冒心，心下悸欲得按者。

［病机］此因发汗过多，导致心液虚，心气馁。"心下悸欲得按者"，是因气液两虚，中空无倚，惕惕然不能自主，所以患者交叉其手自覆心部，以资庇护而求安全。如此望之而知其虚。

［治法］辛甘助阳，甘温补心。

［方解］方中桂枝用量大于炙甘草，是取桂枝入心以助阳，炙甘草补虚以益气，且培中土以防水气。辛甘相合，阳气乃生。气和而悸自平。

按：仲景常用桂枝、甘草以平冲气，制动悸。冲气和动悸的起因，大多数是由于发汗动经而来，可以说是一种病因的两种表现，因此可联系在一起叙述。仲景书中有明文可稽《伤寒论》第15条云："太阳病，下之后，其气上冲者，可与桂枝汤，若不上冲者，不得与之。"《金匮要略》防己黄芪汤方后亦云："气上冲者，加桂枝三分。"这是比较显而易见的。至于说桂枝、甘草同用，可以制悸动，还可以从仲景方中再举些例子加以证明，除上述主治"气从少腹上冲心者"的桂枝加桂汤，主治"发汗后，其人脐下悸者，欲作奔豚"的苓桂甘枣汤及治"发汗过多，其人又手自冒心，心下悸"的桂枝甘草汤外，尚有治"心下逆满，气上冲胸，起则头眩，脉沉紧，发汗则动经，身为振振摇者"的苓桂术甘汤、治"厥而心下悸"的茯苓甘草汤（茯苓、桂枝、甘草、生姜）以及治"伤寒脉结代，心动悸"的炙甘草汤，都少不了桂枝、甘草两味，并且还得相当重的剂量，就不难看出这两味配合使用时，对悸动是有专长的。有些方剂如桂甘龙牡汤、桂枝去芍药加蜀漆龙骨牡蛎救逆汤的主治证候中虽未把冲逆、悸动列入，但可以隅反。

（四）桂枝甘草龙骨牡蛎汤

［组成］桂枝9g，炙甘草6g，生龙骨24g，生牡蛎24g。水煎两遍，去渣，合兑，分2次温服。

［主治］火逆，下之，因烧针烦躁者。

［病机］此因误用烧针火劫取汗，火劫为阳盛劫阴，阴液本亏，而又下之，是重伤其阴，阴虚则阳浮，浮阳不潜，扰动心神，因而发生烦躁。

［治法］益阴和阳，镇潜安神。

［方解］此为表既未解，而又误下伤阴，阴亏阳越，故用桂枝、甘草

以疏太阳之邪，加龙骨、牡蛎以益阴潜阳，阴固阳和，则烦躁自除。

按：后世治伤寒者，已无火灸之法。而病伤寒者，多烦躁惊狂之变，大抵用承气白虎辈，作有余治之。然此证属实热者固多，而属虚寒者亦间有之，是以温补安神，仍不可废。在临床上对心气虚衰的患者，见心悸动不宁，自觉心中空虚，气短，自汗，脉沉弱，舌质淡等症，运用本方加黄芪、党参、柏子仁、五味子等益气安神之品，常取到满意的效果。本方可用于阳虚心悸、心动过速者。

桂甘龙牡汤与《金匮要略》之桂枝加龙牡汤（桂枝汤加龙骨、牡蛎）在应用上有所不同，前者主阳虚心悸不宁，而后者是为阳虚不能收摄精血而设。

（五）桂枝加附子汤

[组成]桂枝9g，炒杭芍9g，炙甘草6g，生姜（切片）6g，大枣（擘）6枚，熟附子9g。水煎两遍，去渣，合兑，分2次温服。

[主治]太阳病，发汗遂漏不止，其人恶风，小便难，四肢微急，难以伸屈者。

[病机]太阳病本应汗解。在桂枝汤的煮服法内云："遍身漐漐微似有汗者益佳，不可令如水流漓，病必不除。"微汗是调其阴阳，使之平秘，但汗不如法，遂使出汗过多而漏汗不止。桂枝证本是阳浮阴弱，今出汗太过，是阳愈浮而阴愈弱，毛孔乃欲闭不得，风袭毛孔之虚，因而恶风。汗与小便同源而异流，汗漏不止，水液外泄而不得内渗，故小便难。津液外泄，四肢筋脉失于濡养，所以出现伸屈不利的症状。

[治法]回阳固表。

[方解]汗出恶风，原属桂枝汤本证，惟表阳不固，乃加入附子补元阳，以振奋全身之阳气，阳密则漏汗自止，恶风自罢；津止阳回，则小便自利，四肢自柔。桂枝、附子同服，则能止汗回阳，是乃治病求本之法。同时，汗为心液，漏汗不止，则阳随汗泄，每伴心力衰弱，加附子不仅卫固表阳，且能回阳强心，以防虚脱。

按：桂枝加附子汤在临床上常用治疗寒痹。在此取桂枝汤温经散寒，调和营卫；附子祛寒止痛。可加麻黄以散寒通阳，黄芪益气升阳，当归补血活血，并防桂附之燥。遇风寒而痛甚者，可加制川乌；下肢痛重者，可

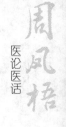

加地风、千年健、怀牛膝、伸筋草；腰脊痛重者加续断、狗脊、桑寄生；湿重者加苍术、薏苡仁。

（六）桂枝芍药知母汤

[组成] 桂枝 9g，芍药（有用赤芍者）9g，生甘草 5g，生姜 6g，麻黄 5g，熟附子 3g，生白术 12g，知母 12g，防风 9g。水煎 2 遍，去渣，合兑，分 2 次温服。

[主治] 诸肢节疼痛，身体魁羸，脚肿如脱，头眩短气，温温欲吐。

[病机] 风寒湿三气杂至，侵袭人体合而成痹，气血凝滞，闭阻不通，则周身关节疼痛。若经久不愈，邪留经络，阳气不能外达，蕴而化热，即转为热痹；或由于人之体质有偏阳虚、偏阴虚之不同，若体质素为阳盛（或素体阴虚而表现相对的阳盛），内有蕴热，虽亦同样感受风寒湿邪，但很快转化为热，形成湿热。由于风湿郁积化热，消烁肌肉，故肢体瘦弱，湿阻关节而肿大，形成魁羸之象。脾阳失运，湿热下注，则现脚肿如脱的感觉。头眩短气，温温欲吐，是由于胃中湿热上冲所致。

[治法] 通阳行痹，祛风胜湿，益阴清热。

[方解] 本证为风寒湿痹而化热，寒多热少之候（寒本热标）。故方中用桂枝、麻黄通阳行痹，合防风以散风寒于外；白术、附子合用以祛湿邪于下；芍药、知母和阴清热；生姜降逆止呕；甘草调和诸药。

按：以桂枝芍药知母汤加减治疗热痹，是临床常用之方。如热重肿甚者，可加络石藤、忍冬藤、白薇、黄柏等以清热凉血，通络消肿；湿重者加防己，以苍术易白术，或苍、白二术并用；不呕者可去生姜。

若出现壮热、汗出恶风、口渴、烦闷、周身关节痛甚，舌质转红，苔黄腻或黄燥，脉滑数洪大者，此乃转为气分热盛期，治宜清热通络，可用白虎加桂枝汤加味。

（七）桂枝去芍药汤

[组成] 桂枝 9g，炙甘草 6g，生姜（切片）6g，大枣（擘）6 枚。水煎 1 遍温服。

[主治] 太阳病，下之后，脉促胸满者。

[病机] 太阳病下后，脉促胸满，是下后损伤胸膈之阳，表邪乘阳虚

而渐入，下焦阴浊之气上逆潜居阳位，形成对抗形式，不在肌表而在胸中，因而出现胸满。

脉数而时止为促，促为阳脉。然阳盛脉促，阳虚脉亦促，阳盛则胸满，阳虚亦胸满。《脉经》所云之脉促，是指未经误下之阳盛实热而言，此条所云之脉促，是指已经误下之阳虚而论。然阳盛之脉促，不因误下或过汗，此其为常。而阳虚之脉促，则因下后，而无汗出，此其为变。因此阳盛脉促当用凉，而阳虚脉促当用温。

［治法］培中扶阳。

［方解］阳虚于内，胸满不舒，须桂姜鼓舞阳气祛邪外出，甘枣培土以抗邪。芍药酸寒以益阴，因不现汗出阴弱证，无须益阴，且中虚者非所宜，故去芍药。这是"阳邪被抑，仍从阳治"之义。如此，桂枝汤去芍药一变而成扶阳之剂。

（八）桂枝去芍药加附子汤

［组成］上方加熟附子6g。

［主治］太阳病，误下后，脉促胸满，若微恶寒者。

［病机］下后微恶寒是阳虚现象，非表证之恶寒，是表邪渐入，阴气凝聚，客于胸中所致。

［治法］散寒回阳。

［方解］下后阳虚，加之阴气凝聚，恐姜桂之力有所不足，故加附子之辛热以增加回阳之效。

按：观以上2方，仲景于桂枝汤一加一减，遂成三法。无是症则去是药，有是症则加是药，组方之严谨不苟如此，应予注意。

杂病误下，或本为阳虚胸满，或浊痰壅塞，阳气不宣导致之胸满，上方皆可参考应用，非仅限于伤寒误下之候。

（九）桂枝加芍药汤

［组成］桂枝9g，炒芍药18g，炙甘草6g，生姜（切片）6g，大枣（擘）6枚。水煎2遍，去渣，合兑，分2次温服。

［主治］本太阳病，医反下之，因而腹满时痛者，属太阴也。

［病机］太阳桂枝证，本应发汗解肌，所谓："发热有汗，解外则愈。"

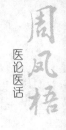

若不解外，而反攻其里，谓之妄下，凡妄下必伤胃气，胃气虚则阳邪乘虚而袭阴，于是实邪转陷于太阴（脾与胃相表里），太阴（脾）主出（运化），太阴病则运化不利，因而里气不和，故腹满（肚胀）而时痛时止。

[治法] 解表和里。

[方解] 表证误下，阳邪转属太阴，病之从太阳内陷者，仍从太阳而解，故用桂枝以解陷下之表邪；倍芍药除血痹，通脾络，泄滞热；合甘草、大枣缓急止痛以和里；生姜辛散以除腹满。

按：本方即桂枝汤加芍药1倍，则另成一方，而以治太阴证，分量之加减，有关如此。

（十）桂枝加大黄汤

[组成] 即桂枝加芍药汤再加生大黄6g。

[主治] 太阳病，医反下之，腹满而大实痛者。

[病机] 此承上条而言，腹满而未实，时痛时止，痛而不甚。若大实大痛，是邪气凝聚而化热，壅塞不通所致。形成表寒而里热。

[治法] 表里双解。

[方解] 病情较前者为重。腹大实痛，除以桂枝加芍药汤举陷和里外，又加轻量大黄泻热以引之，在和脾之中，兼通肠胃，肠胃通则脾气健。桂甘大枣性皆甘温，配大黄则为温下法，虽下而无伤于太阴，即不得拘于太阴无下症，而畏用大黄，况大黄、甘草等量，只起引导作用，绝无攻伐之弊。

按：此因误下而成实，故不因误下而禁下。临床权衡轻重，随证施治，方能遂手应心。

（十一）小建中汤

[组成] 桂枝9g，炒杭芍18g，炙甘草6g，生姜（切片）6g，大枣（擘）6枚，饴糖（后入）30g。前5味水煎2遍，去渣，合兑，入饴溶化，分2次温服。

[主治] 虚劳里急，腹中时痛，心中悸动，虚烦不宁，梦失精，四肢酸痛，手足发热，咽干口燥。

[病机] 虚劳里急腹中痛，是由于中气虚寒，不得温煦，所以腹中拘

急，时时作痛，采用此方，可以缓中补虚，温阳益气。虚劳手足发热，属于脾胃不健，营卫不和，因脾胃为营卫生化之源，采用此方，建中而调营卫，同时亦取甘温可以除热之意。至于心悸虚烦，咽干口燥，是阴虚之候；阴气虚损失守，则梦交失精；阳气亏虚，不充于四肢则酸痛。总乃阴阳两虚，营卫不足所致。阴阳是互相维系的，如失去维系，各自为政，就要形成偏寒偏热的错杂现象。

［治法］温中补虚，缓急止痛，和阴阳，调营卫。

［方解］小建中汤是桂枝汤倍芍药加饴糖所组成，一变而为甘温补益之剂。饴糖合桂枝甘温相得，能温中补虚。饴糖、甘草合芍药，甘酸相须，能和里缓急。又以生姜之辛温，大枣之甘温，辛甘相合，能健脾胃而和营卫。因此，本方具有温中补虚，和里缓急，营卫两调的作用。所谓"建中"，是通过以上作用，建复中气。

按：小建中汤证是阴阳趋于偏，治法不能从其偏而助其偏。正如《灵枢·终始》篇云："阴阳两不足，补阳则阴竭，泻阴则阳脱，如是者可将以甘药，不可饮以至剂。"这就是说，阴阳形成俱不足者，应调以甘药，要用甘药建立中气，借中气健运之力，以阳引阴，以阴引阳，来调和其偏，使其归于平衡，以复其常。但剂量不宜过大。于是寒者则温，热者则清。小建中汤即具此调和阴阳之妙用。本方可作为对阴阳两虚虚劳证的治疗准则。也是仲景治阳虚的总方。

小建中汤是临床常用之方，它的应用范围比较广泛，如《千金方》之"疗男女因积劳虚损，或大病后不复，常若四肢沉重，骨肉酸痛，呼吸少气，行动喘乏，胸满气急，腰背胀痛，心中虚悸，咽干唇燥，面体少色，或饮食无味，胁肋腹胀，头重不举，多卧少起，甚者积年，轻者百日，渐至瘦弱，五脏气竭，则难以复振"；《圣济总录》之以本方去大枣治"非时便血"；《徐氏医法指南》之治"失血，虚者阿胶代胶饴"；《济阴纲目》之治胃虚不能摄血，吐血自汗，即本方以阿胶代胶饴；治痰涎中见血，属肝虚不能摄血者，于前方中加黄连等。

本方加黄芪（12~15g）名黄芪建中汤，主治"虚劳里急，诸不足"。是说本方证较小建中汤为剧，如小建中汤证再加自汗或盗汗，身重或不仁，脉虚而大者，即黄芪建中汤证。方后注云："气短胸满加生姜，腹满者去枣加茯苓，补气加半夏。"

黄芪建中汤的功效优于小建中汤。虚劳诸不足，以健脾为主，如短气胸满是中阳虚，加重生姜用量以鼓舞阳气。如腹满是脾虚不能运湿，应去大枣之滋腻壅滞，加茯苓健脾利湿。气不顺加半夏，去逆所以补正，所以说"补气加半夏"。

黄芪建中汤同样是临床常用之方。据报道，用本方（黄芪、桂枝、白芍、炮姜）治疗虚寒性胃及十二指肠溃疡，有效率达78%。吐酸嘈杂者加左金丸、煅瓦楞、乌贼骨；呕吐苦水者加旋覆花、竹茹、黄连；呕吐清水者加吴茱萸、半夏、生姜；腹胀者加砂仁、厚朴、木香；痛甚者加川楝子、制乳没；四肢逆冷者加炮附子；心下有水声加二陈汤；食少纳呆者加谷芽、朴花、代代花。但对瘀血性胃痛及胃黏膜脱垂者则无效。

关于方中饴糖一味，有用蜂蜜或炒麦芽、红糖代替者，亦有用高粱饴代替者，皆有同样疗效，临床可作参考。

无论小建中汤或黄芪建中汤，皆宜于阴阳两虚之虚劳，不适用于阴虚火旺之虚劳。徐灵胎云："古人所云虚劳，皆是纯虚无阳之证，与近日之阴虚火旺，吐血咳嗽者相反，误治必毙，近日咳嗽吐血之病，乃血证，虽有似虚劳，其实非虚劳也。"又云："小建中汤治阴寒阳衰之虚劳，正与阴虚火旺相反，庸医误用，害人甚多，此咽干口燥，乃津液少，非有火也。"

总之，桂枝汤的变方，除上述外，尚有桂枝加葛根汤合牵正散之治口眼歪斜；葛根汤、瓜蒌桂枝汤加减之治痉证；当归建中汤之治产后虚羸不足，腹中疼痛不止；麻桂各半汤之治产后风寒身痛、荨麻疹等等，也都是临床时常采用的方剂。然而无论桂枝汤及其变方，都不外乎适用于表里虚寒之证，倘见阴虚阳盛，则为其所忌。故王叔和谓："桂枝下咽，阳盛则毙。"王清任云："发热有汗之症，从未见桂枝汤治愈一人。"王梦英则谓："《医林改错》所云者，乃温热病也，若风寒伤卫，岂可不遵圣法。"从而可见凡表证身无汗，不恶寒，反恶热，里证口渴欲饮，小便亦数者，皆不得用桂枝方，尤其是阴虚的衄家、失血家更为禁忌。这是我们在临床上应当注意的。

结束语

中医在临床上，随着四诊八纲的诊断和八法的运用，理法方药相因而生。病不论大小，治不论难易，总是离不开理法方药这四个环节，四者具备才会成为一套完整的治疗方案。方和药是属于治疗方面的，产生于八法。如果能够做到理明、法合、方对、药当的话，那么，治疗一个病是不会发生偏差的。

所谓方是依法而立的方剂，它是与法密切结合的。方以法立，有法就有方。在医籍中也有有法无方，或有方无法。但是，法与方既不能分割，那就可以从这一方面而推求到那一方面。有法无方，方即存于法之中，我们可以由法求得其方；有方无法，法即寓于方之内，我们可以由方而推知其法，必须方与法合才是对症之方。

所谓药，乃单方的基础，就是组成方剂的基本单位，掌握了药的气味和特性，以及主辅佐使的调遣与安排，配伍周密而方成矣。

从方剂派别来看，有经方，有时方。无论经方或时方，全在加减运用。孙思邈说："读方三年天下无病可治，治病三年天下无方可用。"李士材曾说："用古方治今病，譬之拆旧料改新房，不再经匠氏之手，其可得乎？"这说明用古方不可能悉合乎今病，需加减变化，方可中的。因证用方，则出神入化，拘方待病，则寸步难行。赵晴初说："学医如学棋，医书如棋谱，检谱对弈弈必败，拘方治病病必殆。"所以经方也好，时方也好，运用得当，如响之应声，运用不当，会有不测之灾。试看仲景用方，确有巧夺天工之妙。一个桂枝汤，可以加桂，可以去桂，可以加芍，可以去芍，亦可单用桂枝、甘草，亦可单用芍药、甘草，甚至一味甘草亦可组方，信手拈来，头头是道。一病可用数方，一方可治数病，必须同中求异，异中求同。正如古人所说："伤寒非奇疾也，《伤寒论》非奇书也，仲景撰其所见，笔之于书，非既有此书而天下之人依书而病也。"这正是说学习伤寒方，应辨证用方，不要死板、教条。如死板用方，叫"有方无药"，如据证凑药，叫"有药无方"。《内经》云："谨守病机，各司所属，有者求之，无者求之，盛者责之，虚者责之。"这就是说：要仔细研究病的转机，来认识它所属的类型。有此症状的就要追求它发生的原因，应有此症状而不发生此症状的，也要追求它不发生的原因。盛者要找出它所盛

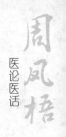

的道理，虚者也要找出它所虚的道理。这样，任病情千变万化，也逃不出善策者运筹帷幄之中。

通过经方桂枝汤及其加减应用的探讨，我们体会到中医学理法方药的丝丝入扣，很有进一步学习研究的价值和必要。这又证明了毛主席关于"中国医药学是一个伟大的宝库"的论断是无比正确的。

注意收集民间验方

先生认为，民间单方、验方是中医学宝贵遗产的一部分。收集、整理、验证、提高，我们责无旁贷。这是披沙拣金的工作，不能怕麻烦，只要长期坚持下去，一定会有收获。有些验方看起来似乎荒谬，实则很有道理。比如，新中国成立前，农村常用新土蓝布蘸香油擦嘴治疗小儿口疮，用古墨治崩漏，往往有效。道理何在？因为土蓝布是用青黛染的，青黛治口疮有效，香油能清热兼有润滑作用，所以能治口疮。古墨是以松烟为主要原料，黄明胶为黏合剂，加入金箔、珍珠、麝香、冰片等中药制作的。松烟相当于优质百草霜，黄明胶能养血止血，金箔、珍珠等可镇心安神，治疗崩漏当然有效。这些办法简单易行，在缺医少药的农村就很可取。先生还讲过一件事：新中国成立前集市上，常有乞丐持刀要钱，如果不给就在自己头上划一刀，鲜血直流，不给钱不走。要到钱后，自己在伤口上涂点药粉，既止血、又止痛、还可预防感染。先生用数吊钱买下这个方子，原来是：枣树皮3钱，略炒，当归1钱，共研细粉备用。经临床验证，果然有奇效。其他，如用于肾炎水肿的鲫鱼砂仁方，可代食盐用于肾炎水肿患者调味的鲫鱼盐方等等，都是疗效很好的民间验方。《串雅》中类似的方子很多，但要进一步验证，不可草率鲁莽。先生编著的《中药方剂学》中，就收录了一些经过他亲自验证的民间验方，其中"羌蒡蒲薄汤"就是1例。该方药仅4味，配伍严谨，疗效显著，现在已被临床普遍接受，成为常用方之一。

（陈家骅整理）

练 于 药

先生精通本草，练于中药，对药物的应用有精深独到的见解。先生认为："理、法、方、药"中的"药"字，除了传统界定的意义之外，还应包括品种辨析、炮制方法、剂型选择等方面的内容。早在 1945 年，先生在济南永安堂药店坐堂行医时，就利用诊余时间向药工学习，熟认了 300 多种中药，掌握了牛黄、羚羊角等多种名贵中药材的鉴别要点，还学会了膏、丹、丸、散的制备方法。

中医中药相互依存，医理药理实为一理，故先生认为：为医不识药是一大缺憾，自古以来良医未有不识药者，张仲景、孙思邈、李时珍皆是如此。阅读这些先贤的著作，没有中药知识不行。比如注释《伤寒论》《金匮要略》者，历代不乏其人，但大多是对脉理方证的探讨，而对药物的考证、剂型的选用、煎煮方法、制剂方法等方面的研究鲜见。许多宝贵的东西被丢掉了。比如《金匮要略》方后注中有关炮制、煎药、制剂的内容非常丰富，其中先煎、后入、浓缩、兑汁、包煎、烊化、毒药煎法等，直到目前仍被广泛应用。张仲景创制的煮散，到宋代发展成为中药的主要剂型，至今有识之士仍在呼吁推广应用。张锡纯的一味薯蓣饮在剂型上与《金匮要略》甘草粉蜜汤一脉相承。现在广泛应用的糖浆剂在《金匮要略》中已具雏形。总之炮制学和药剂学方面的内容是张仲景辨证论治体系中的重要环节，"理、法、方、药"中的"药"字本来就应该包括这些内容，为医只有知医知药、知人知病，临证才能胸有成竹，药到病除。

先生在指导我们学习经方时指出：张仲景的著作之所以不好理解，是因为那个时代离我们太久远，我们对那个时代的生活、文化、科技水平太陌生。读古人的书要先了解书中涉猎的东西与现代的差异，如文字差异、计量单位差异、同名中药材在来源、采收、炮制方法上的差异等。这些东西搞清楚了，再下一番"脱简""错简"方面的考证功夫，就不难理解了。比如，《伤寒论》第 222 条"渴欲饮水、口干舌燥者，白虎加人参汤主之。"《金匮要略》消渴小便利淋病脉证并治第 13"男子消渴、小便反多……肾气丸主之。"《金匮要略》人产后病脉证治第 21"产后腹痛，烦满不得卧，枳实芍药散主之。"对上述条文，许多人就理解：人参即红参，然红参甘温，疗渴欲饮水妥当吗？肾气丸中干地黄现在用熟地，熟地甘温滋润，疗

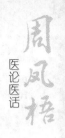

阴虚消渴，虽无不可，但总不甚贴切。对此，许多注家都从配伍上勉强解释，不得要领。枳实芍药散就两味药，芍药现在指白芍，白芍苦酸凉，性收敛，用治瘀血腹痛，无论如何也解释不通。问题就在于古今用药虽同，但炮制方法不同。汉代药物的炮制方法当以《神农本草经》《名医别录》的记载为准。《名医别录》记载人参的炮制方法是"采根竹刀刮，曝干"，这种方法加工的人参是现在的生晒参。干地黄的炮制方法是"采根、阴干"，即是现在的生地。芍药的炮制方法是"采根，曝干"，即是现在的赤芍。生晒参甘凉、养阴益气，用治"渴欲饮水"；生地甘寒，养阴清热，用疗阴虚消渴；赤芍活血化瘀，配枳实行气且烧黑入血分，二者配伍，气行则血行，用治瘀血腹痛，真是至精至当，丝丝入扣。先生练于药，而且精于药物品种的辨析和药物剂型的选择。例如，色姜黄与片姜黄，本是来源不同、寒温迥异的两味药，却被混为一谈。从《唐本草》直至 1978 年统编教材《中药学》都没有搞清楚二者的区别，为此先生撰写"色姜黄与片姜黄辨"，发表在《山东中医杂志》创刊号上，予以纠正。读后确有令人茅塞顿开、泾渭分明之感。关于药物剂型的选择，先生认为《神农本草经》早有明示："药性有宜丸者，宜散者，宜水煮者，宜酒渍者，宜膏煎者，亦有一物兼宜者，亦有不可入汤酒者，并随药性，不得违越。"可惜没有引起广泛的注意。实践证明，要取得高水平的疗效，不仅要辨证准确，方药恰当，还要选择好剂型。比如，昔日欧阳修暴泻不止，太医束手，其妻于市中购得车前子一味，兑入前药煎汁中，服下而愈。其重要原因之一，就是车前子冲服。若改作煎汤服，其效必大大减色。关于这一点，《先醒斋医学广笔记》中曾明确记载："车前子……入利水、治泻泄药，炒为末用。"又如，滑石所含的硅酸镁有吸附和收敛作用，研细后总面积增大，内服能吸附大量化学刺激物或毒物，保护肠管而达消炎、止泻作用，内服也以散剂为佳。《医林改错》之保元化滞汤，就单用滑石 45g、白糖 30g 冲服。由此可知，六一散、益元散、碧玉散等以滑石为主的散剂均以冲服为好。现在有些人将其混入他药同煎，实属不当，不仅降低疗效，也浪费了药物。凡动物药，如全蝎、蜈蚣、水蛭、胎盘等，均以低温烘干，研粉冲服为好。张锡纯也说过，治疗妇女经闭癥瘕，应当用生水蛭研粉冲服，否则不效。所以辨证用药必须注意剂型的选择。

（陈家骅整理）

天麻的应用与鉴别

天麻为兰科多年生与密环菌共生的草本植物。药用其块茎。主产于云南、贵州、四川等地。在中药典籍《神农本草经》中，称天麻为"赤箭"，因其茎直立，圆柱形，黄赤色，全体不含叶绿素，故名。

天麻味微辛，甘而平，专入肝经，功能息风止痉，通络止痛。诸凡头目眩晕、痉挛抽搐以及肢体麻木、手足不遂等一切风证，皆可赖以平定。前人说："眼虚头旋，虚风内作，非天麻不能除。"故现代用天麻治疗证见肝虚的高血压、动脉硬化、耳源性眩晕和湿痰所致的眩晕等，均能取得良好的效果；治疗与肝风痰湿有关的偏头痛，效果也比较确切；治疗风湿痹痛，肢体麻木不遂，及破伤风、"流脑"、"乙脑"等传染病引起的痉挛抽搐，疗效尤为明显。但天麻体肥柔润，富含液质。味虽辛而不能发散，虽甘而不能补益，惟同补药则治虚风（阴虚风动），同散药则治外风（外感风邪），不仅阴虚（阳证）之风能用，即阳虚（湿痰内扰）之风亦可用。所谓宜虚宜实，均须随症佐使。如配伍适当，功效益显，故单用效力不佳。近人常以本品同鸡煮食，作为滋补之剂，对药物来说，是一最大浪费。

近些年来，有人错把某些植物的块茎作为天麻使用，不仅影响疗效，且有中毒事例。故对天麻的真品与伪品，有加以鉴别的必要。

天麻的真品，须掌握它的3个主要特征：①药用干燥的块茎，为长椭圆形，略扁，表面淡黄白色，或淡黄棕色，缩而弯曲，并可见数行不甚明显的须根痕排列成环，惯称"蟾蜍皮"。②一端留有显著的茎部残基，红色或棕红色，俗称"鹦哥嘴"，另一端有圆形的根痕。③本品的底部微凹，惯称"凹肚脐"，从其整个形态来看，好似绵羊尾巴，故俗称"羊尾天麻"。此外，天麻质地坚实，光润，敲之有明朗响声，半透明，断面似角质，有光泽，切片煮之后发胀，嚼之爽脆，有黏性，气特异，味甘。

按其采集季节分春麻、冬麻两种。春麻皱纹细而少，肥大坚实。冬麻质量为佳，春麻次之。

市场所见的伪品天麻，约有以下几种：①有用马铃薯（地蛋）制成的，体呈椭圆形，外表亦有细小条纹成纵行，无茎部残基，质不甚坚硬，水煮后，嚼之不爽，成粉状。②有用薯蓣类根块加工制成的，称为"贵天麻"（非贵州产的真天麻），外形似天麻，尖长，半透明，质硬，敲之

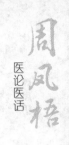

亦有明朗响声，断面无角质光泽。③有用大丽菊的根块加工而成的，呈纺锤形，体轻质硬，有明显纤维断头，中空或有木心，嚼之黏牙。④有用紫茉莉的根块（又名"入地老鼠"）加工而成的，呈圆锥形，似羊角，表皮光滑无皱纹，有稀疏明显的须根痕，横切面呈粉质，有纤维，本品属中草药，能清热解毒，活血化瘀，对皮肤、黏膜有刺激性，并有泻下及抗肿瘤作用。据报道服天麻中毒的病例，即指此伪品而言。

总之，中医治病，是根据病人不同的体质、病情等进行辨证论治，立法处方，随症遣药，才能取得良好的效果。因此，应在医生的正确指导下使用本品，不宜片面强调天麻的功用，不加适当的配伍而滥用，尤其市场所售之天麻，要注意鉴别，以防伪充。

色姜黄与片姜黄辨

我国药物之命名、性味及应用，辄有笼统之弊。就姜黄一药而言，考《唐本草》云："姜黄味辛苦大寒无毒。主治心腹结积，痃癖，下气，破血，除风热，消痈肿，功力烈于郁金。"日华子《大明诸家本草》云："姜黄性热，治癥瘕血块，痈肿，通月经，仆损瘀血，消肿毒，止暴风冷气，下食。"《本草纲目》除重复上述主治外，又云："姜黄根辛苦大寒无毒……治风痹臂痛。"《本草求真》云："姜黄味辛而苦，气温色黄……性气过于郁金，破血立通，下气最速，治一切结气积气，癥瘕瘀血，血闭，痈疽，并皆有效，以其气血兼理耳……切之分为两片者，为片子姜黄，广生者质粗形扁如干姜，仅可染色，不可入药，服之有损无益。"《本草备要》云："姜黄苦辛（本草大寒，藏器、大明曰热），色黄入脾兼入肝经，理血中之气，下气破血，除风消肿，功力烈于郁金。治腹胀血积，产后败血攻心，通月经，疗仆损。片子者能入手臂，治风寒湿痹。"《本草用法研究》云："姜黄味辛苦性热。得火气多金气少以生，阳中阴也。为破血行气燥湿之品，血中气药……"《中国药学大辞典》云："姜黄处方用名：姜黄、片姜黄。辛苦大寒无毒。专行气破血。主心腹结聚，痃癖，下气，破血，除风热，消痈肿，功力烈于郁金。"《现代实用中药》云："姜黄，异名宝鼎香、片姜黄。味辛苦性热。为芳香健胃药，有利胆及肝脏之消毒作用，用于胃及十二指肠卡他性炎症、黄疸、胸满痞闷疼痛。又为止血剂，治吐血、衄血、尿血，并治痔疾；外用于脓肿创伤，为粉末涂布之。其根茎呈椭圆形，色黄褐，外皮有轮状突起之结节，颇为致密，内面黄色，似郁金而略淡，供染料，亦供药用。"近年来的药物著作，如 1959 年《中药志》、1975 年《全国中草药汇编》、1977 年版《药典》及 1984 年高等医药院校教材《中药学》均言姜黄性味为"辛苦温"，功效主治与上述各家无甚出入。准此以观，如上云云，姜黄性气之属寒属热，迄无定论，所主各症，不仅自相矛盾，且语焉欠详，混淆不清，更似一而二、二而一者也。然究其实际，色姜黄与片姜黄确系两物，不特形质各异，性味亦迥殊。为了澄清这一问题，兹分别辨析如下。

一、色姜黄

为姜科多年生宿根草本植物姜黄（拉丁学名：Curcuma Longa L.）的根茎。药材名：色姜黄、硬姜黄、子姜黄。主产于福建、广东、广西、云南、四川、湖北、陕西、江西、台湾等地。秋冬采集，洗净，煮熟至透心为度，晒干，撞去外皮，捣碎或研粉用，味辛苦而性寒。入肝、胆、脾、胃经。功能凉血止血，破瘀消肿，下气止痛。主治气结痞满，癥瘕积聚，经闭腹痛，跌仆瘀肿，痈疮肿毒，湿热黄疸，吐血衄血，食物不消等。

如《外科正宗》治疮疡肿毒之如意金黄散（姜黄、花粉、黄柏、大黄、白芷、南星、苍术、厚朴、陈皮、甘草）、《医宗金鉴》治血热月经先期之姜芩四物汤（熟地、当归、赤芍、川芎、姜黄、黄芩、丹皮、延胡索、香附）、《伤科方书》治跌仆损伤之姜黄汤（姜黄、当归、桃仁、泽兰、苏木、丹皮、陈皮、牛膝、乳香、没药、川芎、肉桂）及《寒温条辨》治疫疠感染、风热壅闭、咽喉肿痛之升降散（僵蚕、蝉蜕、姜黄、大黄）等方中所用之姜黄，皆指配伍"色姜黄"。本品除药用外，多作染料。如我国早年之草绿土布、水烟丝、日本食用之蛤蜊粉、咸萝卜等，皆取本品配色染制。

色姜黄药材形状呈圆柱形、卵圆形或纺锤形，常带黄色粉末，并具有明显的环状节及须根残痕。质坚硬而重，难折断，断面棕黄色或橙黄色，角质或蜡样光泽，中部常有黄色的筋脉小点。微有香味。咀嚼时唾液染黄色。本草所云形如蝉肚，功力烈于郁金者，即指此物而言。

二、片姜黄

为姜科多年生宿根草本植物温郁金（拉丁学名：Curcuma Wenyujin Y. H. Chen et C. Ling）的侧根茎。药材名：片姜黄、片子姜黄、毛姜黄。主产于浙江。原药拣去杂质及残留须根，刷去泥屑，鲜时切厚片，晾干用。味辛苦而性热。入肝、脾经。功能温经散寒、除风燥湿、行气止痛。主治脘腹冷痛，气结胀满，肩臂痹痛等症。

如《百一选方》治风痹，身体烦痛，项背拘急之蠲痹汤（姜黄、羌活、当归、黄芪、赤芍、防风、甘草）；《妇人良方》治风寒肩臂疼痛及腰部作痛之舒筋汤（姜黄、羌活、白术、当归、芍药、海桐皮、甘草）；《赤水玄珠》治肩背痛，非风非痰之姜黄散（姜黄、羌活、白术、甘草）及《证治准绳》治妇女宫冷，月经不调、脐腹刺痛之姜黄散（姜黄、当归、芍药、川芎、丹皮、红花、莪术、延胡索、肉桂）等方中所用之姜黄，皆指配伍"片姜黄"。本品不能染色。

片姜黄药材形状呈长圆形或不规则的片状，大小不一；外皮灰黄色，粗糙皱缩，有时可见环节及须根痕；切面黄白色或灰黄色，有一圆环纹及多数筋脉小点散在，质坚实，粉质，有筋脉。有生姜香气，口尝有辛辣味。本草所云质粗形扁如干姜者，即指此物而言。

综上所举方例配用之姜黄，如不加以分辨，寒热互易，不仅影响疗效，而且易导致不良后果。为了明确药物命名，分清寒热，不致混淆起见，要直接写明"色姜黄""片姜黄"，以避免只写"姜黄"两字，造成药房应付无所适从之弊。

常用中药人参

人参是东北三宝之一，我国自古以来就当它是一种珍贵的药用植物。早在公元1世纪我国最早的本草书——《神农本草经》在上品药里已有关于人参的记载。至于我国人民应用人参医疗疾病，更是有着极其悠久的历史。许多年来临床证明，人参在强壮和兴奋作用方面，都具有显著的功效。所以人参首先由我国发现与应用是毫无疑问的。通过民间医疗上的长期应用，我们肯定人参是有它一定的医疗价值的。近年来，有些学者在人参的科学研究上，证明人参不仅对人体具有强壮和兴奋作用，而且还发现它具有镇静、降血糖、抗过敏、抗利尿、改善消化呼吸和代谢功能、增进食欲、促进蛋白质的合成等作用。人参除了在我国医药上的广泛应用外，我国出产的人参在国际贸易中也占有重要地位，每年有大量的出口，换取外汇，支援国家的工农业建设。所以对人参这种药用植物，我们应当很好地认识和利用它。

一、来源及品类名称

本品为五加科多年生草本植物人参的干燥根，生产于我国吉林、辽宁、黑龙江及朝鲜等地。

人参是一种珍贵的药材，品尊而价昂，产于农而经于商，于是各创花名，以标新异，或从产地，或按质色，或分等次，以眩外行，移步换形，难以执论。要知药品之应用，其目的在于治疗疾病，但由于名目之繁多，创自农商之手，而使医者无所择从，是不得不另立处方用名一格，以简驭繁。兹分述如下。

（一）处方用名

①人参，②吉林参（辽参），③红参（大力参），④白参（糖参），⑤朝鲜参（高丽参，又名别直参），⑥参须。这是习惯上处方用的名称。

（二）农家花名及土名

①吉林参，②辽东参，③紫团参，④厥参，⑤石柱参，⑥边红参（以上均从产地立名），⑦老山参（60~200年），⑧大山参（数十年），⑨野山参（以上均产于山野者），⑩移山参（由山野移植家圃者），⑪棒椎参、放山参（均农隐名），⑫扒山参（野生后为人兽踏伤十数年或数十年后复苗者），⑫水参（去净茎叶及泥土者），⑬养参（人工种植者），⑭秧子参，⑮白抄参（均白色参种），⑯红参，⑰白参，⑱统货（上等者），⑲抠色（中等者），⑳泡丁（下等者）。

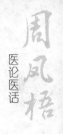

（三）商品类名

总的名称，人工栽培者称"园参"，野生者称"山参"。目前常见的人参商品的种类名称大约有以下几种：①生晒，②吊干，③广帮路——白参，④苏帮路——掐皮参，⑤红参（大力参），⑥边条参，⑦无须生晒，⑧白抄参，⑨白干参，⑩糖参，⑪移山参，⑫须条，⑬束尾。

在这13种人参的商品中，前4种多为野山参调制，如用园参调制者，在习惯上须加一冲字，以示区别，如冲生晒、苏帮路冲参等。从第5~10种人参的商品中则全为园参所制，其中除红参和边条参为红色或紫红色以外，其余的全为白色参。第11种移山参，系移植的山参，品质介于两者之间。最后两种为白色参和红色参的权条，亦即利用人参的支根和须根制成的。在加工调制过程中，所以剩余这么多权条，是因为某些人参规格是不需要权条的，故须将剪除的权条制成须条或束尾，同时又根据须条的大小粗细，再分为许多种权条的种类，例如红直须、红弯须、白直须、白弯须等。

从这么多人参的品种规格中，我们至少可以看出两个问题：第一，除了山参、园参和移山参有区别外，其他种类的人参是完全一样的，不过是外形的改变而已，对于人参真正的品质和治疗效用从种类上是不能表现出来的。第二，每种人参外形的改变则完全依赖于加工手续的不同，而加工手续之所以不同，则更是单纯地追求商品规格的翻新，在对疾病的治疗上是没有任何意义的。同时在这些人参商品规格中，还有是遗留下来的旧时的贸易习惯，例如生晒与无须生晒，苏帮路与广帮路，都是为销售于不同地区而制成，这种习惯现在是完全没有必要的。

人参的品类名称虽然这样多，但主要以生长年龄的老嫩与生长地区的气候环境而分优劣，不论红参、白参，均以质地坚实而外皮皱纹细密、有香气而稍带苦味者为上品。

二、炮制与贮藏

（一）炮制加工

人参的炮制加工有两种过程：一种是原地加工，一种是医用加工。在原地加工方面又分生熟两法：如园参直接晒干者或烘干者称"生晒参"；如蒸熟后干燥者为"红参"，也称"大力参"；先经水炸，再入糖汁中浸渍干燥者为"白参"，也称"糖参"。山参只加工成"生晒山参"与"白糖山参"。

及至供应药房准备医用时，又有以下加工方法。

园参：①生晒参：除去芦头，水洗，闷透，切薄片，干燥，或直接捣碎或碾粉；②红参：除去芦头，笼蒸约10分钟，取出，喷水，再蒸透，稍晾，切薄片，干燥。或火烤软后切片，有的直接捣碎或碾粉；③白参：除去芦头，用时捣碎；④参须：除去杂质，用时剪碎。

山参：除去芦头，用时剪碎或捣碎或碾粉。

（二）贮藏

人参最易犯潮及虫蛀，尤其是糖参，宜置于阴凉干燥处密封保存。将参纸包，装入有茶叶的容器内，可以防蛀。夏热宜晾，潮湿宜烘，惟不宜风吹日晒，否则易于蛀坏。

三、各种人参性能的比较

本品由于产地和加工方法的不同，性能亦各有异。野山参以年代久远者最好，补力较大；人工培植的园参，补力较差；根据加工不同的规格，以生晒参及红参的补力为佳，白参较差，参须更次。朝鲜参味甘性温，补气振阳之力较猛，用于阴耗阳衰的患者，抗休克救虚脱的效力较吉林参为优。

四、医疗应用

人参的治疗效能在《神农本草经》里是这样说的："主补五脏，安精神，定魂魄，止惊悸，除邪气，明目，开心，益智，久服轻身延年。"《内经》上说："形不足者，补之以味。"人参味甘，微苦，性微温。甘温主补，故曰"补五脏"。本品具有强心作用，对抑制过程也有一定影响，所以说它能"安精神，定魂魄，止惊悸"。至于"除邪气，明目，开心，益智"皆是补益的效果。本品能改善消化吸收和代谢功能，增进食欲，促进蛋白质的合成，故曰"久服轻身延年"。现在在医疗应用上，作为兴奋

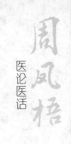

强壮剂，有兴奋神经系统，能缩短神经反射的潜伏期，加快神经冲动的传导，增加条件反射的强度，提高工作能力（包括脑力劳动和体力劳动），缓解疲劳等作用。因此，对于心、肺、脑三部之急性衰弱、重笃虚脱证和慢性虚弱证，均有卓效。

（一）补气救脱

适用于抢救危重病人，特别是由各种原因引起的心血管功能不全，表现脉沉微细伏，肢冷，自汗等气脱亡阳症状的患者。如属大病、久病、大吐泻或大出血后引起周围循环衰竭，有面白、气少、神疲，脉微欲绝，虚极欲脱之症，可单用人参一味（独参汤）浓煎取汁服用，以补气固脱（抗休克）。如气脱兼见肢冷、自汗而有亡阳之象者，则须配附子，效力更好，如参附汤。

（二）补益脾肺

用于脾胃气虚。人参的主要作用是补脾健胃，故对消化系统疾病（如肝炎、慢性胃炎、溃疡病等）表现上腹痞满、食欲不振、呕吐、泄泻等脾胃虚弱症状，以及各种原因所导致的精神疲乏、四肢无力、气短懒言等气虚体弱之症，人参是治疗的要药，常与白术、甘草等同用，如四君子汤。特别对于病后体虚、脾胃虚弱、消化呼吸功能较差的患者，可加速元气恢复。如虚损劳怯，元气亏乏，为增强补气力量，可配黄芪。如积劳虚损，气血两虚，可配熟地、当归等补血之品，如人参养营汤。若脾虚有湿，便溏泄泻，可与山药、扁豆、莲子等健脾渗湿药配合，如参苓白术散。

若治肺虚咳喘，气短无力，肺痨痰血（如肺结核），可与紫菀、知母、阿胶等配伍，如紫菀汤。若用于心脏病引起的心肺功能不全或肺肾阳虚，每与温肾纳气药蛤蚧、五味子、胡桃仁等配伍，如人参蛤蚧散、定喘散、人参胡桃汤等。

（三）生津止渴

解除热性病耗伤津液所出现的口渴症及糖尿病。热性疾病耗伤津液，表现口渴，汗多，短气或亡津失水，心力衰竭，脉虚微细之症，常与麦冬、五味子配用，如生脉散。此方制成生脉注射液抢救感染中毒性休克，亦有一定作用。

治疗糖尿病，口渴多尿，对于轻型患者，能降低血糖和减少尿糖排出；对中型患者，作用主要为减轻口渴和全身衰弱等症状。部分病人血糖降低不够理想，要与熟地、花粉、天冬、枸杞等配用。

（四）宁神益智

用于心脾两虚，惊悸健忘，疲劳乏力等症（抑制型神经衰弱），能减轻疲劳，提高脑力，常配黄芪、白术、远志、枣仁等以补益心脾，如归脾汤。

用于心肾不交，心烦少寐，惊悸不宁，口舌干燥者（兴奋型神经衰弱），常配生地、二冬、茯苓、远志、枣仁等以滋阴养心安神，如天王补心丹。

对于由自主神经功能紊乱而引起的自汗，可配麦冬、五味子、杭芍、浮小麦等。

（五）扶正祛邪

常与解表、清热、攻下等祛邪药同用。适用于外感或温病外邪侵犯而有阳虚的患者。此时，邪未清而正已虚，加入人参的目的是在清中带补，加强抗病能力，例如阳虚而有表证者，可在发汗解表药中加入人参（常用党参代），以益气解表，如参苏饮。如正虚邪实，腹硬便秘者，可在攻下药中加入人参，以防虚脱，如黄龙汤。

此外，亦可用治血虚、阳痿之证。配入补血药中，以治血虚，能增强补血之效。治肾虚阳痿，可与巴戟、苁蓉、枸杞、淫羊藿等同用；或配鹿茸共研粉用。

总之，人参味甘微苦，微温而不燥，性禀中和，善补脾肺之气，脾为生化之源，肺主一身之气，脾肺气足，则一身之气皆旺，故为大补元气之品。且能益气生津，气血津液充沛，则口渴可止，精神自安，所以又有生津止渴，安神益智之效。自来为治虚劳内伤之第一要药。故凡气虚不足之证，不论脾胃气虚，倦怠无力，食少吐泻；肺气不足，气短喘促，脉虚自汗，心神不安，失眠多梦，惊悸健忘；或津液亏耗，口干消渴以及一切气血津液不足之证，均有一定疗效。由于本品补气力强，故对一切大病、久病、大吐血或大吐泻后，因元气虚衰而出现的虚极欲脱，脉微欲绝之证，尤为要品。然本品用于危重脱症，固可提高病人的抗病能力，可增加进一步抢救的机会，如属出血不止的急性虚脱，本品只是一种救急的权宜措施，不能看作止血手段，应积极针对出血原因进行处理，以免延误病机。本品用于血虚之证，尤对单纯用补血药而疗效不好时，配入补血药中有提高疗效作用。由于本品微温不燥，凡气虚之证，不论属寒属热，皆可应用。如白虎加人参汤治热伤气津，理中汤用人参以温中健脾，二方治热治寒虽各不同，而用人参鼓舞脾胃元气之功则一。故谓其主要功效是大补元气。

五、用量用法

一般 1.5~9g，大剂用至 30g，水煎汤剂服；如制丸、散剂常服，可酌情减量。同时视其病情和人参品种而定。

1. 用作一般补剂，如治血虚、中气虚弱或阴虚患者，用量宜轻，每用吉林参 2.5~4.5g，或朝鲜参 1.5~3g。

2. 用作强心，如亡津失水，心力衰竭患者，量宜稍重，用吉林参 9~15g，或朝鲜参 6~9g。

3. 用作急救，如治疗大失血或亡阳虚脱、垂危患者，宜用重量，吉林参 15~30g，朝鲜参 15~24g。

至于平素体虚，须服人参以调补者，可 5~7 天服 1 次，每次用吉林参 4.5~9g 泡服（或用党参 30g 代），在秋冬季天凉时服较好。夏季炎热，服后易助火，最好不用。又虚弱情况改善后应停服。

六、使用注意

1. 凡属阴虚阳亢，骨蒸潮热；湿热壅滞，胸脘痞闷，形体虚衰；肺热痰多，咳嗽气急；肝阳上亢，头眩目赤，气盛、身热及火郁内热，脉滑实有力，二便不通等实热证，均当忌服。具体地说，下列情况均不宜用人参：①肝阳上亢的高血压病者，多服人参后，易引起脑血管意外。但见证虚寒的高血压病者则可用人参，不过用量宜少。收缩压超过 180mmHg 者，无论何种类型高血压病，均不宜服人参。②湿热壅滞所致的浮肿，服人参后往往浮肿加重（因有抗利尿作用）；肾功能不全伴有尿少者亦应慎用。③失眠烦躁而属实证者一般不宜服人参，用后睡眠更差；④感冒发热一般不用或慎用人参，以防其助火；必须用时，也只有在解表药中酌加少量，以扶正祛邪。

2.有些患者长期服用人参会产生头痛、失眠、心悸、血压升高等症状，但停药后症状可逐渐消失。

3.服人参防其助火生热时，可佐以凉润药如麦冬、天冬；防其影响至气滞不畅时，可酌情佐以陈皮、木香。又人参在习惯上不与藜芦、五灵脂同用。

七、人参的成分

关于人参成分的研究方面，日本人藤谷功彦氏由朝鲜人参及日本人参中提取出一种苷，名为人参圭能苷（Panaquibon, $C_{32}H_{56}O_{14}$）。最近苏联学者B. B布都林氏亦曾认证此一成分的存在。近藤氏证明人参中含有皂苷（$C_9H_{10}O_{72}$）。斋藤氏抽出一种名为人参宁（Ginsinin）的物质，他证明本品有溶血作用及制糖作用。酒井和太郎由人参醚浸质中提取出一种人参酸（Panaxsau-re）。后来，近藤、山口两氏曾就人参酸作了化学探讨，证明人参酸是软脂酸和亚油酸（Linalsaure）所组成。酒井氏又由人参醚浸质中得出一种挥发油，为一种萜苹（Terpen）类化合物，命名为人参萜（Panacen）。近藤、田中两氏认为朝鲜人参中含有多量的蔗糖及铁、铝、锰、钾等无机成分，此外，尚有硝酸、矽酸等。B. B布都林氏介绍人参含有维生素 B_1 和 B_2，此外尚有淀粉等。几十年来，人们对于人参的化验和分析，做了不少的工作，但于临床效用，相关不多。人参治病之有效成分，在化验中往往不能显出，但于临床实验，疗效却甚显明，此种试验实例，实不胜枚举。因之，似应继续深入研究。

八、关于人参的附带说明

许叔重《说文》中有云："人参草出上党。"上党是古潞州，即今之山西长治县一带。自此有人即认为古之人参，皆系今之党参，这是仅读《说文》而没有研究《本草》的一种说法。按《神农本草经》之主治云云，皆

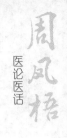

似指关东参而言。而陶弘景的《名医别录》中则谓："人参微温而疗肠胃中冷，心腹臌胀。"此又似指朝鲜参而言，若云即今之党参，实不能具此力量。弘景又云："人参生上党山谷及辽东……上党在冀州西南，今产者形长而黄，状如防风，多润实而甘。俗乃重百济者，形细而坚白，气味薄于上党者，次用高丽者，高丽即是辽东，形大而虚软，不及百济，并不及上党者。"观此，则弘景所指是将人参与党参混为一谈，从功效方面并推崇党参强于辽东参。及至张路玉《本草逢源》则刊出"上党人参"（嫩而小者）一条，这是今日所通用的党参；吴遵程《本草从新》另刊出"防风党参"（老而大者）一条，是色黄而有横纹类似防风的党参，是党参中之上品，味甘甜而气浓，性平力强，从张、吴二氏所说，至此，始将人参与党参分别立论。况辽东参与上党参之植物科名，亦非同属，按人参是属五加科多年生草本植物，党参是属桔梗科多年生草本植物。由此，古书人参即今之党参之说为不确切，业已判明。党参也有野生和人工培植两种。在处方用名上可以写为潞党参、台党参、防党参、西党参、野台参、党参等。本品的加工较为简单，去净芦头后，只是洗净，润透，切咀，干燥即可。本品味甘微温，性禀中和，不燥不腻，既能补气，又能补血，且可生津。善于补脾养胃，健运中气，有促进食欲、增加营养，使精神旺盛，血行佳良之效。故凡脾胃气虚，体倦食少；肺气不足，气短咳嗽，以及血虚津伤而有脾胃虚弱症状者，用之最宜。气虚血虚，皆可应用。

党参与人参的性能基本相同，故一般补益剂中凡用人参的都可用党参代之，四君、六君、八珍、十全、归脾等方中用党参尤为适宜。但由于党参的效力较人参薄弱，故用量要加大（应为人参的二三倍）；又由于党参大补元气的力量缓慢，且有降压作用，因此，对阳气虚脱（心血管功能不全）的危重病证，仍以用人参为宜。中满邪实、气滞火盛者不宜用；习惯上亦不与藜芦、五灵脂配伍；为防其滞气，可酌配陈皮、木香或砂仁。

九、例方附录

（一）独参汤（《景岳全书》）

治大病、久病、大吐泻、大失血后，现面白、气少、神疲、脉微欲绝、虚极欲脱之症。

吉林参 30g。水煎浓汁频服。

（二）参附汤（《世医得效方》）

治上述各症兼见肢冷、自汗而亡阳之象者。

吉林参 30g，熟附子 15g。水煎服。

（三）四君子汤（《和剂局方》）

治脾胃气虚，运化力弱，食少便溏，面色萎白，语言轻微，四肢无力，脉细软或沉缓等症。

党参 15g，炒白术 9g，茯苓 12g，炙甘草 6g。水煎服。

（四）人参养营汤（《和剂局方》）

治脾肺气虚，营血不足，呈现惊悸、健忘、虚热、自汗、食欲不振、身倦体瘦、皮肤枯燥，以及溃疡气血不足、疮口不敛者。

党参 12g，炙黄芪 15g，熟地 12g，当归、炒白芍、炒白术、茯苓各 9g，远志、陈皮、五味子（打碎）、炙甘草各 6g，肉桂 3g，生姜 3 片，大枣（擘）4 枚。水煎 2 次分服。

（五）参苓白术散（《和剂局方》）

治脾胃虚弱，消化不良，形体羸瘦，四肢无力，胸脘饱满，或吐或泻，脉象细弱等症。可用于营养不良性水肿。

党参、白术、茯苓、炒山药、炙甘草各 1000g，陈皮、炒白扁豆 750g，莲子肉、桔梗、苡仁、砂仁各 500g。研为细末，每服 9g，枣汤送下，每日 2 次。近代用法，减为常用量作汤剂，水煎 2 次分服。

（六）紫菀汤（王海藏）

治肺痨久嗽，咳吐痰血，形体消瘦，精神不振，身热咽燥等症。

紫菀 9g，党参、茯苓、阿胶珠各 12g，知母、贝母、五味子（打碎）、桔梗各 6g，炙甘草 4.5g。水煎 2 次分服。

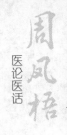

（七）人参蛤蚧散（《卫生宝鉴》）

治久病咳嗽，上气喘满，胸中烦热，体瘦乏力，或面目虚浮，或咳声不扬，肺痿音哑。可用于慢性支气管炎、支气管哮喘、肺气肿、支气管扩张的咳嗽气喘、慢性肺源性心脏病、风湿性心脏病的咳血、浮肿、喘息而一般身体情况较差者。

吉林参、知母、川贝母、桑白皮各 60g，杏仁、炙甘草各 150g，蛤蚧（去头足）2 对。共研细末，瓶贮，每服 3g，每日 2~3 次，温水送下。

（八）定喘散（《汤头歌诀详解》）

治虚性气喘。可用于慢性肺源性心脏病、肺气肿及支气管扩张的喘咳等症。

红人参 15g，蛤蚧（去头足）1 对，北沙参、五味子各 15g，麦冬、橘红各 9g，胎盘粉 30g。共研细末，每服 1g，每日 3 次。如服后效果不显，可稍增其用量。如气喘不在发作期间，可持续服用小量，以控制复发，巩固疗效。

（九）人参胡桃汤（《济生方》）

治肺肾阳虚，胸满喘急，不能睡卧。
红参 6g，胡桃仁（打碎）5 枚，生姜 5 片。水煎服。

（十）生脉散（《内外伤辨惑论》）

治热伤元气，汗出过多，气阴两亏，气短，口渴，精神疲倦，或久咳肺虚，呛咳痰多，脉来虚弱者。可用于冠状动脉粥样硬化性心脏病属气阴两虚者。

红参（或党参 15g）6g，麦冬 12g，五味子（打碎）9g。水煎服。

（十一）归脾汤（《济生方》）

治劳伤心脾，气血亏虚，惊悸怔忡，失眠健忘，肢体倦怠，及妇女脾虚气弱，崩中漏下等症。常用于抑制型神经衰弱的心悸失眠，以及妇女月经不调，月经过多，或淋漓不断而属脾虚者。亦可用于再生障碍性贫血和血小板减少紫癜等。

党参、炙黄芪，炒枣仁各 12g，炒白术、茯苓、当归、桂圆肉各 9g，远志 6g，炙甘草 4.5g，木香 3g，生姜 3 片，大枣（擘）3 枚。水煎 2 次分服。

（十二）天王补心丹（《摄生秘剖》）

治心肾不交，阴亏血少，虚烦心悸，失眠多梦，健忘，不耐思虑，大便干燥，口舌生疮，舌红少苔，脉细数者。常用于兴奋型神经衰弱见症如上述者。亦可用于某些心脏病的心悸不眠，服之可缓解一些症状。

红人参、玄参、丹参、茯苓、远志、桔梗各 15g，炒枣仁、炒柏子仁、当归、天冬、麦冬、五味子各 30g，生地 120g。共研细末，炼蜜为丸，朱砂为衣，每丸 9g，晚睡前服 1 丸，温水送下。

（十三）参苏散（《易简方》）

治体虚伤风感冒，头痛发热，恶寒无汗，咳嗽痰多，或有久咳，胸膈满闷，或有呕逆，或兼微泻等症。

党参、紫苏叶、茯苓、葛根各 9g，前胡、姜半夏、桔梗、枳壳、陈皮各 6g，木香 1.5g，炙甘草 3g，生姜 3 片，大枣（擘）3 枚。水煎 2 次分服。

（十四）黄龙汤（《伤寒六书》）

治热病应下未下，正气已虚，邪实未去，腹痛硬满，口渴、身热，或素体亏虚而便秘不通，不宜强用攻下者。

生大黄 9g，芒硝（冲兑）9g，枳实 6g，厚朴 4.5g，党参 12g，当归 9g，苦桔梗 4.5g，生甘草 3g，生姜 3 片，大枣（擘）3 枚。水煎 2 次合兑分服。

结　语

根据上述情况，大致可以说明人参无论是在医疗上与经济上都占有一定重要的地位，但也可以了解人参品种名称在规格中存在的问题。尤其是应该正确地认识人参的医疗价值，因此，凡是影响人参品质的加工方法

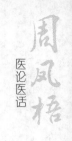
都需要加以纠正。只求货色路分而不顾医效的加工设计，在时间上、人工上、经济上都是浪费，今天应有废除的必要，因为这只是些商品贸易习惯，都是没有科学根据的。

人参是我国东北的一种珍贵药材，在植物学方面应当研究最适宜人参栽培的环境因素，设法找出加速人参生长的条件，以便进一步提高人参的产量和质量。人参是我们祖国在几千年前首先发现的特效药品，我们应该学习前人的治学精神，对人参这一类有价值的药用植物展开进一步的研究，使它在人民保健事业和国民经济中发挥更大的作用。

常用中药黄芪

黄芪有野生及栽培两种，是一种多年生豆科草本植物，药用它的干燥根，味甘，性微温，是临床应用较广泛的一味补药。不仅补气药里它是味主药，而且补血药里也离不开它，因此它在医疗上占有很重要的地位。虽然它在补剂中的应用范围是这样广泛，但并非只要是虚弱证，就可以任意滥投。如果漫无标准地使用，就不可能发挥黄芪的长处。另外，黄芪是我国的特产，部分出口可换取外汇。它不仅有医疗价值，同时还有经济价值。兹就产地品质和临床应用等方面介绍如下。

一、产地、品质与加工

（一）产地

黄芪主产于内蒙古林西一带，甘肃的岷县、临夏、武都、文县、和政、隆德，四川的茂县、理县，陕西的宝鸡、渭南、延安、商县，吉林的卜隆、宁古塔一带，山东的烟台、泰山有少量分布。栽培于山西的浑源、阳高、应县、代县、交城、繁峙、崞县（今原平）、朔州、沁州（绵上）、宁武及山东的夏津、历城等地。

（二）品质

①内蒙古、吉林产品外皮淡黑，皮松肉紧，内色淡黄，粉性较大，味甘而富水分，是上品。②四川、陕西产品外皮紫红，内色淡黄，质坚硬，

味极甜，是上品。③山西种植品，外皮黄褐色，条长肥壮，皮细质柔，横断面内有菊花纹，中心黄色，皮层稍浅，味微苦而甜，带有绿豆气，为上品；若外皮粗糙，色赤褐，质坚硬者为次品；又有一种伪品，名"介芪"，又名"盖芪"，条硬无味，色白不黄，性发散，服之汗出不止，与绵芪之性相反，当明辨之，不可采用。

（三）规格加工

于春秋两季采挖，以秋季采挖、新出者质量好。挖出后在阳光下晒干，称为"生芪"。四川、陕西产品多将生芪去净下面根头及须根，用红绒绳扎成小把，长约1尺，粗约2~3寸，装入板箱，称"川芪"或"晋芪"。内蒙古及山西产品多将晒干的生芪运至天津加工，其法为选其条大皮嫩者，削去细须，切去下面根头，取其上半段，整齐装入板箱。内蒙古产品称"正口芪"，吉林产品称"布奎芪"，切下的下半段常带有里心，有时扎小把，装入板箱，称"把红兰芪"，有时散装入箱，称"散红兰芪"。切下的须称"芪须"，截条时切下的下半段称"寸芪"。山西生芪，多选条大皮嫩，去净细须支根者，用乌青叶、黑矾及少许五倍子煮之，使其外皮变黑，仿野产正口芪的皮色，称"冲正芪"，又称"黑皮芪"；其他规格亦如内蒙古产品而有把红兰芪、散红兰芪、芪须、寸芪等类别。又其条略细而皮嫩者，去净根须芦杈，切去里心后，再用开水洗净，用特制搓板搓直，晒干称"白皮芪"。其中质量较好的装入板箱，称"正牌芪"；较次的箱装或筐装，称"副牌芪"。市场上又以产于山西绵上的白皮芪为品质优良，特称为"绵芪"；因其色黄带白，紧实如箭杆，但折之柔韧如绵，故又称"壮箭芪"或"箭芪"。

（四）包装贮藏

黄芪易受虫蛀和潮霉，贮藏宜干燥密封。可装入板箱，每箱不超过50kg，置于干燥地方，如受潮湿，则易变色变质。夏秋之间，宜及时晾晒。

（五）炮制方法

将黄芪洗净，浸渍，闷透，及时切厚片，干燥后为"生黄芪"；取净黄芪片，每50kg用炼蜜12.5kg，按蜜炙法炒至不黏手为度，为"炙黄芪"。

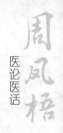

两者也就是炮制后的处方用名。

二、医疗应用

（一）治慢性虚弱证

黄芪是一味滋养强壮药，适用于体倦乏力，语音低微，头眩气短，发热畏寒，自汗盗汗，痈疽疮毒，皮肤水肿等症。它虽然是一味强有力的补气药，但对急性衰弱病，绝无救危亡于顷刻、像附子、人参那种慓悍捷疾的力量，故张仲景《伤寒论》中从没有用过黄芪，三阳证当然没有用它的地方，就是三阴证，亦绝对不用，这是什么道理呢？这是因为黄芪的补益，必须多服久服才能发挥它的效力。如傅青主治妊妇畏寒、腹痛小产的黄芪补气汤，验方上治大失血后发热脉虚者的补血汤，王清任治半身不遂、口角流涎、言语謇涩、便干遗尿的补阳还五汤，以及治老年人气虚溺后尿道疼痛的黄芪甘草汤，皆是治疗各种慢性虚弱病的不同方剂，不仅需要久服，而在剂量上黄芪一味尤须重用，例如补阳还五汤、黄芪甘草汤两方，每方黄芪的用量都是120g。从而可见黄芪用于慢性虚弱病，必须多用久服才能生效。

（二）治中气下陷证

黄芪功能补气升阳，是中医在临床上治中气下陷经常使用的药品。何谓中气下陷证呢？肛门脱出，阴道脱出（阴挺），子宫脱垂，内脏下垂；呼吸困难，气呼不出来；脾虚泄泻，这都是下陷证。所谓下陷者，如有物降下而不能升提之意也。所谓中气就是脾胃之气，中气下陷，亦即脾胃之气下陷。金元医学家李东垣治病专主脾胃，号称"补土派"，擅治时代现实病，著有《脾胃论》，甚有功于世。他创制的补中益气汤，补益脾胃之气，以治饥饱劳役，脾虚泄泻，气怯神疲之疾患；及久疟脾虚，清阳不升，寒热不止者；以及脱肛、阴挺，中气不继之呼吸困难，每有著效。但补中益气汤之补脾胃之虚馁，乃方中参、术之本能，而黄芪是负鼓荡谷气以充实肌肉力量之职责者，故东垣谓"内伤者，上焦阳气下陷而为虚热，非黄芪不可"。中医认为营于全身之功能者为气，今气弱功能亦随之而衰弱，故脏腑有下陷之热，得补气有力之黄芪治之，气旺则下陷始可平复。

分析起来，黄芪不仅作用于横纹肌，更能兴奋平滑肌，故因平滑肌衰弱之脱肛、阴挺等得之可愈；泄泻之因肠肌衰弱者，子宫出血之因子宫肌收缩力衰弱者，得之均可愈；呼吸困难若由于中气不继者，得之亦可愈。临床于补中益气汤中加知母、黄柏，以治清阳下陷之尿血；加赤石脂，以治气虚下陷之脱肛；加沙参、玉竹以治气虚发热；加煅龙骨、锻牡蛎、茜草、海螵蛸，以治脾气下陷之妇女带浊症，都有效验，这也足证配伍于主药，不但有其辅助性而且有其导致性。

中气下陷的患者，常有下腹重坠感，在劳作中更显，且同时表现呼吸短促，这时授以补中益气汤或张锡纯之升陷汤颇有捷效。

（三）治虚弱性肌表证

《金匮要略》中用黄芪者有7方，其中2方如防己黄芪汤、防己茯苓汤以及《世医得效方》之玉屏风散，皆是主治肌表水湿的著名方剂。日人吉益东洞《药征》谓："黄芪主治肌表之水也。"张锡纯谓："黄芪能达表而补卫阳。"陆渊雷谓："黄芪取其去除皮下组织之水毒，恢复皮肤之营养。"又谓："黄芪能振肌表之正气，转输其津液，诸肌表不足者，皮肤干，不润泽；卫气不足以固腠理，津液以自汗盗汗而耗损，用黄芪振正气，回津液，固腠理，则瘀水自回降，小便通利，肌肤滑润矣。抑黄芪之用，以正气不足为主，虽曰治自汗盗汗，不可以此为主效也。故余用黄芪，不问汗之有无，但视肌表之正气不足，则不误矣。"综合以上诸家之说，对黄芪更有进一步的认识。盖黄芪治"肌表衰弱"，是从仲景用黄芪诸方剂中归纳出来的。是黄芪能增进横纹肌功能，使肌表组织能力之恢复，则停水自去，汗出自止，则为临床上屡试不爽之事实。历代医家的钻研发掘，给后学使用黄芪开拓了广阔的途径。

因此，在近代中药学中，每增添一项"利尿消肿"的作用。经实验，服用黄芪后，尿量增加64%，但有效剂量范围较小，剂量过小无利尿作用，剂量过大反而使尿量减少，因而临床上用治水肿病时，方中的黄芪很少采用大量。

由于黄芪具有利尿消肿作用，又能减轻尿蛋白，改善全身营养状态，故临床常用于治疗急、慢性肾炎。对急性肾炎，有恶风、关节痛、肢体浮肿、脉浮等"风水"证候者，可用防己黄芪汤；对肢体浮肿，按之没指，

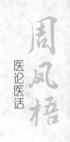
脉浮，但不恶风、不渴等"皮水"证候者，可用防己茯苓汤。由于黄芪能减轻尿蛋白，故如肾炎浮肿已消退，而尿蛋白仍阳性者，可与党参、熟地、玉米须等配服，或单味煎汤服亦可。临床初步观察对减轻尿蛋白有一定疗效，但须久服方显其效。

在治表虚自汗方面，常用玉屏风散，如合牡蛎散同用，则功效更著。

（四）治疗痹证

风寒痹痛、血痹肢麻无力、类中风后遗的半身不遂等病证，由于气血虚弱，外邪入侵，凝滞不通，常有疼痛和麻痹。根据"气行则血行，治血先治气"的观点，常采用黄芪以补气，如疼痛症状明显者，配桂枝、芍药、当归、片姜黄等以加强镇痛作用。如治寒湿痹痛之乌头汤，治血痹之黄芪桂枝五物汤，治营卫两虚、项肩痛麻之蠲痹汤等，方中皆配黄芪以补气。特别是气虚血凝、半身不遂之补阳还五汤，方中的主药是黄芪，而且用量很大。此方是治疗中风后遗半身不遂的有效方剂，但用时须要掌握适应指征：病人清醒，体温正常，对脑出血病人，必须确定脑出血已停止而脉柔和者，才能使用；如出血未止而脉浮有力者不宜用；又起病后3个月内用效果较好，3个月后用效果较差。总的看来，黄芪治中枢性瘫痪的效果不及治外周性瘫痪好。

（五）治痈疽久败外科证

黄芪在《神农本草经》内列在上品药里，主治："痈疽久败疮，排脓止痛，大风癞疾，五痔鼠漏……"张山雷曰："黄芪为固表主药，甘温之性专走肌肉皮肤，本草经主痈疽久败疮，排脓止痛，明谓其专治痈疽之久败者，则排脓止痛，盖久败之溃疡，肌肉久坏，脓水频仍，表气大虚，黄芪益气固表，以疗其虚，斯能排脓止痛耳。张隐庵亦谓痈疽日久，正气衰微，故为久败。乃后人习焉不察，误认其通治痈疽，置久败二字于不问。张洁古则称其内托阴疽，为疮家圣药。张景岳则称其生者可治痈疽。张石顽则称其托已溃疮疡。余子碌碌，无不节取本经排脓止痛四字，泛指为疮家必用之药，所以庸俗之书，治疡各方，皆不问虚实，插入黄芪一味，自谓能读本草。不知毒势方张，而用实表之药，为虎缚翼，适以愈张其焰，则肿疡难消，溃疡毒炽，排脓适以生脓，止痛乃以增痛，皆误读本经之咎矣。寿颐于疡科一门，具有师承，凡在毒疡及溃疡之毒势未清者，概不浪投补剂；惟溃久元虚，或虚寒之体，始以四君、六君、保元、归脾等方，随宜择用。"又曰："大风癫疾，亦皮肤肌肉久败之病，黄芪培养其在表之气血，则正气旺而邪自除。芪有生发之力，则举其陷而有余，然湿火盛者，弗误予也。五痔者，中气之下陷也。鼠瘘即瘰疬，亦绵延久败之疮疡，虚则补之，芪之用也；若暴病痰火凝结，则非其治矣。"这样严格地划出黄芪治痈疽久败疮的范围，实有利于临床的应用。黄劳逸曾为黄芪治久败疮下一解说曰："古人所谓黄芪大补阳气，逐水排脓，生肌长肉，盖本有补益成分，能使肌肉细胞恢复生活力之功效也。肌肉细胞强壮，则脓可排，水可逐。"从各家所说看来，则黄芪对溃疡的适应证，就一目了然了。所谓"久败"，就是指由于阳气虚弱（抵抗力低），痈疮溃后久不愈合（可用保元汤），或内已成脓不易溃破者（宜用透脓散）。黄芪治疮，是取其托毒、排脓、生肌的作用，从西医学观点看，黄芪在这方面的主要作用是抗菌和增强抵抗力，使痈疽易于溃破和愈合。但要注意，痈疽初起，炎症显著，毒势方张，红肿热痛明显者，不宜使用黄芪，否则会以热益热，使病情加剧。

（六）治疗消渴病（糖尿病）

黄芪可与生地、花粉、山药、五味子等配用。如反复发生皮肤感染，并发痈肿疮疖者，可用黄芪六一散。

三、使用注意

1. 虽然动物实验发现黄芪能增强心肌收缩力，但临床较少用于心功能不全而有气喘的病者。因为曾经观察到这些病者用黄芪后往往气喘加重，这是否与黄芪的提气（兴奋中枢神经系统，刺激平滑肌收缩）作用有关，值得探讨。

2. 表实有热，消化不良，上腹胀满、积滞痞闷、舌苔厚腻等有实证、阳证等情况者，均忌用。

3. 黄芪蜜炙，补气力强，故专用于补中气，宜炙用；用于固卫实表、退虚热，止汗，利水，托疮生肌，宜生用。

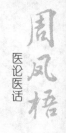

4. 久服黄芪虑其性温助火时，可配知母、玄参清解之。

5. 黄芪与人参（党参）皆能补气，但黄芪善走肌表，为治表虚要药；人参善补五脏之气，为治里虚主药。且人参甘温平和，补气兼能益阴；黄芪甘温，补气易于助火。故气虚而兼阴液不足者，多用人参；气弱而偏阳虚者，多用黄芪。因二药皆为补气要药，故气虚重症，又常相须为用。

四、例方附录

（一）黄芪补气汤（《傅青主女科》）

治妊妇畏寒，腹痛小产。

生黄芪 60g，当归 30g，肉桂 1.5g。水煎服，连服 5 剂。

（二）补血汤（验方）

治大失血后发热脉虚者。

炙黄芪 30g，当归 15g，沉香末（冲）1.5g，童便（冲）1 杯。水煎浓汁服。

（三）补阳还五汤（《医林改错》）

治中风、半身不遂，口眼歪斜，语言蹇涩，口角流涎，大便干燥，小便频数或失禁。

生黄芪 30~120g，归尾 9g，赤芍 9g，桃仁 9g，红花、川芎、地龙各 6g。水煎 2 次分服。

（四）黄芪甘草汤

治老年人气虚溺后尿道疼痛。

生黄芪 30~120g，生甘草 15~30g。水煎 2 次分服。

（五）补中益气汤（《脾胃论》）

治气虚发热，身热出汗，渴喜热饮，少气懒言，脉虽洪大，按之虚软；以及气虚下陷，脱肛，子宫下垂，久疟久痢，内伤劳倦，一切中气不足，清阳下陷之证。

炙黄芪 15g，党参 12g，白术 9g，当归 6g，陈皮 4.5g，升麻 6g，柴胡 6g，炙甘草 6g。水煎 2 次分服。

（六）升陷汤（《医学衷中参西录》）

治胸中大气下陷，气短不足一息。或努力呼吸，有似乎喘。

或气息将停，危在顷刻。其兼症，或寒热往来，或咽干作渴，或满闷怔忡，或神昏健忘，种种症状，诚难悉数。其脉象沉迟微弱，关前尤甚。其剧者，或六脉不全，或叁伍不调。

生黄芪 18g，知母 9g，柴胡 6g，桔梗 6g，升麻 6g。水煎服。气分虚极下陷者，酌加人参数钱，或再加山萸肉数钱。少腹下坠，或更作疼者，宜将升麻改为 9g。

（七）防己黄芪汤（《金匮要略》）

治风水。身体沉重，略有浮肿，汗出恶风，小便不利，及关节疼痛等症。

防己 9g，生黄芪 15g，白术 9g，炙甘草 6g，生姜 3 片，大枣（擘）4 枚。水煎服。

（八）防己茯苓汤（《金匮要略》）

治皮水。肢体浮肿，腹皮膨胀，按之没指，脉浮，无汗，不渴，不恶风等症。

防己 9g，黄芪 15g，茯苓 18g，桂枝 6g，炙甘草 3g。水煎服。

（九）玉屏风散（《世医得效方》）

治表虚自汗及体虚易于感冒者。

黄芪 180g，白术 60g，防风 60g。共为细末，每服 6g，日 2 次，温水送下。若作汤剂，宜酌减为常用量，加生姜、大枣，水煎服。

（十）牡蛎散（《和剂局方》）

治表虚自汗或盗汗，心烦惊悸，短气倦怠。

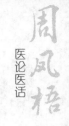

煅牡蛎 15g，黄芪 15g，麻黄根 9g，浮小麦 30g。水煎服。

（十一）乌头汤（《金匮要略》）

治寒湿历节疼痛，不可伸屈，及寒湿脚气疼痛。

制川乌 9g，生麻黄 6g，白芍 9g，黄芪 12g，炙甘草 6g。水煎服。

（十二）黄芪桂枝五物汤（《金匮要略》）

治营卫气血俱虚，邪入血分，肢体麻木，肌肤不仁之血痹病。

黄芪 15g，桂枝 9g，芍药 9g，生姜（切片）9g，大枣（擘）4 枚。水煎服。

（十三）蠲痹汤（《百一选方》）

治风寒湿痹，肢体拘急酸痛偏于项、肩、臂、肘者。

羌活 6g，片姜黄 6g，当归 9g，黄芪 12g，赤芍 9g，防风 6g，炙甘草 4.5g，生姜 5 片。水煎服。

（十四）保元汤（《博爱心鉴》）

治虚损劳怯，元气不足，及痘疮阳虚顶陷，血虚浆清，不能起发灌浆者。
黄芪 15g，党参 15g，炙甘草 6g，肉桂 1.5g，生姜 2 片。水煎服。

（十五）透脓散（《外科正宗》）

治痈疮内已成脓，不易破溃者。
黄芪 15g，炮山甲 6g，当归 9g，川芎 6g，皂角刺 6g。水酒各半煎服。

（十六）黄芪六一汤（散）（《外科精要》）

治渴补虚。男女诸虚不足，烦悸焦渴，面色萎黄，不能饮食，或先渴而后发疮疖，或先痈疽而后发渴。宜常服此药，平补气血，安和五脏，可免痈疽之疾。

黄芪（半生、半用盐水润渍，蒸熟焙干）180g，甘草（半生、半蜜炙）30g。共研细末，每服6g，晨、午各服1次，温水送下。亦可减半水煎2次分服。

结　语

1. 黄芪的作用能补气升阳，固表止汗，利水消肿，托毒排脓。

2. 黄芪主治痈疮久败，慢性虚弱证，虚弱性肌表证，中气下陷证等，均有著效；较《神农本草经》所载着重于治痈疽久败疮等外证，又扩大了范围。这是历代医家的创造发明，而为后人在内科医疗上开辟了不少新的途径。

3. 根据医家的实验，黄芪不仅作用于横纹肌，而且对平滑肌都有它一定的医疗效用。虽在实验中发现黄芪能加强心脏收缩力，但临床较少应用。

总之，使用黄芪应掌握的是中医的治疗原则，要分清阴阳表里寒热虚实，方不致偾事。当不止黄芪一药为然。

常用中药甘草

甘草是一种多年生草本豆科植物，药用它的根茎，野生于我国陕西、山西、甘肃、青海、新疆、内蒙古及东北各省，以河套地带出产的为最好。它的应用范围最广，中医处方差不多都离不开它。

甘草这味药，在《神农本草经》里列为上品，说它"气味甘平无毒。主治五脏六腑寒热邪气，坚筋骨，长肌肉，倍气力，愈疮肿，解毒，久服轻身延年"。说它的气是平的，就是不寒不热，味是甘的，因此，其治疗范围就比较广泛。

一、医疗应用

作为调补、和缓和解毒的要药，凡需要兼顾中气，缓和药性及解除药毒时，均可使用甘草。

（一）补中益气

治脾胃虚弱、大便不实，常用炙甘草辅助党参，白术等同用，如四君子汤；专治体弱劳损，元气不足，身倦乏力，又常与参、芪并用，如保元汤。

（二）祛痰止咳

用于风寒咳嗽，常与麻黄、杏仁等同用，如三拗汤；用治热咳、燥咳、咳嗽痰少，痰黄难咯，或干咳无痰，常与杏仁、沙参、麦冬、桑叶等配伍，如清燥救肺汤；若治湿痰、痰多色白而清稀，又常与半夏、陈皮等同用，如二陈汤；如治寒痰停饮，常配干姜、细辛、五味子等，如小青龙汤。

（三）养心复脉

用于气虚血少，心悸自汗，脉结代等症，常用炙甘草与生地、麦冬、桂枝、党参等同用，如炙甘草汤。

（四）缓急止痛

"急"指筋肉拘急或挛急（即抽搐或痉挛），甘草能抑制平滑肌活动，故能缓解胃肠痉挛而止腹痛，常与白芍配伍，如芍药甘草汤，亦可用治小腿腓肠肌痉挛疼痛；如胃脘剧痛（胃痉挛），服他药不止，可用甘草120g，白术30g，水煎服；若治消化性溃疡，可单味熬膏（国老膏）服；或与煅瓦楞研末服（甘楞散：甘草：煅瓦楞＝1:2，每服3g，每日3次，饭前1小时服）。治疗脏躁，悲伤欲哭，精神恍惚，有时抑郁，有时急躁，可与大枣、小麦同用，如甘麦大枣汤。

（五）清热解毒

治疮疡肿毒，尤其是咽喉肿痛、口疮等，初起症状不剧时，可单用生甘草一味，也可配其他清热解毒药。治咽喉肿痛，常配桔梗，如桔梗甘草汤；治胃热口疮，小儿弄舌，常配栀子、石膏、防风等，如泻黄散，皆重用甘草。治阳证疮疡之消疮饮，治阴证痈疽之阳和汤，皆离不开甘草。

至于解药毒方面，前人用的各种解毒方剂中，也离不开甘草，如治农药、食物中毒，可单味煎汤服，或与绿豆、防风等煎汤服。

（六）调和药性

在复方中作为佐、使药用，以缓解药的猛烈和刺激性。配热药能缓其热，配寒药能缓其寒。如麻黄汤中配甘草缓和麻、桂药性，使不致过于辛燥；调胃承气汤用甘草缓和大黄、芒硝的烈性，使泻下力不致太猛；又如甘草配半夏、细辛等，能缓解两药的辛麻味等。

此外，甘草尚兼有利尿作用。

二、用量与用法

甘草的常用量为3~6g。一般清热及调和诸药性可按此量。作主药用时量则较大，用9~30g，大剂可用30~60g，甚至120g。

甘草的炮制规格不外切厚片生、炙两种。生甘草中又有粉甘草（去皮的甘草）、甘草梢、甘草节等。我们处方用名，只写炙甘草、生甘草、甘草梢即可。外科方中习用"甘草节"，按甘草本无节，实际是以生甘草切成的寸咀，无须多立名目。本品生用则通，炙用则补。生甘草以清热泻火解毒见长，炙甘草则以补益中气较胜。治伤寒、温病、发烧、疮疡肿毒等，用生甘草较好；治阴血亏虚、元气不足、胃脘寒痛、咳嗽等，与补益药同用，或用于调和药性，则用炙甘草较好。治热淋（急性尿道炎等）或火盛而致的小便短赤、尿道作痛（所谓茎中痛），传统上用甘草梢。

三、使用注意

1. 凡湿阻胸满痞闷，呕吐，水肿等症，不宜应用。

2. 凡在渗利、去湿、攻下的治疗中，如欲药物迅速发生效力，不宜与甘草配伍。

3. 久服或服用大量，每易引起水肿。

4. 甘草配海藻，前人说有相反作用，但古方也有用甘草配海藻治病的，如《医宗金鉴》之海藻玉壶汤治瘿瘤，即以海藻与甘草同用。据现代实践在治疗甲状腺肿时，二者合用，未见有不良反应。

5. 关于甘遂、大戟、芫花及甘草问题。据近年动物实验资料报道，甘草与甘遂配，如甘草量等于或小于甘遂量，无相反作用，有时还能解除甘遂的副作用；但如甘草量大于甘遂量，则有相反作用。另一实验结果是，甘草与甘遂混合应用后，豚鼠有严重反应（胃部膨胀、气胀）或致死。大戟、芫花与甘草合用时，其利尿和泻下作用受到明显抑制，并有使芫花毒性增强的倾向，甘草用量比例越大，其相反作用越强，反之可无相反作用。

据历代本草类书籍记载，甘遂、大戟、芫花三药均反甘草。为了顾护胃气，多以大枣、蜂蜜配伍使用。盖因甘草缓和力强，若以甘草配伍，则使此三药不得发挥其刺激作用，亦不能迅速排出，于是有被吸收中毒的危害。因此，相传甘遂、大戟、芫花三药反甘草，其道理即在于此。所以至今临床上一般不把甘遂、大戟、芫花与甘草配伍入药。

四、药理作用

现经实验证实其具有以下药理作用。

（一）类肾上腺皮质激素作用

有效成分为甘草次酸，能使水、钠潴留，血压增高，钾排出增加。这和前人认为患水肿的病人不能服用甘草的禁忌是符合的。

（二）解痉作用

能抑制平滑肌活动，对实验动物离体肠肌稍有解痉作用。

（三）抑制胃酸分泌

动物实验证实能抑制组织胺引起的胃酸分泌。前人用"国老膏"治胃痛吐酸，也可能与此有关。因为甘草膏剂用于消化性溃疡面能形成薄膜，有保护胃黏膜作用。

（四）祛痰作用

甘草在汤剂中能保护发炎的咽喉和气管的黏膜，减轻刺激，有助于止咳，故可作为保护性祛痰药。

（五）解毒作用

对多种药物和毒素有解毒作用，有效成分为甘草甜素。其机制包括葡萄糖醛酸的结合解素、甘草次酸的类肾上腺皮质激素样作用、甘草甜素吸附作用等。前人认为甘草能"解百药毒""调和百药"，与此作用有关。

（六）利尿作用

用甘草内服可使尿量增加。前人的经验治尿道刺痛和小便不利等症，也总离不了甘草这味药。

（七）强心作用

甘草酸的钠盐，动物实验证明其有强心作用。所以"仁丹"和"卫生防疫丹"之治中暑昏厥，"炙甘草汤"之治心血亏虚之心动悸、脉结代等，方中都以甘草为主药。此外，甘草还有矫味作用，因此，甘草在中药中得有"国老"的称号。

结　语

甘草味甘，虽入十二经，实为脾胃正药。生用偏凉，能清热泻火解毒；炙用性温，能益气养心补虚；其甘缓之性，又能缓急止痛。故可用治脾胃气虚，中气不足，气虚血少，心中动悸，痰嗽咳喘，腹痛挛急，以及疮疡肿毒等症。由于又能调和药性，解百药毒，同热药用之可缓其热，同寒药用之可缓其寒，能使补而不致于骤，使泻不致于速。故本药的应用最为广泛。

大蒜的医疗和预防作用

大蒜又名葫、胡蒜，为百合科两年生草本植物大蒜的鳞茎，生味辛辣，具有强烈蒜臭气，性大温，有小毒；熟味甘，性温。归脾、胃、肺、大肠、肝、肾经。具有行气解毒、健胃消食、祛痰止咳、疗疮癣、除癥瘕、利水、杀虫等作用。去净皮膜，生用或熟用。它不但是人们生活中的

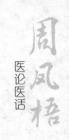
常用调味佳品，而且在治疗疾病方面亦有其广泛而独特的疗效。

大蒜最早见于《本草经集注》，但它治病的历史可追溯到 5000 年前，据说当时的巴比伦人已经认识到它的药效；古埃及的将领们在战争中让士兵吃大蒜，借以提高他们的战斗力；第二次世界大战中，由于化学药物短缺，英国买了数千吨大蒜，用以治疗士兵的创伤。现临床上主要常用于防治以下各种疾病。

一、感冒（流行性感冒）

大蒜 30g，连翘 15g，水煎服，每次 1 剂，每日 1~2 次，连服 3~5 日，或以愈为度。本方对病毒性感冒疗效显著。

二、咽喉肿痛（急性咽喉炎、扁桃体炎）

1. 大蒜 30g，捣为泥，杏核壳若干，将蒜泥装入半个杏核壳中，然后扣于单侧列缺穴上，用胶布固定。每日 1 次，左右交替应用。敷后 1~2 小时去掉。有的病人可能出现水疱，可用消毒针挑破，再敷上消毒纱布。一般用 3~5 天即可痊愈。

2. 大蒜 15g，捣碎，加酱油 2~3 滴，拌匀，冰糖 3g。开水冲泡，温服 2~3 次，每日 1 剂。对感冒时嗓子有种火辣辣的痛感，且长期治疗不愈者有奇特的效果。

三、鼻衄（鼻出血）

大蒜 30g，捣如泥，做一直径 1 寸的圆饼，约半分厚，左病贴右脚心，右病贴左脚心，两鼻俱出，俱贴之，纱布敷盖固定。每日 1 次，一般 3 次可收效。

四、顿咳（百日咳）

大蒜 30g，白糖 120g，开水 300ml，浸泡搅匀澄清后，取汁内服，每次 6~10g，每日 3~4 次，连服 4~5 日即可收效。

五、肺痨（肺结核）

1. 紫皮大蒜 30g，放入沸水中煮 60~90 秒捞出，然后取小米面 30g，放入煮蒜的水中煮成稀粥，待粥成熟，再将蒜瓣、白及粉 3g 一同放入粥内搅匀，即可服食，以上为 1 次量，每日早晚各服 1 次。据报道有效率达92.5%。

2. 大蒜 30g，捣烂后，患者以深呼吸吸其蒜臭挥发气，每次 1~2 小时，每日 2 次。

3. 患者可每日佐餐吃生蒜数瓣，经常服食，疗效显著。

六、脑漏鼻渊（鼻流浊涕）

大蒜切片，贴两足心，纱布固定，每日换 1 次，取效为止。

七、吐血（上消化道出血）

大蒜 70g，玄明粉 20g，共捣如泥，4 层纱布包裹，贴敷两足底涌泉穴（先在足心涂一层凡士林）。贴后保持 3~4 小时去掉，每日 1 次，连续用至吐血停止。本法适用于中、小量吐血者，同时应酌情配用其他止血药物。据介绍某医院用此法治疗本病 42 例，40 例痊愈。

八、泄泻（慢性肠炎）

大蒜 30g，用火烧熟后顿服，每日 1 次，连服 7 天。此方既可起到治疗作用，同时也有积极的预防意义。

九、痢疾

1. 赤白痢疾，里急后重：大蒜 30g，捣碎，红枣 10 枚，烧烤一下，开水冲泡温服。每日 3 次，以愈为度。

2. 小儿泻痢：大蒜 20g，捣为泥，敷两足心（先用凡士林薄涂），每日 1 次。

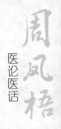

十、霍乱（夏季伤暑）

对于夏季感受暑热之邪而致上吐下泻，甚至突然昏厥之患者，在应用其他急救治疗措施的同时，可取大蒜 30g，明矾 9g，共捣为泥，再用凉绿豆汤送服，有较好的协同治疗作用。

十一、腹痛

1. 急性肠梗阻：可用于本病初期病情尚不严重者。大蒜 50g，捣烂后冲入开水，待凉后发病之时顿服，每次 1 剂，酌情连服 1~3 次即可缓解病情，甚至痊愈。

2. 急性阑尾炎：大蒜、芒硝、大黄粉各 20g，捣合为泥，外敷腹部盲肠点，纱布固定，每日 1~2 次，有显著效果。

十二、臌胀（肝硬化腹水）

大蒜 30g，捣碎，活鲫鱼 1 尾，去肠杂，不去鳞，将蒜装入鱼腹内，用棉线捆住，外用湿纸包裹约 3 分厚，置炉火上煨熟，去纸鳞，蒜肉同食，每日 1 尾，多食自愈。忌食盐、酱、辣椒。

十三、水肿（慢性肾病）

适于下肢浮肿，小便不利者。紫皮大蒜 60g，蓖麻仁 30g，共捣为泥，每日睡前将药敷在两足心部（先涂一层凡士林），翌日早晨另换 1 次，再保留 2~3 小时去掉，连用 3~5 天，以小便利，水肿消退为度。本方仅作辅助疗法之一。

十四、癃闭（肾功能不全）

在每日尿量少于 100ml 时，即可采用本法配合它法进行紧急治疗。大蒜 15g，蝼蛄 10g，共捣为泥，在脐部外涂一层凡士林再敷此药，一般 30 分钟即可取效。

十五、疟疾

1. 大蒜 30g，雄黄 15g，共捣为泥，每次 6g，日服 2 次。

2. 大蒜 40g，酒制常山 9g，水煎取浓汁，于发作前 2 小时内服，每日 1 剂，以愈为度。

十六、妇女阴肿阴痒（阴道滴虫病）

大蒜 30g 切片，小蓟 60g，苦参 45g，水煎去渣，用药汁趁热熏洗外阴，每日 1 次，连用 3~5 天，以白带减少，局部无明显刺激为度。

十七、钩虫病

大蒜 30g，槟榔、鹤虱、苦楝根皮各 6~9g，水煎空腹服，每日 1 剂，以愈为度。本方亦可用于蛲虫病。

十八、蛲虫病

大蒜 10g，捣如泥，加入麻油少许调匀。临睡前洗净肛门，拭干，即涂于肛门周围，第二日晨洗去，连用 3~5 日，以愈为度。

十九、疮疖红肿初起及一切无名肿毒

大蒜 60g，捣如泥，加麻油适量，调匀，厚敷患处，纱布覆盖固定，日敷 2 次。溃疡勿用。

二十、神经性皮炎

大蒜适量，捣为泥，纱布包裹，外敷患处，另用艾条隔蒜灸熨，觉痛为止。隔日 1 次。

二十一、慢性荨麻疹

大蒜 15g，捣碎，大风子 30g，去壳，加水 100ml，煮沸后 5 分钟，取

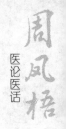

药汁外涂患处，日 2~3 次。

二十二、牛皮癣

大蒜、韭菜各 30g，捣烂为泥，火上烘热，即敷患处，包扎，日换 1 次。

二十三、扁平疣（俗名猴子）

大蒜 30g，捣为泥。将患部洗净拭干，以适量蒜泥覆盖，绷带包扎，每日换敷 3 次。2~3 天即可见效。

二十四、斑秃（局限性脱发）

大蒜 250g，捣烂滤去渣，取汁，以汁外涂秃处，日 2~3 次，连用 1~2 个月，即有新发生出，但毛囊破坏者疗效欠佳。

二十五、脚鸡眼

大蒜 1 头，葱白 1 根，共捣如泥，敷鸡眼上，绷带扎好，六七日鸡眼可脱落。

二十六、蚊虫叮咬

大蒜适量，捣为泥，涂于红肿瘙痒处，可起到消炎止痒的作用。

二十七、蛇咬伤

大蒜 30g，雄黄 10g，共捣如酱，局部外涂，日 3~4 次。

二十八、蜈蚣咬伤

独头蒜或肥大蒜瓣磨擦伤处，疼痛即止。

二十九、防治牙病

大蒜适量，捣为泥，开水冲泡，取其温水长期漱口，不仅嗓子会有清爽之感，还会防治各种牙病。

三十、春温（流行性乙型脑炎）

大蒜 60g，生石膏 60g，野菊花 30g，水煎取浓汁，于饭后口中含漱，连用 1~2 周。本方主要有预防作用，可在本病流行期间如法应用。

西医学实验告诉我们，大蒜富含抗菌性物质大蒜辣素。这种杀菌本领高强的大蒜辣素，对痢疾杆菌、大肠埃希菌、枯草杆菌、伤寒杆菌、白喉杆菌、霍乱弧菌、金黄色葡萄球菌等，均有遇而杀之的特性；还能杀灭阴道滴虫。另外，它对蜷虫热立克次体有强大的抑杀力量。所以大蒜又被称为"地里长出来的抗生素"。

大蒜还由于含有一种配糖体而具有降压作用。最近，西德纽特教授用大蒜做了降低人体中胆固醇的实验，实践证明，患者每天吃 3g 生大蒜，4 周后胆固醇显著下降。大蒜能排除人体不需要的脂肪。

西医学研究表明，胃癌的致病因素，是胃液中亚硝酸盐含量过高所致。实验证明，大蒜能抑制胃内亚硝酸盐还原菌的生长，从而减少胃液中因细菌作用而产生的亚硝酸盐。据调查表明，盛产大蒜的山东苍山县，家家种蒜，人人吃蒜，其胃癌发病率显著低于少食大蒜的山东栖霞县。看来，食用生大蒜有降低胃液亚硝酸盐含量的作用。因此，不能排除大蒜素有控制癌症发生的作用。

近据新华社讯，奥地利塞伯斯多夫研究中心西·克纳斯米勒博士的最新研究结果表明，大蒜能够预防放射性物质对人体的危害，并能减轻由此带来的不良后果。

《中国食品报》报道，最近，美国科学家在一项专题研究中，发现大蒜具有健脑的作用，大脑的营养来源主要依靠葡萄糖，并且，在大脑获取葡萄糖时，必须有维生素 B_1 的分解。人体获取的维生素 B_1 往往较为缺乏，而大蒜中含有一种"蒜胺"，能帮助人体分解葡萄糖，促进大脑对其吸收，从而起到健脑的作用。

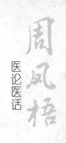
研究者近来还发现：大蒜含有防止血栓形成的成分，这种物质经人工合成后，有可能被用作中风和心肌梗死的预防药。大蒜还具有减慢心率、增加心肌收缩力、扩张血管及利尿、降低血脂、增强纤溶活性、软化血管等多种有益于心血管系统的作用。

不久前，尼日利亚的一些学者在给小白鼠喂食油腻饲料一段时间后，发现其胆固醇含量急剧增加，但在油腻的饲料里加上一点蒜泥后，胆固醇含量便不再增高。专家们认为，大蒜对某些参与脂肪酸和胆固醇的合成的酶能起到阻抑作用，从而减少脂肪酸和胆固醇的合成，因而多食大蒜能起到减肥作用。大蒜还存在着抗肿瘤的功效。首先，大蒜含有较为丰富的微量元素硒，能减弱化学致癌物的作用。其次，大蒜能从多方面阻断致癌物亚硝胺的合成。

据日本《特许公报》昭 53-27775 和昭 37-12000 号记载，以蒸气短时间蒸大蒜，使蒜氨酶灭活，再以甲醇提取之，提取液用氢氧化铁处理所得到的大蒜无臭物，具有美容、抗脂肪肝、保护维生素 C 和 B 等作用，相信对肿瘤也有防治效果。由于没有刺激味，故可广泛食用。最近两位日本学者制成一种含有大蒜提取液处理过的肿瘤细胞，把这种肿瘤细胞注入小鼠，随后再给小鼠注入上百万的癌细胞，令人惊异的是，竟无 1 只小鼠患癌，也就是说大蒜"疫苗"的防癌效果高达 100%。

1958 年 4 月号的英文《肿瘤学问题》报告了两位苏联医生用大蒜治嘴唇上的癌前期白斑，共收治 194 人，结果 184 人获得痊愈，有效率达 95%。1994 年《上海译报·大蒜抗癌功用新发现》载：据美科学家发现，亚硝胺及与之相关的 N－亚硝基类化合物若形成加合物后，因其化学键能紧紧地与 DNA 黏结在一起，则具有诱发癌症的可能。据宾夕法尼亚州立大学营养学家们宣称，如果能经常食用一定量的大蒜就有可能抑制这种加合物的形成。

据研究人员首先给实验鼠喂服一种可在动物内脏中产生亚硝胺的化学物质，据称该物质可致肝癌或乳腺癌，实验期为 2~3 周。在实验期内，另外再给一些老鼠喂服一些大蒜，其喂服量按动物体重 2%~4% 进行添加。经比较发现，对于另外喂服大蒜的老鼠来说，其体内可致肝癌的加合物的形成降低了 40%~80%；而对于可致乳腺癌的加合物的形成则下降了 55%~69%。

研究人员认为，大蒜所具有的这种抗癌特性主要源于大蒜本身的有机硫化合物在起作用。这种有机硫化合物不仅能对亚硝胺进行有效分解，且还具有一定的滤毒作用。

据报道：丹麦科学家把皮肤细胞培养在 2ml 有 100μg 大蒜的营养液中，发现细胞的繁殖时间延长、繁殖速度加快。此外，每个细胞的老化程度放慢，存活时间延长。因此大蒜可以延缓人体的皮肤衰老。

美国杨白翰大学校总区微生物系主任诺思等的新研究结果显示，大蒜精对以下病毒有 100% 的杀灭力：即三号副流行性感冒病毒（是常见的感冒及呼吸道病毒）、人类鼻病毒（能引起感冒）、一号单纯疱疹病毒（能引起疱疹）、二号单纯疱疹病毒（能引起生殖器疱疹）。此外，大蒜对脊髓灰质炎病毒，具有 90% 的杀灭作用。诺思指出：他们的研究已确定大蒜一旦和病毒接触，就可以杀灭之，它虽不能防止生殖器疱疹发生，但可以杀灭溃烂处的疱疹病毒，同时对形成中的面疱疹具有抑制作用。研究人员下一步要找出大蒜中能抗病毒的化学物，以便制成药丸。

总之，大蒜的解毒作用甚为强烈，因而它在医疗上和预防上的适用范围都很广泛。但俗话说："蒜有百益，独损于目。"因此，患有眼疾者，无论虚证实证，皆当禁用；素有胃脘热痛和胃及十二指肠溃疡的患者，亦应禁用。实践证明，大蒜受热易破坏，故以生用为好。紫皮蒜抗菌作用比白皮蒜强。

蜂王浆的医疗作用及服用剂量

蜂王浆为蜜蜂科昆虫中华蜜蜂（拉丁学名：Apis cerana）等的工蜂咽腺分泌的乳白色或乳黄色稠厚糊状物，是专供蜂王（母蜂）的特殊饲料。全国大部地区均产。别名：蜂乳、乳浆。处方用名：蜂王浆。性味归经：味酸、辛、微甘，性平；入肾、肝、脾、肺经。

一、功效应用

（一）健身抗衰

用于病后、产后、手术后身体虚弱，老年体衰，精神疲惫，小儿营养不良等症。

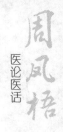

（二）补肾养肝

用于肝肾阴亏、肝阳上亢所致的腰膝酸软，心悸失眠，眩晕耳鸣，少寐多梦，血压升高。并可用于慢性传染性肝炎。

（三）保肺定喘

用于久患哮喘，平素气短，动则喘甚，形疲神惫，肢冷面青，每值秋冬或劳累之后，喘息加重，甚则不能平卧，以及非感冒性阴虚咳嗽等症。

（四）健脾和胃

用于胃及十二指肠溃疡，肌营养不良症，糖尿病，慢性风湿性关节炎等。

（五）养血抗癌

用于各种癌肿，贫血，及放疗、化疗后白细胞减少症。

二、配法用法

取新鲜蜂王浆 200g，兑入新鲜蜂蜜 800g，搅拌均匀，称"王浆蜜"。瓶装冷藏备用。成人每次服王浆蜜 10g（王浆 2g），每日 3 次，热开水冲化，温服。小儿酌减。饭前半小时服。抗癌肿及化疗后需加倍。

三、注意事项

1. 风寒、风热感冒性咳嗽及感受时邪疫毒表证未解者忌服。

2. 本品性味酸涩，有固肠涩便的作用，如老年人服后，出现大便秘涩，可酌加蜂蜜配量；如大便坚硬难下，可暂停服。

3. 蜂王浆含高蛋白，极易变质，取用贵乎新鲜，配后必须冷藏。

四、按语

肾为先天之本，藏精。肾精是形成人体和维持生命活动的物质基础；

肾气主持人体的生长、发育和生殖，肾气的盛衰决定着人体的生、长、壮、老、已。《素问·上古天真论》云："丈夫……五八肾气衰。""女子……七七任脉虚，太冲脉衰少，天癸绝。"这都明确指出人到中年以后，肾气渐衰，而身体亦渐趋衰老。肾为五脏之本，阴阳之根，五脏之阴气非此不能滋，五脏之阳气非此不能化。故肾脏阴阳盛衰，可导致其他脏器的盛衰。蜂王浆味酸、辛、微甘，酸甘以化阴，辛甘以化阳，既能滋阴，又能扶阳，故可健身抗衰。其所以能止咳平喘者，是因其补肾纳气以保肺。水不涵木，可致肝阳上亢，通过补肾水以润肝木，达到滋阴潜阳的目的，故能降低血压。阴虚于下，则火逆于上，火逆扰心，乃至心肾不交而心律失常、心悸失眠、腰酸腿软、精神疲惫，通过补肾，使水火相济，而心神得宁。肝肾同源，补肾者又能补肝，故对乙肝患者，能增强抵抗力，疗效显著。味甘入脾，具有滋补、和中、止痛之功。脾主肌肉，与胃相表里，本品健脾和胃，故对溃疡病、肌营养不良症等亦有良效。其所以能养血抗癌，是因其具有强有力的抗衰康复作用。

蜂王浆作为单纯的营养品来服食，其补益作用，人所共知，但其医疗作用，文献却少有记载。须知蜂群的组成，有母蜂、工蜂和雄蜂3种。工蜂形小，口器发达，适于咀嚼和吸收；其足部股节、胫节及跗节等处，皆有采集花粉的构造；腹部有毒腺和螫针；腹下有蜡板，内有蜡腺，分泌蜡质。母蜂俗称蜂王，体最大，翅短小，腹部特长，生殖器发达。雄蜂较工蜂体略大，尾端圆形，无毒腺和螫针。雄蜂一次交配后，即被工蜂驱逐出巢。母蜂和雄蜂的口器均退化，足上无采贮花粉的构造，腹下亦无蜡板和蜡腺。每一蜂群，由一个母蜂、数百个雄蜂和上万个工蜂所组成。母蜂为群体中的核心，专司产卵；工蜂为生殖系统不发育的雌性蜂，专司采蜜、酿蜜、喂养幼虫、筑巢及防御等职；工蜂咽腺分泌的乳白色或乳黄色的稠厚糊状物，专为喂养母蜂的特殊饲料。它的成分非常复杂，国内虽有研究，但还没有完全揭开。由于只食蜂王浆的母蜂能活4~5年，而只食蜂蜜的工蜂只能生存1~6个月，从而可见蜂王浆里有一种延长生命的物质。一个人的生命力的旺盛与否，与肾气的盛衰至关密切。可见蜂王浆对人体的作用，是通过"补肾"而显示出来的。实践证明，本品确有医疗作用，特别是对与肾有关的疾病，作用更为明显。但必须强调的是，它的医疗作用，一是必须服用大剂量（每天服用原蜂王浆6g，即比普通常用量超过3

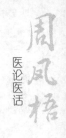

倍），二是必须较长时间（半年以上）的连续服用，其功效才能显示出来，否则"杯水车薪"，徒成"画饼"。

还需要说明，文中所述系指真正原质蜂王浆而言，至于南北各地商肆中所销售的某食品厂或某药厂生产的盒装每瓶 10ml 琥珀色的某某蜂王浆，内中究竟有无真蜂王浆，外人不得而知，不能与文中所述自配之品同日而语。

据实验研究表明：蜂王浆含水分、灰分、蛋白质、脂肪、未知物质。含 5 种糖，其中 4 种是果糖、葡萄糖、蔗糖及核糖。又含游离及结合的维生素，丰富的泛酸、叶酸及肌醇。意大利蜂王浆含有精氨酸、天冬氨酸、谷氨酸、核氨酸、脯氨酸、β—丙氨酸等 14 种氨基酸，其中以后 3 种氨基酸含量为最多。王浆中还含有黄素腺嘌呤二核苷酸、黄素单核苷酸、维生素 B_2 及犬尿素。所含蛋白质有白蛋白、β 及 γ 球蛋白、不溶性蛋白质。又含乙酰胆碱。所含油脂类有硬脂酸及磷脂。另据动物实验表明，本品有增强机体抵抗力及促进生长的作用，有促肾上腺皮质激素样作用，有降血压作用，有降血糖作用，有增加红细胞、血红蛋白作用，有抗癌、抗菌、镇痛作用。

谈老年用药

一、哪些药物可以长寿和防止衰老

寻找"长生不老"的药物，不仅时间很久，而且人数众多。早在公元前的秦朝，徐福大规模地去日本寻找什么"灵丹仙草"，之后，寻找不到这种药物便自己动手"炼丹"，随之出现了大量的神话传说。我国四川省峨嵋山上的灵芝草，虽然久已传闻于世，但其长寿的效用却是不存在的。究竟有没有长寿药呢？就目前国内外的研究表明，真正"返老还童"的药物是没有的，但是，一些能预防和治疗衰老，进而延长寿命的药物还确实存在。

我国古代医学家对长寿的研究有丰富的经验，其中一部分已经经过现代科学的证实，如人参、何首乌、鹿茸、阿胶、黄精、枸杞子、菟丝子、淫羊藿、杜仲、海马、海狗肾、羊睾丸等药，能提高免疫力、增强新陈代谢、增加机体的应激能力和适应能力，兴奋中枢神经和增快神经传导，增强心肌收缩力等。与此同时，这些药物的副作用也确实存在。

譬如人参，其应用和研究已几千年，国内外均证实它能明显增强机体应激能力、提高机体新陈代谢能力、补充生命所需物质。但是人参的成分和效用，经国内外许多科学家的研究和化验，至今尚不清楚；许多人的实验还发现人参有一定副作用。美国加利福尼亚大学神经病研究所 Siegel 医生对 133 例连续服用人参 1 个月至 2 年的人进行调查发现，不少患者有人参的兴奋效应，出现中枢神经兴奋、易醒、震颤等，亦有晨间腹泻者，少数性情抑郁。台湾也有类似报道，常服者可出现兴奋、高血压、神经质、失眠、皮疹、晨间腹泻、月经涩少等症状。并有助火（便秘和鼻衄）、作饱（脘腹胀满、纳呆食少）、恋邪（他病深固，变证百出）之弊。所以徐灵胎在《用药如用兵论》中说："兵之设也以除暴，不得已而后兴，药之设也以攻疾，亦不得已而后用，其道同也。""虽甘草、人参，误用致害，皆毒药类也。"这就提醒我们应当正确使用这类药物，也就是在辨证论治的思想指导下，按照组方法则去使用这些药物。事实证明，最主要最实际的抗衰老、增进健康的方法，仍然是调摄情绪，积极参加体育锻炼以及体力劳动，养成良好的睡眠、卫生习惯，合理调配饮食，戒除嗜好等等，这是长寿的基础，是千百年总结出来的宝贵长寿经验，是任何抗衰老的灵丹妙药所不能代替的。

二、有病不药常得中医

"有病不药，常得中医。"这句谚语出自《汉书·艺文志》，意思是说有病之时不服药，也可能获得痊愈，抵得一个中等医生的治疗。这种说法当然不十分正确，特别对于急性重病不及时服药是会贻误病机的。然而，从人体的自然疗能方面来说，这种不药疗法也不能说没有现实意义。什么是药？凡是能够治疗疾病的物品，就称之为药。《类经》中说："药以治病，因毒为能。所谓毒者，以气味之有偏也。盖气味之正者，谷食之属是也，所以养人之正气；气味之偏者，药饵之属是也，所以去人之邪气。其为故也，正以人之为病，病在阴阳偏胜耳；欲救其偏，则为气味之偏者能

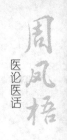

之，正者不及也。是凡可辟邪安正者，均可称为毒药，故曰毒药攻邪也。"这就是说，药物只是补偏救弊的东西，不能恃为养生之宝。疾病使人体生理上失去平衡，阴阳气血偏胜，一时不能平复，这就需要借助药物的偏胜来补救人体的偏胜，才能恢复平衡，但这种补救有一定的限度，到了相当的时候，即使病未痊愈，亦应停止药饵，或减少药饵，让自身的抵抗能力继续药的疗效，才不致发生过剂的弊害。《内经》云："五味入胃之后……久而增气，物化之常也，气增而久，夭之由也。"这就是说，五味（药的五味）入胃之后，各归其所喜归之脏，所以酸味先入肝，苦味先入心，甘味先入脾，辛味先入肺，咸味先入肾。味入既久，则能增强正气，这是正常的规律。如长久的增补脏气，则可使脏气偏胜，这就会导致疾病。所以《内经》上说："大积大聚，其可犯也，衰其大半而止，过者死。"这是说，人体内患有大的积聚，在治疗的时候，消其大半就得停止用药，如必攻尽消绝，则毒气内余，必损正气，故攻过其半则死。可见药物大多不能过多过久地服食，否则，有损无益，甚至死亡。《内经》上说："大毒治病，十去其六；常毒治病，十去其七；小毒治病，十去其八；无毒治病，十去其九。谷、肉、果、菜、食养尽之，无使过之，伤其正也。"可见药物治病，应与自然疗能相结合，服药到一定阶段，虽疗效显著，亦不能贪图这种疗效，必须让自然疗能发挥作用，以竟全功，这是必须掌握的原则。

三、年老体衰切勿滥吃补药

唯物辩证法的宇宙观认为："把事物的发展看作是事物内部的必然的自己运动，而每一事物的运动都和它的周围其他事物互相联系和互相影响着。事物发展的根本原因，不是在事物的外部而是在事物的内部。"中医学的"同病异治"正是这种观点的朴素体现。为什么"同病异治"呢？它的生理学基础主要在于"内在根据"的不同，这里所谓"内在根据"，即指人的体质。体质与疾病有密切的关系。国内外关于体质的学说，从公元前400年到1935年巴甫洛夫体质类型学说为止，已不下30余种。而我国，早在《内经》中就有散在记载。嗣后吴德汉在《医理辑要》中说："要知易风为病者，表气素虚；易寒为病者，阳气素弱；易热为病者，阴气素衰；易伤食者，脾胃必亏；易劳损者，中气必损。"西医学则明确认为："体质是人群中的个体在其生长发育过程中所形成的代谢功能与结构上的特殊性。这种特殊性往往决定着他对某种致病因子的易感性及其所产生的病变类型的倾向性。"这就说明同一致病因素，由于个体的素质不同，证候表现不同的基本原因。所以徐灵胎《医学源流论》中说："天下有同此一病，而治此则效，治彼则不惟无效，反而有大害者何也？则病同而人异耳。"按照中医学辨证论治的原则，也就是哲学的治疗原则：不同性质的矛盾，只能用不同性质的方法去解决，所以说，尽管人体因老年而出现虚衰征象，绝不能不分因何而虚乱服补药。正如徐灵胎在《百种录》中对人参的应用曾说："人参长于补虚，而短于攻疾……病未去而用人参，则非独元气不充，而病随固，诸药罔治，终无愈期。"程钟龄在《医学心悟》中也说："其人本体素虚，而客邪初至，病势方张，若骤补之，未免闭门留寇。更有大实之证，积热在中，脉反细涩，神疲体倦，甚至憎寒振栗，欲着衣覆被，酷肖虚寒之象，而其人必有唇焦口燥、便闭溺赤诸症，与真虚者相隔天渊，倘不明辨精切，误投补剂，陋矣。大实有羸状，误补益疾者此也。"这些前贤告诫，都是医者和患者所当借鉴的。为了迎合延年益寿者的心理愿望，近些年来，有人搜集了《本草》学中专事补益的药物，不加辨证、不讲配伍原则地组制了一些成药，如人参王浆片、人参精、鹿茸精、保元益寿丹、首乌延寿丹、参茸珍宝丹、阿胶益寿晶、三鞭酒、三鞭丸、三宝丹、不老丹、灵芝丸、中华鳖膏、男宝、坤宝、健宝、康宝等等，在市场上大肆宣传兜售，真是名目繁多，指不胜数。国内外研制的益寿宁（H4）、普劳卡依（H3）、红茶菌以及维生素C和E也都被认为有防老益寿的作用。

上述成药的种类虽然繁多，可是真正系统地对其进行科学观察研究的资料还不十分完整。其作用大小、有无误人而不见其迹的隐性或慢性副作用，尚未完全弄清楚。有些研究项目，目前还在研究探索中，还需要经过艰苦的劳动和长期的探索才能成功。即使这些项目研究成功，也不能把它们视为长寿的唯一灵丹妙药，更不能把长寿的希望，完全寄托在它们身上。

这些市场上大肆充斥的中西"长寿成药"，我们认为为了争取经济效益则可，切勿认为真能长生不老迷信滥服，以免发生难以估计的不良后果。

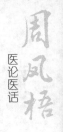

四、补法的误用

据初步调查，当前中医临床使用的补法，占医疗八法的 50% 以上。一是因为补药为病者所喜服，二是因为补法为医生所喜用。补法用之恰当，确可使病家恢复健康，这是符合"虚则补之"的治疗原则的。但是也常常碰到某些病家吃了补养药，不但对身体无益，反而感到不舒服，甚至使病情加重，这种情况叫作误用。补法的误用大致有这样两种：一是不当补而补，二是补之不当。

（一）不当补而补

不是虚证而用补药，或虚人感受邪浊尚盛不宜运用补法而补之，均属不当补而补的范畴。具体地讲有这样几种情况。

1. 大实见虚候

病属实证而出现虚证的症状，误认为虚证而用了补法。如临床上有些热性病，积热在中，脉象反而细涩，神疲体倦，甚至憎寒振栗，欲盖衣被，很像是虚寒证，但同时伴有唇焦口燥，便秘尿赤等证候，这与真虚是有根本区别的，此病本应用清热通下法，若误投补益之剂，用人参、附子等品，犹如火上添油，当然为害不浅。

2. 体虚受邪

病者平日体质衰弱，又感外邪，邪势方张，高烧不退，本应先清解祛邪，然后再行补虚，若不分轻重缓急，标本先后，用参芪骤补，结果事与愿违，"闭门留寇，助长病邪"，致使热象更高，胸腹满闷，神烦不安，甚则昏狂谵语，病势加重。

上面两种情况，前者属不虚而补，后者是虚不受补。

（二）补之不当

前人认为运用补法补药，应当"分气血，辨寒热，知开阖，分缓急，别脏腑"。如果气血不分，寒热不辨，主次不分，乱补一通，或者重虚轻补，轻虚重补，诸如此类，补之不当，即使补了，对人体、病情是不会收到什么好处的。补之不当，临床上常见的也有下列几种情况。

气血不分，阴阳不辨。气虚补血，血虚补气，阴虚补阳，阳虚补阴，这都属气血不分、阴阳不辨、乱补一通的范畴。气虚补血，血虚补气，这同补血药中加一些补气药，补气药中加一些补血药是根本不同的。阴虚补阳，阳虚补阴，这同阴中求阳，阳中求阴是有本质区别的。气为血帅，血为气母，阴阳互根，气与血、阴与阳，它们二者之间，有着十分密切的内在联系，是不能截然分开的，但又不能把二者混为一谈。气虚有气虚的症状，血虚有血虚的特点，气虚补气，血虚补血，都各有侧重的一面。以阳虚为例，如临床有心脏病属于阳虚者，阳虚阴必偏盛，所以常出现心慌气短、大汗出，面目、下肢浮肿，甚则四肢厥冷，舌质淡，苔薄白，脉见虚大，或有结代脉等，此时心阳式微，即有亡阳厥脱之变，理当重用参附桂姜等药，以益气回阳为急务，若医者不补其阳而误补其阴，就会导致过甚之阴，而"重竭其阳"，反使阳虚加重。同样道理，阴虚者阳必偏盛，出现的症状与阳虚显然不同，如见心悸烦乱，面赤颧红，口燥舌绛，脉象细数等症，此乃心阴为火所灼，水火失于既济，真阴枯竭在即，理当重用生地、玄参、麦冬、龟甲、牡蛎、阿胶、鸡子黄等滋阴潜阳，凉营除烦为急务。若此时不补其阴而补其阳，岂不等于火上加油，必然使阳气更旺，阴虚益甚，越补病情越重。由此观之，运用补法，必须辨明气血、阴阳盛衰，实为保健延年之关键。因此说，不加辨证而乱服补药者应以为戒。

谈中药配伍

先生尝云："临床用药除掌握其个性特点以外，更要注意它们之间的配伍关系，早在《神农本草经》序例中就指出：'药有阴阳配合……有相须者，有相使者，有相畏者，有相恶者，有相反者，有相杀者。'这些论述就是药物配伍运用的最早准则。"先生在此配伍准则的基础上，更有发挥，提出了"相对配伍"的概念。所谓"相对配伍"就是把性味、功效、作用趋向等不同的药物，在一定的条件下，按照组方法度配伍组方的一种方法。疾病在发生发展过程中，邪气有轻重的不同，禀赋有强弱的差异，年龄有长幼的悬殊，性别有男女的区分，地区有南北的互异，所表现的证候也就错综复杂，因而在组方时，不能简单地以同一类药物组方，必须采用性味、功效、作用趋向等不同的药物配合应用，始能恰中病情。如病

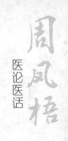

有虚实夹杂者，有寒热互见者，有升降失调者，当这些复杂证候出现的时候，应采用补益与祛邪药、温热与寒凉药、升浮与沉降药配伍组方，才能方药中的、药到病除。正如何梦瑶在论寒热药配伍时所说："有寒热并用者，因其人有寒热之邪夹杂于内，不得不用寒热夹杂之剂。"

药物本为补偏纠弊而用，然某些药物性烈而峻猛，单用一类药物，难免有偏激之弊。如辛温之品易伤阴动血，苦寒之品易伤阳败胃，滋阴之品易腻膈，补气之品易生壅滞，止血之品易于留瘀……故应配入性味、作用不同的药物，使辛燥不伤阴血，苦寒而不伤胃，补而不滞，滋而不腻，止血而不留瘀。特别是运用有毒的药物更是如此。因为某些有毒的药物针对某一疾病用之可有沉疴立起之效，但毒性对机体又可能造成损害，经相对配伍运用，就能降低或消除这些药物的毒性，更充分地发挥药物的功用，扩大治疗范围，增强疗效。在具体运用上，先生提出了相对配伍主要有以下几种形式。

一、补益药与祛邪药配伍

药物有补有泻，若将这两者有机配合，就能适用于虚实夹杂之证，或增强补益药的作用。在这一类配伍中，表散药与补益药配伍，适用于体虚而有表邪之证，在表散药中适当加入补气、助阳、滋阴之品，并仿人参败毒散、再造散、加减葳蕤汤方剂配伍之法灵活变通之。攻下药与补益药配伍，适用于里有实而正气虚者。此时，里实已成，或因素体亏虚，或因误治而气血双亏，或因津液不足，或因阳气虚乏，不攻则不能去其实，不补则无以救其虚。然单攻则恐正气不足，便结难下；单补又恐留寇于里，大便更实。故宜在攻下药中配伍补益之品，方能两者兼顾。清热药与补益药配伍，适用于里有热而气津已伤者，如石膏与人参的配伍。张锡纯曰："（石膏）若与人参并用，则其凉散之力与人参补益之力互相化合，能旋转于脏腑之间，以搜剔深入之外邪，使之净尽无遗。"消导散结药与补益药配伍，适用于既有气滞、血瘀、痰聚、食积等，又有虚证者，如消痞散结的枳实与补气健脾的白术配伍，用于脾胃虚弱，运化失职之饮食停滞，腹胀痞满。通利药与补益药配伍，适用于宜通而兼虚证者。如利尿的猪苓、泽泻与阿胶的配伍，通利血脉的细辛、桂枝、芍药与当归的配伍，下乳的穿山甲、王不留行与当归、黄芪的配伍等等。

二、寒凉药与温热药配伍

这类配伍适用于寒热互见证，或者通过配伍"去性存用"治疗纯寒纯热证。在疾病的发展过程中，或外寒内热，或寒热互结，或上热下寒，此时，寒凉与温热药配伍，以治寒热互见证。诸如桂枝与石膏配伍、桂枝与大黄配伍、干姜与黄连配伍等。又如附子与大黄配伍，去大黄之性，取大黄之用，两者虽寒热异性，但同用后并行不悖，共成温下之剂。

三、补阴药与补阳药配伍

当机体出现阴阳偏衰时，根据阴阳互根的理论，常常将补阴和补阳的药物组于一方，以不同作用的药物，达到相互为用的目的。张景岳云："善补阳者，必于阴中求阳，则阳得阴助而生化无穷。善补阴者，必于阳中求阴，则阴得阳升而源泉不竭。"如附子、肉桂与熟地黄、山茱萸等的配伍。

四、升浮药与沉降药配伍

升浮药与沉降药是两类作用趋向不同的药物，两者常配伍以调气机之升降。或升浮药与沉降药以作沉降或升浮之用，如润肠通便的肉苁蓉，配以升举清阳的升麻以治疗大便不通，在补脾升阳药中伍以代赭石以降胃气。

五、辛散药与酸收药配伍

辛散之药可散邪气，酸收之品能敛精气，两者配伍，散中有收，收中寓散，互相协调，使散不伤正，收不敛邪，邪去正复而致和平。

六、刚燥药与阴柔药配伍

刚燥药多为辛温（热）之性，阴柔药多为甘凉（寒）之性，刚燥药多有伤阴耗气之偏，阴柔药常具滋腻碍胃之弊，若能合理配合，即可补偏纠弊。如附子、白术与生地黄、阿胶等的配伍。

七、动静结合配伍

在应用补血药如熟地黄、白芍时，常配伍血中之气药当归、川芎，是因为"血虚多滞，经脉隧道不能滑利通畅，又恐地芍纯阴之性，无温养流动之机，故必加当归、川芎，辛香温润、能养血而行血中之气者，以流动之。"（张秉成语）在应用止血药治疗血热出血证时，必在大队止血药中配以少量活血药物，使血止而无留瘀之弊。

相对配伍是临床常用的配伍方法之一。在应用时先生强调须注意以下几点：①分清主次即分清主要矛盾和次要矛盾。因为相对配伍多用于比较复杂的证候，临床表现多种多样，因此要针对矛盾的主次选择适当的药物进行配伍。如虚实夹杂证，当辨明以虚为主，或以实为重，或虚实并见，故立法时，或寓攻于补，或寓补于攻，或攻补并举，适当地选择祛邪和扶正的药物配伍组方。寒热互见，应辨别寒热多少，轻重缓急而斟酌寒热药物的多寡、轻重等等。②知常达变寒热药物、补泻药物、升降药物等相配，适用于寒热互见、虚实夹杂及升降失调等，但有时方剂中配以寒凉药以治寒，益以温热药以治热，升浮药加入沉降药中用于泻下，补益药中少佐祛邪之品是为补药有力。凡此种种，故运用时既要掌握一般规律，又要通晓特殊情况，只有知常达变，才能配伍精当。③明辨药性相对配伍并非是相对药物的任意堆砌，而是药物的有机结合。由于药物有个性之专长，如白通加猪胆汁汤，用猪胆汁等作为反佐，而不用其他苦寒之品者，是因一是防阴寒重证对姜、附之辛热的格拒不纳，二是猪胆汁为血肉有情之品，能滋阴养液，使阴阳相济。芍药汤中用肉桂而不用干姜者，是因为肉桂虽性温，但味辛甘，且能入血，既能制芩、连、大黄等苦寒之性，又能入营和血，于痢疾便脓血正为合拍。因此，必须明辨药性，推求药理，若差之毫厘，则谬以千里，方非但不效，且贻误病情，实应审慎。④细审药量在明辨药性的同时，还要重视药物剂量及其在方剂中的比例关系，否则药虽对症，用量不当也难收如期效。如用反佐药用量宜小，大黄附子汤中大黄的用量应小于附子、细辛，交泰丸中肉桂的用量一般应小于黄连等。如此方能切中病机，否则难收佳效。

（曲京峰整理）

毒药及毒药治病

先生历来主张临证用药"贵在平淡"，强调要"平中见功、平中见奇"。但是，对于被称为"虎狼之品"的毒药，先生亦有独到见解，认为在救治凶险危证和沉疴痼疾方面，毒药有着特殊的作用。并多次教导我们，临证掌握好"药与毒"的关系至为重要。

先生认为，"毒"的字面意义主要有二：一是动词"毒害"之意，二是形容词"凶猛酷烈"的意思。引用"毒"的概念论述中医学的药性理论和病因病证，也正是使用了以上两层含义。从病因而言，毒是邪气凶暴猛烈、蕴积郁久的标志，是凶险危证、沉疴痼疾的重要致病因素。而药物中的"毒药"，主要是指药物的毒副作用较大、攻邪作用迅猛，治疗量与中毒量接近者，即古人所称之"虎狼药"。正如《内经》曰："毒药攻邪……无使过之，伤其正也。"《诸病源候论》言："凡药物云有毒及大毒者，皆能变乱，予人为害，亦能杀人。"以示其害；《本经》言："下品多毒……能除寒热邪气，破积聚愈疾。"以示其功；而《尚书》言："药弗瞑眩，厥疾不疗。"则说明其中毒量与治疗量的接近。因此，只要药证相宜，把握得当，临床即可大胆应用，但应注意控制好用量、配伍及炮制等。

先生重视探求致病之毒。他认为毒邪特点主要有二，一是指邪气凶暴、猛烈。如《内经》有"大风苛毒""寒毒""热毒""湿毒""燥毒"等记载，王冰注："夫毒者，皆五行标盛暴烈之气所为也。"《诸病源候论》则将毒分为风、火、湿、热四类。而它如疫疠之毒、虫兽之毒则更是具备了暴烈凶猛之性。二是指邪气蓄积久郁成毒。如邪入机体后，深伏蓄积，日久不解；或七情郁结，饮食积滞，脏腑功能紊乱，产生的顽痰、蓄水、恶血等病理产物。正如《东医宝鉴》所云："伤寒三阴病深必变为阴毒；伤寒三阳病深必变为阳毒。""脏毒者蕴积热毒，久而始见。"因此，邪气一旦成毒而为害，往往比一般病邪致病要病势凶、病情重，而且症状表现不同寻常，其中以内攻心肝肾危害最大。如温毒、疫毒、瘴毒等，邪毒攻心可见神昏窍闭；引动肝风则有抽搐、角弓反张；寒毒直中则见四肢厥冷、神昏脉微、心腹剧痛等。另外，邪蕴日久，积而为毒者，致病也多深重顽固，易成积聚、癥瘕、瘰疬、癌肿，或滞塞经络，导致痹痛、瘫痪、喘息、水肿等，均是中医的难治病证。分析总结古今治疗上述难治病证的显效方

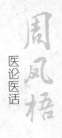
药，"以毒攻毒"是毒药应用的关键所在。

毒药在常用中药里占有不小的比例，《本草纲目》载药1892种，所含毒药约有355种。这些毒药性味功效各有不同，但都具有"以毒攻毒"的共性及功专力猛、善起沉疴等特点。如张仲景对于寒邪内陷、逼阳外脱、阴阳分离先兆显现之"昼日烦躁不得眠，夜而安静，脉沉微"的危急重证，选干姜附子汤单捷小剂，一次顿服，药简力宏而集中，其势如日丽中天，阴霾自散，使真阳速回而救急扶危于顷刻。此时不用四逆汤，就是避免甘草牵制附子之毒性。《本草秘录》曰："阴毒非阳毒不能去，而阳毒非附子不能任。以毒制毒而毒不留，故一祛寒而阳回，是附子有毒以祛毒，非无毒以治有毒也。"《本草正义》亦言："如其群阴用事，汩没真阳，地加于天，仓猝暴症之肢冷肤青，脉微欲绝……非生用（附子）不为功。"温病热毒内陷血分、侵心犯脑、病势危笃之时，须以安宫、紫雪、至宝等清心醒脑、解毒开窍。诸方中应用朱砂、雄黄等有毒之品，一为重镇安神，二为以其力猛、迅速入心之性，解其热毒内闭而救急。癫、狂、痫病属于中医顽固难治病证，常用朱砂、雄黄、巴豆、蜈蚣、全蝎、马钱子、生南星、生半夏等毒烈之品以起沉疴。先生曾治2例精神失常病人，其中1例服甘麦大枣汤加味而愈，另1例则先后服以英神普救丸（组成：明雄黄、郁金各5钱，巴豆霜4两，乳香、没药、陈皮、木香、皂角各1钱5分，胆南星、白豆蔻各2两，牛黄、麝香、琥珀各3分）、十香返魂丹（组成：朱砂、公丁香、木香、乳香、藿香、苏合香、降香、海沉香、香附、僵蚕、天麻、郁金、瓜蒌仁、礞石、建莲心、檀香、琥珀各2两、安息香、麝香、京牛黄各1两，冰片5钱，甘草4两，大赤金300张），继以人参健脾丸调养而愈。前者，女性，诊时尚能自述病情，月经延迟，似将绝期，诊为肝郁血虚痰凝之脏躁，故以平淡清轻之品调治而愈。后者，男性，诊时正毁衣动武，精神不能自制，证属痰浊内阻、火毒攻心之癫狂，急令灌服英神普救丸，药后下粪水盈盆，自是神志稍安，继服十香返魂丹1粒，精神正常。唯经攻下之后，脾家大虚，致面现浮肿，又投入人参健脾丸月余而安。此例证重势急，故先投以含巴豆霜、明雄黄、朱砂等毒烈峻猛之剂攻下、泻火、安神，中病即止，后以补虚调治而愈。中药毒药还具有攻积破结之效，治癥瘕积聚为其所长，《本经》言："下品多毒……破积聚愈疾。"附子"破癥坚积聚血瘕"。先生曾治"肝硬化腹水"1例，女性，53 岁，夏季患病，服中、西药数剂不应，病情逐渐发展至危笃之势。症见面色黧黑，形体削瘦，腹大如鼓，脘腹坚满撑急，胃呆不饥，口干烦热，但不敢多饮，大便秘结，小溲赤热涩少，脉细弦，苔黄中黑而燥。病至末期，殊感棘手，因病家求方迫切，爰拟四苓五皮以其消胀利水。服 3 剂，小便较多，稍转矢气，脘腹似觉轻舒，胃略思食。复诊嘱原方继服，病情无甚出入。患者不耐汤药，遂拟丸散两方，一为中满分消丸，以健脾清热利湿，每次 9g，每天 2~3 次；一为舟车丸（改散），以攻逐水邪，破癥坚积聚，每服 3g，清晨空腹红枣汤送下，泄后每服 1.5g，大泄后停 3 天服 1 次，切不可求急连服。如是九补一攻，攻补兼施，交替投进。初服之后，二便下水甚多，腹胀较减，腰围渐缩。服至半月，腹水消去约半，胃纳渐增，小溲自利，面虽黧黑而略润，脉仍弦细，舌苔白腻中黄。继服 1 个月，腹水全消，已能下床活动。至此，停服舟车，继服分消，作为调养之剂。约半年之久，食欲精神均大复。十几年来每感肠胃不调时，即服分消丸 1~2 周。虽年逾花甲，依然身健，家务操作如常人。同时，中药毒药在治疗肿瘤尤其是恶性肿瘤方面也显示了强大的优势，而且，除内服外还可外用。如古籍中记载的"毒熨法"，即是直接在肿块及疼痛区敷药，渗透浸润以取效的方法。另有报道以蟾酥复方合并化疗治疗急性粒细胞白血病 60 例，疗效与单纯化疗相比，有效率从 12.4% 提高到 50.0%，完全缓解率由 5.2% 提高到 28.3%，平均生存期由 2.1 个月延至 7.1 个月。对于中风偏瘫应用中药毒药，可收事半功倍之效。先生遵从前人"毒药治疗顽症"之旨，在益气活血通络方剂的基础上，加入生南星、生半夏、制马钱子、水蛭等，借其毒烈冲击之力，开通痹塞，攻击邪毒，可使疗效明显提高。此外，临床对于顽固性哮喘、水肿等，属于毒滞经隧者，亦常常应用"以毒攻毒"法，应用中药毒药组方，而取得显著的疗效。先生认为：应当对传统中医学的毒药理论进行深入的整理挖掘，以明其原旨，探其精髓。

诚然，由于人们畏惧毒药的毒害作用，而使毒药的临床应用受到极大的限制，但先生认为，毒药在一些难治病证中的特殊作用不容忽视，应加强对毒药使用方法的研究，诸如毒药的配伍、炮制、给药剂型、剂量，和给药次数、途径、服法，以及把握给药和停药时机，了解药后反应和如何恢复病体等等。避免造成"药过病所、诛伐无辜"之弊，以最大限度地确保用药安全，达到疾病痊愈的目的。

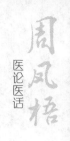

当前，一方面大毒中药越来越受到中西医的高度重视，有些毒药已成了获国家专利保护的新中药，并成为中药研究和生产的新增长点；另一方面临床中药中毒呈急剧攀升的趋势。此时重温先生的上述认识和见解，具有重要的理论价值和临床实用意义。

（秦林整理）

中医对牙病的辨证治疗

中医治牙病，同样是遵照内外科的阴阳表里、寒热虚实、在气在血、属胃属肾、在经络、在脏腑等普遍性规律为主，结合牙病的特殊情况，据证分经用药，常能收到预期的效果。13世纪时，元代设立医学13科，就有"牙齿兼咽喉科"，可见其受重视。但咽喉科已发展出许多专书，而牙病的治疗经验，则散见于内外各科医籍中，未见专著。现在为了研究方便起见，特汇集各家有关牙病的方论论说，供诸医界同人参考，并希指正。

一、中医治疗牙病的理论根据

古人说："齿者骨之余，髓之所养。"又说："齿属肾。"凡是牙齿动摇欲脱，或者虽然不动，不管它出血不出血，只要牙齿有如散脱之状的，皆主之于肾。若牙痛遇劳即发，午后更甚，或口渴面黑，或兼遗精症状，皆是脾肾虚热所致，所谓精足则齿坚，肾衰则齿豁，虚热则齿动，髓益则齿长。

古人又把上下牙龈分属于足阳明和手阳明两个不同的经脉系统，上龈痛治取足阳明胃经，下龈痛治取手阳明大肠经。齿龈肿痛溃烂秽臭，而齿牙不动者，也属于阳明经，若过食厚味甘甜，或素嗜酒辣，致湿热上攻，而牙床不爽，为肿为痛，或出血，或生虫，或黑烂脱落，仍属阳明经。他如肾虚牙痛其齿浮，血虚牙痛其齿痒，火热牙痛其齿燥，虫蚀牙痛其齿黑，风热牙痛其齿肿，湿热牙痛其齿木。又有风热相搏吸风即痛者，或感冒风寒头痛连齿者，痰热蕴毒注痛咳嗽者，更有血搏齿间刺激而痛者，这些证候的诱因各有不同，自与各经另当别说。尚有一种牙疳急症，名为走马牙疳，每牙床腐烂，即时脱落，最为难治。总之中医治疗牙病的理论根据，不外内外二因，在内因方面，更以胃肾两脏为主。

二、牙病证治

中医对牙病的治疗总的不外胃肾二经虚实火热，虽也有由外因而引起的疾患，但仍以内伤为基础。因中医对龋齿疗效不大和缺乏牙科的完整手术，故不论及，兹就一般的主要症状和治法分为内外科两个范围简略介绍如下。

（一）属于内科范围的证治

1. 肾虚牙痛

齿脆不坚，或易于动摇，或疏豁，或齿长而不实，凡不由虫不由风火而齿病，皆属肾气不足。先天之禀亏，后天之斲丧，皆能致之，当以补肾为主，宜用六味地黄丸、助阳大补丸加鹿茸等方为治。

六味地黄丸：熟地、山萸肉、丹皮、怀山药、云茯苓、泽泻。（有成药）

助阳大补丸：熟地 240g，山萸肉 120g，山药 120g，枸杞 120g，杜仲 90g，巴戟肉 90g，肉苁蓉 120g，川牛膝 90g，五味子 60g，菖蒲 30g，远志 30g，小茴香 30g，鹿茸 15g，云苓 90g。

2. 风牙痛

风牙痛证遇风发作，先为浮肿，随后始痛，此乃内热与风相搏，宜消风散、犀角升麻汤等方治之。

消风散：荆芥穗、防风、白僵蚕、蝉蜕、川芎、厚朴、陈皮、粉甘草、藿香叶、羌活、薄荷各等份。共为细面，每服 6g，温水送下。日 2 次。

犀角升麻汤：水牛角 30g，升麻 6g，黄芩 9g，防风 6g，白芷 6g，白附子 6g，羌活 3g，粉甘草 3g。水煎服。

3. 火牙痛

火牙痛每病在牙床肌肉间，牙根牵引腮颧作痛，时发时止，或为肿痛，或为糜烂，或为臭秽脱落，或牙缝出血不止，皆病在经络，如在上牙属足阳明，下牙属手阳明，此为过食酒脂厚味，以致湿热蓄于肠胃而上壅

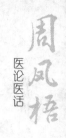

于经络，乃有此病。治宜戒厚味清火邪，方用抽薪饮、大清饮、清胃散之类。若肾本虚而胃火炽盛所谓上实下虚者，用玉女煎。更有火证牙缝之血大出不止而手足厥冷者，速宜以镇阴煎主之，若误用寒凉必致败事。

抽薪饮：黄芩9g，黄柏6g，炒栀子6g，石斛9g，枳壳6g，木通6g，泽泻9g，甘草3g。水煎服。

大清饮：生石膏30g，知母9g，石斛9g，木通6g，麦冬9g。水煎服。

清胃散：生地15g，粉丹皮9g，黄连3g，当归6g，生石膏30g，升麻6g。水煎服。

玉女煎：熟地18g，麦冬9g，知母9g，生石膏30g，川牛膝9g，水煎服。

镇阴煎：熟地45g，川牛膝9g，炙甘草3g，泽泻6g，肉桂5g，熟附子3g。水煎服。

4. 瘀血牙痛

风热挟攻牙龈，致血行障碍，瘀滞不消，掣痛钻刺，治宜犀角地黄汤以行血凉血；如大便干燥，则宜桃仁承气汤。

犀角地黄汤：水牛角30g，生地黄30g，粉丹皮9g，赤芍9g。水煎服。

桃仁承气汤：酒大黄9g，桃仁9g，桂枝5g，芒硝5g，粉甘草5g。水煎服。

5. 牙衄

牙衄一症，胃肾二经均有，更有虚实之不同。无论成人或小儿皆有此症。若胃经实热者，则血出如涌，口必臭浊而牙不动，宜服清胃散，甚则调胃承气汤，以泻胃家实热，下黑粪即愈。如胃经虚火者，则牙龈腐烂，淡血渗流不已，宜服二参汤及补中益气汤加黄连、丹皮。若肾经虚者，血则点滴而出，牙亦悠悠而痛，口不臭而牙动，或有脱落，治宜滋肾养阴，有火者宜用六味地黄丸，无火者宜用七味地黄丸，俱加骨碎补，可随手应效。若小儿疳积气盛而牙衄，可兼服芦荟丸，外用小蓟散擦之甚效。

清胃散：见火牙痛。

调胃承气汤：酒大黄，炙甘草，芒硝。水煎去渣，少少温服。

补中益气汤：黄芪18g，党参12g，当归9g，白术9g，橘皮6g，升麻6g，柴胡6g，甘草1.5g。水煎服。

六味地黄丸：见肾虚牙痛。

七味地黄丸：即六味地黄丸加肉桂。

芦荟丸：芦荟 3g，青皮 3g，雷丸 3g，芜荑 3g，黄连 3g，胡黄连 3g，鹤虱 3g，木香 9g，麝香 1.5g。共研细面，糊为丸如小豆大，每服 1.5~3g，空腹米汤送下。

小蓟散：小蓟、百草霜、炒蒲黄、醋香附各 15g，共研细粉，擦牙用。

6. 牙鲛

牙交则痛，名为牙鲛，口不能开，属阳明胃经。红肿焮痛者，属于阳，先用三黄水噙洗开口，再用针刺交骨处出血，徐用冰硼散吹之，内服加味桔梗汤甚效。若无红肿现象，只觉酸痛，乃属有寒，先用生姜一片放颊车穴，上用艾团连灸二三壮，其口自开，内服当归补血汤。

三黄水：黄芩、黄连、大黄各等份，浸水含漱用。

冰硼散：冰片 0.6g，硼砂 6g，元明粉 6g，朱砂 1g。共研细面，吹敷用。

加味桔梗汤：苦桔梗 9g，生地 12g，玄参 9g，粉丹皮 9g，双花 12g，连翘 9g，蒲公英 9g，防风 6g，牛蒡子 6g，山甲片 6g，枳壳 6g，粉甘草 3g。水煎服。

当归补血汤：生黄芪 30g，当归 6g。水煎服。

（二）属于外科范围的证治

1. 牙漏

牙漏乃属火郁水亏所致，多生于上下门齿龈上，先是发现黄疱，高肿作痛，破后出血，其口细如针孔，甚则窜至左右齿龈，永无收口之期，挤之淡脓外溢。初起宜升阳散火，予以清胃散加柴胡。久则多服六味地黄汤加玄参、石斛，如久不收功，可用煅盐粉每日擦漏牙上，缓缓取效，切不可早用苦寒药，致心胃之火，郁而又郁，反使热毒愈深；亦不可早用敛药，致火毒内伏，腐蚀蔓延，酿成脱龈落齿之害，食后必须漱洗，免致渣滓嵌入脓腔，而生胀满。

煅盐粉：食盐装入鲜竹内，在炭火上煅红，取出待冷，去竹，将盐研细即可。擦牙用。

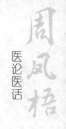
清胃散加柴胡：方见火牙痛。

六味地黄汤加玄参、石斛：熟地 24g，山萸肉 12g，怀山药 12g，粉丹皮 9g，云茯苓 9g，泽泻 9g，玄参 9g，石斛 9g。水煎服。

2. 牙宣

牙龈宣肿，龈内日渐腐颓，甚则消缩，以致牙齿宣露，故名牙宣，总由胃结客热积久，外受邪风寒冷相搏而成。此证有喜凉饮而恶热者，是乃客热遇寒凉凝滞于龈肉之间；又有喜热饮而恶寒凉者，此系客热感受风邪积留于龈肉之内。客热遇寒者，皆牙龈出血恶热口臭，宜服清胃散。客热受风者，牙龈恶凉遇风痛甚，宜服独活散。另有牙龈腐臭，齿龈动摇者，原属胃中虚火而肾虚，宜服三因安肾丸。更有牙龈腐臭时津白脓者，属胃中虚热，宜服犀角升麻汤。外俱用胡桐泪散擦之，以食盐冲汤漱口，唯牙龈动摇或兼疼痛者，每日用李杲牢牙散擦之，缓缓取效。若龈肉腐烂，床骨外露者逆。

清胃散：见火牙痛。

犀角升麻汤：见风牙痛。

独活散：独活 1.5g，羌活 1.5g，防风 1.5g，川芎 1.5g，薄荷 3g，生地 3g，荆芥 3g，细辛 0.6g。共为粗末，每次 1.5g，水煎服，每日服 2 次。

三因安肾丸：补骨脂（炒）、芦巴子（炒）、续断（炒）、小茴香（炒）、川楝子（炒）各 90g，山药、杏仁（炒）、桃仁（炒）、茯苓各 60g。共面蜜丸 9g 重。每服 1 丸，早晚各服 1 次，淡盐汤送下。

胡桐泪散：胡桐泪、细辛、川芎、白芷各 6g，寒水石（煅）9g，生地 3g，青盐 3g。共为细面，干擦牙龈患处，待 15 分钟后，以温水漱去。每小时擦 1 次。

李杲牢牙散：酒胆草 45g，羌活 3g，地骨皮 3g，升麻 1.5g。共为细粉，先以温水漱口，用少许擦之。

3. 走马牙疳

走马牙疳一证，多由癖疾积火，疹痘余毒上攻所致，总因热毒积火而成。发展最为迅速，牙龈溃烂，立变黑腐，臭秽难闻。若系癖积火毒攻牙者，初宜服芦荟消疳饮，脾胃虚者兼服人参茯苓粥；若痘疹余毒所攻者，宜服清疳解毒汤；外热轻者，俱用溺白散擦之。若坚硬青紫渐腐穿腮齿摇者，宜芦荟散擦之；如牙缝黑腐不尽及腐烂深坑，药不能到，宜用勒马听徽丝塞之，再用手术去其黑腐，见红肉流血者顺；若取时顽肉难脱，坚硬、腐烂渐开，以致穿腮破唇，身热不实者逆。但此证癖积攻牙成痔者，愈后每易复犯，盖因癖积之火时时上攻故也。此证愈后最宜慎调饮食，凡腥辣油炸及一切不易消化等食物，均应注意禁忌。

芦荟消痔散：生芦荟1.5g，胡黄连1.5g，生石膏15g，生山栀1.5g，牛蒡子1.5g，银柴胡3g，苦桔梗3g，酒大黄1.5g，玄参6g，薄荷1.5g，粉甘草1.5g，淡竹叶6g，羚羊角（冲服）0.6g。水煎服。

人参茯苓粥：人参3g，茯苓18g。共研面同粳米90g熬成粥，先以盐汤漱口再食。

消痔解毒汤：甘中黄3g，川黄连3g，荆芥3g，防风3g，生石膏30g，广犀角3g，淡竹叶3g，灯心20寸。水煎食后服，呕者加鲜芦根18g。

溺白散：人中白（煅）6g，白霜梅（烧存性）6g，枯白矾6g。共研细末。先以韭根、松罗茶煎成浓汁，乘热以棉球蘸洗患处，去净腐肉见津鲜血，再敷此药，日敷3次，若烂至咽喉，以吹喉器吹之。

芦荟散：芦荟3g，黄柏15g，砒石（用枣5枚去核，每枣纳砒0.3g，火烧存性）1.5g。共研为细粉，先用水漱净痔毒后，敷散于坚硬及腐烂处。

勒马听徽丝：白砒0.3g，青黛30g，麝香0.6g，药棉30g。用香油拌匀，用时先用清水漱口，次用镊尖将药棉挑少许塞于牙龈缝，日三易之。

4. 牙痈

牙痈又名牙蜞风，是由阳明胃经热毒所致。生于牙床，坚肿疼痛，身发寒热，腮颊浮肿。初起宜服荆防败毒散。便秘者双解贵金丸下之，肿处易软，刺破擦冰硼散。若初时坚硬，破流血水，久不收口，切忌饮食寒凉，犯之每生多骨症，俟骨尖刺出，摇则内动时，姑可取出，其口方能收敛而愈，不可取之过早。

荆防败毒散：荆芥穗6g，防风9g，羌活6g，独活6g，前胡9g，柴胡6g，枳壳6g，苦桔梗9g，赤芍9g，川芎6g，粉甘草3g，薄荷1.5g。水煎2次分服。

双解贵金丸：生大黄240g，香白芷150g。共为细面，水泛为丸绿豆大。每服9g，临用时用葱白3根，黄酒同煎，葱烂为度，取酒送药，服后即卧取汗，过二三小时，大便行一二次。

三、中国古代对牙齿的卫生保护

我国对牙齿的卫生保护，最早的文字记载是 6 世纪初巢元方的《诸病源候论》。例如在养生方条下说："鸡鸣时常叩齿三十六下，长行之，齿不蠹虫，令人齿牢。"又云："食毕常漱口数过，不尔使病龋齿。"元代罗谦甫曾传录前人遗山牢牙散，早晚各用此散以牙刷刷牙一次，可以固齿至老不脱。历代医书记载又说：凡暑毒、酒毒常伏于口齿之间，莫若时时洗漱之为愈也（《直指》）；每晨起以一捻盐纳口中，以温水含揩齿及叩齿百遍为之不绝，不过五日即牢密（《千金》）；凡饮食讫，辄以浓茶漱口，可去烦腻，凡肉之在齿，得茶洗涤，不觉脱去（《延寿》）；附齿有黄黑物似烂屑之状者，名为齿床，治齿者先看有此物，即用疳刀掠去之，否则齿不着龈也（《千金》）；有人中年得风疾，上下齿常磨切相叩，甚有声响，缘此得寿 120 岁（《抱朴子》）。20 世纪 50 年代在赤峰市发现的辽驸马卫国王的墓葬出土物中〔辽·应历九年（公元 959 年）的墓葬〕曾发现两把牙刷柄；前几年有人参观新疆吐鲁番阿斯塔那古墓群，在隋唐时代（公元 581~906 年之间）汉人墓出土物中，发现有一把牙刷，形状与今相似而略大，颜色黑褐似以兽毛制作。这可能是中国最早的牙刷，这说明中国人在 1000 多年前就有了使用牙刷、牙粉习惯，这比英国伦敦皮革匠阿迪斯于 1780 年发明用一根吃剩的骨头，在上面钻些小孔，置入猪鬃，竟谓这是诞生了"人类的第一把牙刷"的传说，要早 10 个世纪。并且历代的医生都很关心牙齿的保护，从而可了解到古人对讲究卫生预防疾病以保护健康的积极性。

麻疹证治和预防

麻疹是一种急性传染病，西医学认为是一种传染力极强的滤过性病毒所致，传染力以出疹发热期为最大，病毒存在于病人的眼及呼吸道分泌物中，传染方式以直接接触飞沫传染为最多，间接传染较少。

麻疹在每年的冬末春初都有程度不同的流行，甚至到了夏至节以后，还有少数发生。本病在全世界中都有感染和流行。6个月以内的婴儿，一般有免疫力；多数发病于1周岁以上，2~5周岁发病率很高；15周岁以上即见减少，成人很少发生。因本病有终身免疫力，凡在儿童时期经过感染之后，即不再感染。

麻疹虽然是传染最强烈的一种病，如果早做预防，及时治疗，妥善护理，是没有什么危险的。但习俗对此病有两种看法：一种是把本病看得过于厉害，一遇孩儿感染，便惊慌失措，无所适从，反而误事；另一种便认为这是人生必有的病患，无论症状轻重，一概漠然视之，及至发生变证，悔治已晚。这两种态度都是不对的。

一、麻疹的病名和流行史

麻疹的名称，因地而异，颇不一致。在江苏、上海、南京、苏北各地，呼曰"痧子"；在浙江宁波、杭州等地，呼曰"瘄子"；浙江有的县俗称"做小客"，或曰"升小宝"。此外，更有"疹子"（山东、福建、广东、广西、云南、贵州等省）、"艄子"（江西）、"麸子"（四川）、"糠疮""肤疹"（山西、陕西）、"籽疮"（河南）、"温疹"（北京）、"赤疮"（西北）、"肤疮""麻子"（长江以南）等种种地方性的异名。

在中国古代医籍中，都是把痘疹汇为一编的。可以确认麻疹这一病名，并把麻疹和天花分辨开来，当始于宋代。庞安常的《伤寒总名论》载："热毒内盛，攻于脏腑，余气流于肌肉……此病有两种，一则发斑，俗谓之麻子，其毒稍轻；二则豌豆，其毒最重，多是重温所变。"这是我国明确分辨天花和麻疹两种不同疾病最早的文献记录，较西欧英国人薛登哈姆早6个世纪。

但是，这不等于说我国在宋以前没有麻疹的流行。因为对一种病的认识，特别要鉴别麻疹和天花这样的疾病，不经过广大人民和医学家的长期实践和经验积累，是办不到的。

宋代儿科专书已开始出现，如《小儿药证直决》《小儿痘疹方论》等，都提到冬末春初小儿多病斑疹，其中有不少描述与麻疹相似。这些书指出"麻与疹"都是民间俗话，但这时还没有把麻疹二字相连并称。

最早出现"麻疹"两个字的书，当推元代滑寿的《麻疹全书》。从

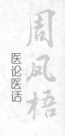

这时起，才把"麻疹"病名确定下来，在中医学发展中，才把它分成专科。

迨至明、清两代，"麻疹"病名应用已极普遍，如明代张景岳的《景岳全书·麻疹诠》、《麻疹阐注》，翁仲仁的《麻疹心法》，清代谢玉琼的《麻科活人全书》，夏子俊的《麻疹秘录》等这些汇集前人的麻疹专著相继问世。人们已经明确指出，麻疹一证不但有周期的流行，且人人必发。在文献中可以看到明、清流行麻疹的线索。王清任的《医林改错》中指出公元1797 年流行麻疹等病引起相当高的死亡率。

二、麻疹的病因和病机

麻疹的病因，古人多认为是"胎毒"，又认为此种胎毒伏于命门之间。出生之后，因人体与天气相感相通，一遇疠气流行，则所禀之毒随感而发。如宋代钱乙说："小儿在胎食五脏血秽，伏于命门，若遇天行时热，或乳食所伤，或惊恐所触，则其毒当出。"朱肱说："夫小儿在胎之时，乃母之五脏之液所养在形也。其母不知禁戒，好啖辛酸，或食毒物，其气传于胞胎之中，此毒发为疮疹。"又金代张从正说："儿之在母腹也，胞养十月，蕴蓄浊恶之气非一日，及岁年而后发，虽至贵与至贱，莫不皆然，轻者稀少，重者稠密，皆因胞胎时所感浊恶热毒之气有轻重。"同时，古人也认识到麻疹与季节、气候、传染的关系。说："春温夏暑秋凉冬寒，此四时之正气也，冬应寒而反温，阳气暴泄，火令早行，人感之者，至于来春必发疮疥，未出痘疹者必感而出，虽曰胎毒，未有不由天行者，故一时传染，大小相似。"因此，清代对"胎毒"之说，虽为多数医家所接受，但多强调外因感触，使胎毒发越。

金元时代，在病机方面，则认为麻疹病位在心，一切症状，皆由心火炽盛所致。如元代朱丹溪说："痘疹皆胎毒所发……色小红而行于皮肤中出者，属少阴君火也，谓之疹。"并认为麻疹常见症状如咳嗽、鼻涕等，皆为心火上蒸，肺受其毒所致。滑寿也说："麻疹小而色红碎密，其行于皮肤之间者，属手少阴君火也。"由心及肺，由肺及肝、胃、大肠……一系列的证候，皆归根于心火。这种根据脏腑之间的联系来解释证候发生的机制，较宋代有了进步。

上面所引证的一些内容说明古人对麻疹病因病机的认识是从实践经验中观察得来的，所以对病因病机的分析，有的部分颇为正确。

三、麻疹的证候

麻疹的发病过程，临床症状可分为正常、失常两大类。

（一）正常症状分为 4 期

1. 潜伏期

即前驱期。病人感染之后，经过 10 天之后的潜伏期，此时，除只有轻微头痛，食欲不振，睡眠不安，体温微升，咳嗽间作，精神疲倦，类似轻型感冒外，一般无显著症状。

2. 发热期

即侵袭期，倦怠不安，面目浮肿，腮红，咳嗽，喷嚏，鼻塞声重，流清涕，结合膜充血，畏光羞明，眼泪汪汪，下侧眼睑靠近软骨之结膜，常见有一道横行的充血线，叫麻疹线，初甚明显，不久则因结膜普遍充血而不清。耳后尚有红筋发现。耳轮凉，尻冷，中指独冷。此外，或有嗜睡，惊悸，不思饮食，憎寒身痛，腿不能立，嘈杂呕恶，腹泄，腹痛，眉目唇鼻发痒等症状。绝大多数患者口腔内两颊黏膜上或下唇深部发现有冒针头（累累如粟）样有红晕的蓝白色小点（所谓滑寿氏斑）。此为发疹之特征，皮疹出现后，此斑点即消失。

另外，口腔黏膜有充血与水肿。在软腭部可见紫色红斑，白细胞减少，有时可见到为时短暂的前驱性皮疹。

3. 发疹期

也称正期，约 3 天，或首尾四五天。发热三四日后，开始出疹。其发疹顺序，先自发线、耳后、颈部、前额、口周围出现，在二三日内渐及胸背、腰腹、四肢，由上而下布满全身。当出至手足背时，称为二潮；又次日，直至手足心出齐时，称为三潮；此时周身自头顶至足心，全部出齐，或称发透。疹点初为细小红丘疹，边缘颜色较淡，随即迅速扩大而融合成暗红色不规则的成片的丘状斑疹，试以手指压之，其色暂时较淡，疹与疹

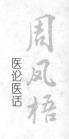

之间仍可有健康皮肤。疹点出现后，热势至此更重，体温随之上升，有达42℃者，脉搏随之加速，呼吸随之加促，其他重笃症状如面浮肿而灼热，眼红肿畏光，流涕、咳嗽剧增，喉嘶哑，幼童有时有呕吐泻泄、昏迷谵妄抽搐等现象，每多相偕而来。但当疹点满布全身，体温随即下降，将转入后期。

4. 收没期

即落屑期，也称后期，约为 3 天，或首尾四五天。疹点透发齐全后，体温在 12~24 小时内迅速下退，炎性症状消失，病人一般情况大见改善。疹点按其出现之次序逐渐消回，即先回头面，次及肢体，或先发之处先回，后发之处后回。回时疹点逐日平复，疹色逐日转淡，或留棕色斑点。不久，皮肤上有皮屑脱落，状如糠粃，约在 5~10 天内退净，一般病征及结膜、皮肤症状渐次减轻，以至痊愈。

（二）失常症状分为 6 种

1. 麻闭不出

麻疹发热期三四日已过，延至六七日，热势甚壮，频嗽不已，上气喘急，目睑发赤，腹中胀痛，烦躁不宁，疹点不现，此即疹闭不出之候。

2. 疹出不透

发疹期将过，而疹仍未出齐，或手足心未到。其状皮肤干燥，毛窍悚栗者，因天时寒冷，为风寒所阻；其状颗粒隐隐，红紫一片者，此为火毒炽盛；其状肌肤不燥，唇色白而二便如常者，此为中气虚弱。凡疹未出透者，多自觉胸闷，他人以手按其胸膺，多有皱眉表情，可以此为辨证。

3. 麻出急隐

发疹期未过，所见疹点瞬时骤隐，是即内陷。隐时红疹退色，变作青紫，甚或苍白，周身皮肤亦随之变色，同时，鼻煽肩动，呼吸转急迫，胸部起伏甚剧，其后脉搏频数紧张，或软弱凌乱，眼窝凹陷，口唇青紫，目睛上视或呆定，甚则昏迷沉睡，筋肉拘挛，以致不起。故隐陷一症，为本病第一危候。至于隐陷之因，或因剧受风寒，或因误食酸敛，或受惊吓，原非一致。

4. 麻回复出

有疹回后数日复发疹点者，亦有复发数次者。如此无须惊惶，但能依法调治，渐次可愈。

5. 麻回太速

发疹期已足 3 日，虽非忽隐，但收没期麻回太速者亦忌。又有渐出渐回者，其势似轻，但热势尚未尽退之前，仍当防有肺炎喘急之变。

6. 麻回太慢

收没期麻回以 3 日为度，有迟至四五日未清者，此乃余热郁蒸之故；亦有麻回而热不随退者，并当随证施治。

婴儿或体质素弱的儿童，由于抵抗力不足，或护理不善，在发病过程中或皮疹消退之时，若持续高烧，即为发生并发症之兆。并发症之最常见者，为疹闭喘急，咽喉肿痛，中耳炎等，其中尤以疹闭肺炎之喘急变化最快，严重的患者多死于此症。

四、麻疹的治疗

麻疹的治疗原则，一般是透表、清热、解毒、养阴。根据病程分期，结合症状，确定治疗方针。在麻疹流行区，对易感儿童采取积极的防治措施，尽量推迟儿童的发病年龄。在潜伏期，宜辛平轻解。发热期以发表透疹为主，佐以清热解毒。发疹期以解毒清透为主，佐以活血通络，使麻疹毒素外达。收没期以养阴为主，佐以清热调中，以清解余热。至于方剂的具体运用，应根据患儿的体质、年龄、症状加减化裁。

总之，麻疹的治疗，以宣透、清热、解毒、养阴为主，发热期不宜过用寒凉，免毒内陷；发疹期不宜止咳，免致塌滞；收没期不宜早用止泻，以便排出余毒。如遇变证，应根据病情，对证用药。《麻疹户晓》和《十万金方》拟选治疗诸方（有删订），乃经验良剂，最为稳妥，今介绍于后，以供参考。

（一）透表解毒饮

金银花 9g，连翘 6g，桑叶 9g，菊花 9g，薄荷 6g，蝉蜕 6g，牛蒡子

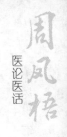

4.5g，苦杏仁（打）6g，苦桔梗 4.5g，芦根（鲜者加倍）15g，生甘草 3g。

水煎至药的香气大出（沸后 10 分钟左右）即可，不可过煎，4 次分服，每隔 3 小时服 1 次（下同）。

此为 5 周岁小儿剂量，临床时可按患儿年龄增减（下同）。

本方专备麻疹潜伏期及初热期应用。

本方系由银翘散、桑菊饮两方化裁加减而成，具有辛凉解表和轻清透发的作用。对麻疹潜伏期具有轻微风热表证及麻疹初期风热外束，以致疹出不利引起的严重咳嗽、呕逆、气喘、高热等症，用之有效。在疹已透出时适当加入活血凉血之品，如红花、紫草（便秘者尤宜）、赤芍等，效果更佳。如发病于冬季或初春天气乍暖乍寒，偏重于表寒者，可酌加麻黄、防风、荆芥穗等。如果证现虚寒，此类辛凉之剂宜慎用之。

（二）迎疹汤

葛根 9g，桑叶 9g，薄荷 6g，苦杏仁（打）9g，苦桔梗 4.5g，牛蒡子 4.5g，蝉蜕 3g，连翘 9g，前胡 4.5g，钩藤 6g，赤芍 4.5g，生甘草 3g。

本方专备发热期 3 日，热已发，疹未出时应用。倘服后热退身凉，证明并非麻疹者，亦绝无妨碍。

（三）加减升麻葛根汤

粉葛根 12g，绿升麻 4.5g，赤芍 9g，连翘 9g，牛蒡子 6g，生地 6g，蝉蜕 6g，当归 6g，黄芩 6g，大青叶 6g，生甘草 4.5g。

本方专备发疹期，似出而不快，呼吸气促，烦躁不安者应用。

（四）款疹汤

生地（鲜者 15g）9g，白茅根（鲜者加倍）12g，芦根（鲜者加倍）15g，生石膏 12g，天花粉 9g，连翘 6g，苦杏仁（打）9g，苦桔梗 3g，赤芍 6g，淡竹叶 6g，生甘草 3g。

水煎沸后 15 分钟即可，分 4 次服，每隔 3 小时服 1 次（下同）。

本方专备发疹期 3 日，热续发、疹盛出时应用。

（五）送疹汤

生地 9g，淡黄芩 4.5g，生石膏 9g，生山栀 4.5g，生桑皮 4.5g，银花 9g，焦山楂 6g，生甘草 3g，石斛 4.5g，沙参 4.5g，麦冬 4.5g，玉竹 4.5g。

本方专备收没期 3 日，热将退，疹渐回时应用。

本方后列石斛、沙参、麦冬、玉竹 4 味为滋阴药，如热势仍高，咳嗽仍剧者，当易以清热化痰之品，因用之过早，尚多流弊。

（六）顺疹汤

鲜芦根（干者减半）30g，鲜茅根（干者减半）24g，绿豆 6g，天花粉 9g，连翘 4.5g，赤芍 4.5g，细茶 1.5g，淡竹叶 1.5g，生甘草 3g。

本方备作三期应用，可代茶以解口渴。方中随症减少几味也可，惟病情略重时，仍服正方。

（七）追疹汤

粉葛根 12g，升麻 1.5g，生麻黄 1.5g，西河柳 6g，浮萍草 3g，鲜芫荽 4.5g。蝉蜕 6g，苏叶 3g，苦杏仁 9g，桑枝 9g，生甘草 4.5g。

本方专治麻疹忽然隐陷者。一追未返，可续追之。追之已返，再按证调方，不宜操之过急，致生他变。

（八）利咽透疹汤

银花 9g，连翘 6g，荆芥 3g，防风 1.5g，薄荷 3g，升麻 1.5g，牛蒡子 6g，玄参 9g，苦桔梗 4.5g，生甘草 3g。

本方专备发热二三日，表邪郁遏，麻疹不出，微恶寒，咳嗽，咽喉肿痛者应用。

（九）清热止嗽汤

银花 9g，连翘 6g，黄芩 3g，贝母 3g，杏仁 6g，知母 9g，丹皮 4.5g，生地 6g，麦冬 6g，生甘草 3g。

本方专备疹后身热不退，咳嗽不止，脉数无力者用之。

疹后仍热而咳嗽，为临床多见之症。疹至没收时，其热当减，当减不减多是余毒不净。阴液不足、虚火上炎、肺受熏蒸，每兼咳嗽，故治法当以退热养阴为主。因麻疹的整个过程中，惟肺部受邪最重，所以自始至终，都要时刻顾及于肺。如果疹后热退，而咳嗽很轻，就不必用药，只须妥为护理，即可自愈。

（十）加味麻杏石甘汤

炙麻黄 1.5~3g，苦杏仁 9g，生石膏 9~18g，生甘草 3g，牛蒡子 6g，紫苏子 6g，麦冬 6g，橘红 3g，薄荷 3g，瓜蒌仁 6g，银花 9g，连翘 6g，炙桑皮 3g。

本方专治麻疹逆转之肺炎喘急，鼻煽抬肩，精神烦躁，病情危笃者。

据江苏新医学院一附院《重用大黄治疗麻疹肺炎的初步体会》一文介绍：在 1966 年 1~8 月，治疗麻疹肺炎患儿过程中，重点观察了用大剂量清热解毒和重用大黄的疗效比较，共 125 例，发现重用大黄组疗效较好。其治法用药分组如下。

甲组　用大青叶（或板蓝根 30g）30g，银花 9~15g，蒲公英 30g，紫草（或龙胆草 9g）9~15g，加入麻杏石甘汤中，以煎剂为主。痰重者加葶苈子、天竺黄。每日 1 剂，本组共 68 例。

乙组　在甲组用药的基础上，再加生大黄煎剂。大黄用量随年龄而增加；1 岁以下者 9g，1~2 岁 9~15g，2~3 岁 15~30g，2~5 岁 30~45g，每日 1 剂。本组共 57 例。

两组病例均从入院当天起分别服药，连服 3 天以上。两组患儿均全部治愈，但其退烧天数、咳嗽的消失、啰音消失和 X 线征象消失的天数，乙组（重用大黄组）均少于甲组。

该文指出，大黄具有清热化湿及泻血分实热的功用。近代中药中归类于攻下药，治阳明腑实证。但我们查阅了古代医书，大黄的应用颇广，如《普济方·婴儿篇》记载伍用大黄治疗小儿诸热、寒热结实、痰热、疮毒、下痢、黄疸等达百余方剂。西医学实验研究证明大黄不但用以缓下、健胃、利胆，而且具有抗菌作用，如对甲乙型链球菌、肺炎球菌、金黄色葡萄球菌及伤寒、副伤寒、痢疾、白喉、炭疽杆菌等有较敏感的抑菌作用。对流感病毒亦有抑制作用。故以大黄治疗肺炎，特别是病毒性肺炎是值得重视和研究的。对于曾用多种抗生素及中医辨证治疗未效的麻疹肺炎患儿

20 例，改服乙组方药，也取得较为满意的疗效。

附　民间验方

（一）搓疹方

[主治] 疹出不快，或疹出隐陷，肺炎喘急等症。

[药品] 荞麦面 60g，鸡蛋 1 个。

[制法] 将鸡蛋两端各打 1 孔，流出蛋清（不要蛋黄），以蛋清和荞麦面，和的干湿度有如面块，团成卵圆形，外面再加香油三五滴，以减少黏着性。

[用法] 在患儿身上揉滚，先搓前胸和后背，胸背要多搓，以皮肤潮红为度。周身的其他部位也同时要搓，每日搓 3 次，每次 30 分钟。搓得愈早疹子出得愈快、愈好。搓后患儿逐渐入睡，呼吸次数减少，喘促减轻或消失。如搓后疹子当时不出，次日即出齐。

这种搓法不仅用于麻疹，根据我们的经验，就是暑夏及秋初的干霍乱（吐泻不得，瞀闷烦躁）和痧疹（羊毛疹）用之亦甚有效。

这个方在民间推广是有现实意义的。

（二）芫荽膏

[主治] 麻疹不出，气喘。

[药品] 芫荽 60g。

[用法] 将芫荽切碎捣烂如膏，用纱布包之，搓搽全身。

（三）焦发油

[主治] 麻疹不出，发热。

[药品] 头发一团（洗净），棉籽油 30g。

[用法] 将棉籽油熬开，把头发放入油内炸枯，去渣用油。以棉球蘸此油搓患儿的胸部和背部。

（四）鸡毛浴法

[主治] 麻疹开始外透而突然内陷，胸部胀高，喘息急促，四肢厥逆。

　　［药品］活鸡毛一把。

　　［用法］将鸡毛放在盆内用开水冲，然后将鸡毛捞出，用毛巾蘸鸡毛水搓身，重点搓胸前背后 20 分钟。搓后盖上被子，约 2 小时疹即透出。

（五）山楂散

　　［主治］麻疹干热不出，隐伏不见，咳嗽气促。

　　［药品］干山楂（去核）1.5g。

　　［用法］将山楂研为细末，用白开水送下，服用 1 次即可。

　　据载本方经服 1 次，麻疹即出，有效率达 100%。

（六）麻疹便方

　　［主治］麻疹涩滞不出，或疹出一见即没。

　　［药品］芫荽 5 棵，绿豆 15g，芦根 5 节，红荆芥 5 寸。

　　［用法］水煎当茶饮。

（七）芦茅饮

　　［主治］麻疹正常发病过程中，一切症状较轻者。

　　［药品］鲜芦根、鲜茅根各 30g。

　　［用法］水煎代茶饮。

　　本方具有宣透解毒作用，服之可助疹透热清，并有预防之效。

五、麻疹的预防

　　中医学在麻疹的治疗中，积累了不少的经验。但病则治疗，虽然收到很高的效果，究属消极。为了消灭这种危害儿童健康最大的传染病，更应积极从预防方面寻找办法。除近年来用麻疹疫苗预防注射取得了一定的成效和推迟了儿童的发病年龄外，中医药文献中有关麻疹预防的记载也非常丰富。在预防剂尚未能普及应用的情况下，还有加以选用的必要。今选数方于后，尚希医界同志推广试用。

（一）脐带稀疹散

[药品] 新脱落的脐带 1 个。

[制法] 将脐带放净瓦上，用木炭火炙干（勿炙成灰），取下，垫纸放在室内干净土地上，用碗或玻璃器皿扣严。3 小时后，将脐带取出，研为细面，加朱砂（研细）0.15g 调匀，贮瓶中备用。

[用法] 初生儿 16 日内，用乳汁调药面敷乳头上，随婴儿吮乳咽下，1 日三四次。

《本草纲目》载："脐带解胎毒，敷脐疮。"我国古代医学家的临床经验，认为麻疹是胎毒之一，脐带粉有预防麻疹的作用。故《保幼大全》有"脐带烧灰，或加朱砂少许，乳汁调服"以预解胎毒，可免痘患（包括麻疹）的记载。河北安国县医院以此方试用 6 例，经 2~7 年的观察，有一定的免疫作用。这 6 个儿童在麻疹流行区和麻疹患儿接触后，仅发病 1 例，症状轻微，5 例未发病。

（二）胎盘粉

[制法] 取健康无病的新鲜胎盘 1 个，先用净凉水浸泡洗净瘀血，再用生理食盐水冲洗，绞碎，放在 50℃ 的烘干箱内烘干，然后研为细面，加入适量香料及糖。

[用法] 1 周岁 1g，2 周岁 2g，3 周岁以上 3g。2 次或 3 次分服，1 日服完。

据开滦医院使用胎盘粉对已接触麻疹病患者的儿童以及周围易感儿童药后的观察，先后服胎盘粉预防麻疹者 270 人，其中发病者 70 人，占服药的 25.9%。

近年来各地的使用结果表明，胎盘粉预防麻疹是有一定作用。因为胎盘粉中含有大量的滤过素、黄体素、垂体前叶素、维生素、酵素等内分泌类的物质，以及具有携带作用的胶氨基酸。胎盘内的生物刺激素，可促进神经系统恢复正常，亦因此增强了组织的再生过程。再由于母体生过麻疹，具备抵抗麻疹的抗体，胎盘内所含的对人体有益的各种产物，起着互相协助作用，所以有增加抵抗力和预防麻疹的作用。脐带组织和胎盘组织所含的东西是否一样，现尚未充分地搞清楚，但胎盘和脐带能预防麻疹，并且也有一定的预防效果，这是今后值得试验观察的。

（三）尿泡鸡蛋

[药品] 鲜鸡蛋 5~7 个，童尿适量。

[制法] 将鲜鸡蛋用针在其周围刺 7~10 个小孔（将针固在一物上，手握鸡蛋向针尖轻轻一击），然后浸入患过麻疹 10 岁以下儿童的小便中，尿的数量需要漫过鸡蛋，放在低温处，浸 7 昼夜，取出用水冲洗干净，煮熟去皮，口服。

[用法] 每日服 1 个。根据儿童年龄大小，亦可分用 2 次、3 次服用，但须 1 日服完。连服 5~7 天。

据唐山市防疫站、正定县柏堂村、藁城县北马村、丰润县王兰村、唐山市丰润区、昌黎县卫生防疫站、保定市卫生防疫站等地使用尿泡鸡蛋预防麻疹均取得了一定的效果。一般的即使发病，症状亦较轻。

尿泡鸡蛋预防麻疹的方法在群众中早已应用，在中医古典文献《杜新方》中曾记载："鸡子一枚微敲破，童便浸七昼夜，煮食终身免痘疹。"尿泡鸡蛋是群众同疾病作斗争的经验积累。新中国成立以来，由于执行了预防为主的方针，在预防麻疹工作中，尿泡鸡蛋广泛使用，从实践中证明了它是一个行之有效的方法，既经济，又简便，省钱省事，效果良好，群众欢迎，便于推广。至于服蛋后发生免疫的时间问题，根据各地材料分析，一般在服蛋后 21 天生效。因此，使用此法最好是在流行期前 1 个月或更早一些时间，则预防效果更好。至于免疫力的持续时间，据考察一般在 1 年左右，如超过 1 年，则免疫力逐渐减弱。

（四）丝瓜散

[药品] 丝瓜 1 条（不老不嫩的），朱砂少许。

[制法] 将丝瓜挂于屋檐下风干，用尾部近蒂者长三四寸，以砂锅焙干存性，研为细末，再将朱砂研细，每丝瓜面 3g 兑入朱砂 1g。

[用法] 每服 1.5g，温开水送下，日服 2 次，连服 3 天。

此方在安国县北段村作重点试验，六七十名儿童连服 3 天，在麻疹流行时，只有 7 人发病，症状仅有发热，疹子未出。济南郊区小金庄对 18 名麻疹易患者，以丝瓜制剂进行预防。配制和服法是：全丝瓜 1 个，风干，以砂锅焙黄，研为细面。6个月至3岁儿童每次服1g；4~6岁儿童，每次服6g；7~12岁儿童，每次服9g。1日1次，连服3天，温开水送下。服后无任何不良作用。在此例中，完全起到预防作用的15人，症状轻微的1人，无效的2人。以上试用结果更进一步地证实了丝瓜预防麻疹的作用，虽然在配制与服法上略有不同，但起主要作用的还是丝瓜。

丝瓜预防麻疹，历代文献有不少记载。《本草纲目》载："丝瓜老者烧存性服，祛风化痰，凉血解毒，杀虫，通经络，行血脉……治痘疹肿毒。"《本草求真》载："丝瓜性属寒物，味甘体滑……凡人风痰温热，蛊毒、虫积，留滞经络，发为痈疽疮疡……服之立能有效……小儿痘出不快……服之亦应。"《吴氏儿科》载："丝瓜风干，新瓦上煅灰，摊地上去火气，研末用百沸汤冲服，每年服1次，服至三四次，小儿永无麻疹之患。"《验方大全》载："丝瓜近蒂者3寸，连皮炒焦为末，砂糖调服，可预防麻疹，即出也稀。"综观上述，丝瓜具有味甘入脾，性凉解毒，清肺化痰，杀虫，祛风散热，通络利肠，并有防治痘疹胎毒等效能。按其性味效能，结合麻疹的病因病机，作为麻疹预防药是有理论根据的。

（五）紫草汤

[药品] 紫草9g。

[用法] 水煎服。5岁以上者每次用9g；5岁以下者酌减。

每隔10天服1次，连服3次。

河北束鹿县用此方在陈马庄重点观察，虽然麻疹在该地区流行，可是25名易感儿服用后，经过十几天检查，除有2名在潜伏期中服药后发生麻疹外，其余25名全部起到了预防作用。

（六）紫甘防麻汤

[药品] 紫草1000g，甘草250g。

[制法] 将药入大砂锅内，加水1600ml，先用大火煮沸，再用小火煮10分钟，过滤，剩水1200ml。

[用法] 1岁以下者，每次服15ml；1~3岁者服30ml；4~5岁者服40ml，3天服1次，连服3次。

永年县卫生科用此方预防麻疹，对10岁以下524名易感儿童进行观

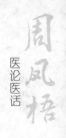

察，其中只有 1 名发生麻疹，其余均未发生。

紫草之治疹毒始见于《本草纲目》。据载："治斑疹痘毒，活血凉血，及利大肠。"按本品苦寒性滑，具有清热解毒作用，对于麻疹能透发促进毒素的排泄，降低敏感性，所以在麻疹流行之际，须先服之，即能控制感染；即使已经感染，一经服用亦能促进麻疹的毒素从皮肤及二便排出，减轻症状，缩短病程。根据近年来各地实践及文献记载，紫草根预防麻疹，是一味效果良好药品。服后能使排尿增多，但也有的大便溏泻，为防止便泻，便佐甘草以中和之，且甘草具有解毒之功，能助紫草清热解毒之力，又能缓和腹泻。近来又加蔗糖，制成糖浆，更为方便，且味甜适口，以免小儿服药之苦。这是根据报道加以改制的剂型，经安徽、四川等 5 个地区 5 次共 5824 个儿童的试用结果，保护率达到 90% 以上，确有大力推广的价值。依据过去经验，服用此剂，可免疫 30~40 天，免疫期后，再服 3 天的剂量，有益无损。兹将紫草糖浆配制及服法介绍如下。

［药品］紫草根 500g，生甘草 250g，白糖 120g。

［制法］用清水 4800ml，煎紫草、甘草约 30 分钟，去渣，加糖再煎，浓缩为 1600ml 即可。年龄及服法见下表。

年　　龄	一次用量（ml）	每日次数	连服天数
6 个月 ~1 岁	5	2	3
2 岁 ~3 岁	10	2	3
4 岁 ~6 岁	15	2	3
7 岁 ~15 岁	20	2	3

（七）三豆饮

［药品］绿豆、黑豆、赤小豆各 9g。

［用法］水煎代茶饮，并可吃豆。

此方即《本草纲目》所载"扁鹊三豆饮"，主要功效为"天行痘疮，预服此饮，疏解热毒，纵出亦少"。古时痘疹并论，实即预防麻疹之剂。各地广泛使用，效果也好。

河北大名县杨桥医院在上方的基础上加入紫草 1.5g，名"紫草三豆饮"，较原有预防效果又提高了一步。对 1~7 岁的 53 名易感儿童，全部服用此方进行观察，经过 3 年的时间，结果无一人发病。磁县卫生科又在"紫草三豆饮"中入银花、甘草各9g，对321名易感儿童进行预防观察，结果只有6名发病，有效率达98%以上。总之，这几个三豆制剂，在未出疹前饮之，可免出疹，或减轻出疹症状，如已发疹并有解毒清热之功。

（八）茅根汤

[药品] 鲜白茅根30~60g，白糖适量。

[用法] 在麻疹流行期，煎汤代茶常喝。

据巨鹿县白张庄张医生介绍：家中人口众多，数十年来，所有小孩从未患过麻疹，都是在麻疹流行期，煎茅根汤全家小孩当茶喝，遂收到预防效果。

白茅根味甘性凉，中空有节，善于透发脏腑郁热，托麻疹之毒外出。鲜者力较大，如无鲜者，以干者代之。

（九）三白汤

[药品] 白茅根30g，白萝卜120g，荸荠60g，冰糖15g。

[用法] 前3味切片煎汤，然后放入冰糖，代茶饮之。

冬春之季，用此方代茶常饮，为民间防瘟避疫的常用方剂，无论疹子已发未发，均可服之。

六、麻疹的护理

麻疹护理，需要十分周密，疹子的变症往往与护理有关，如护理得法，则麻疹趋于顺境，仅服代茶剂已足；反之，如护理不周，每使病情逆转，是应特别注意。从发热期到收没期，宜做到以下4点。

1. 首先要避风寒。不可当风坐卧，初潮之时，避风寒，则疹易出；正发之际，更须避风，以免疹毒内陷。尤须注意衣被寒暖适宜。

2. 注意室内空气新鲜。无论已发未出，最忌一切恶浊之气（如油烟、煎炒、腥脍之气），以及外人入房。但避免严闭门窗，妨碍空气流通。

3. 忌食生冷五辛。须食清淡容易消化之品，更宜常常饮水。

4. 注意病儿的精神表现、疹色以及呼吸缓急等变化。

此外，患儿母亲亦应注意卫生和忌口，以免影响患儿。

结 语

1. 麻疹之顺证，只要妥为护理，饮以代茶剂，则 3 期可以安然度过。倘有变逆，要及时医治，尤应特别注意并发肺炎一症。所谓"顺证不药而愈，险证非药不可，逆证虽药而难痊"。

2. 既已出疹，更要妥善调护。因护理工作有关麻疹之变证，影响极大。

3. 积极贯彻预防为主的方针，在目前麻疹疫苗尚未广泛应用的情况下，所选预防各方，符合简、便、廉、验的精神，均具有一定的效果，可以广为推行。

百日咳证治

百日咳，方书称"顿咳"，又名"痉咳""疫咳""天哮"，俗名"鹭鸶咳"。本病多发于冬春两季，夏秋季亦有少量散发者。有传染性，或流行于麻疹流行之后。2~7 岁小儿患者为多。

一、临床表现

初起，发热或不发热，鼻塞流涕，咳嗽不畅，入夜较甚，舌苔薄白，脉浮。此乃风邪疫气初伤肺卫。约 1 周之后，疫邪犯肝及脾，即呈顿咳现象。症见咳呛气急，连声不断，阵阵发作，咳后有鸡鸣回声，吐出痰涎及乳食始生平息。如邪陷心包，引动肝风，则见呛咳憋喘，壮热神昏，惊厥抽搐，脉弦而劲急。如久咳不愈，正气受伤，则见咳嗽无力，阵咳减少，神倦形疲，气短汗出，纳呆饮少，舌淡苔白，脉细弱无力，已属肺脾两虚矣。病轻者 1 个月后即可向愈，重者往往延至三四个月之久，故曰"百日咳"。所谓"顿咳""痉咳""鹭鸶咳"者，是指症状而言；所谓"疫咳""天哮"者，乃指具有传染性也；所谓"百日咳"者，非患病之时间适为此数，乃言其不易就痊，持续时间甚长也。若体质强，感染轻，调护得宜，则未必百日咳亦能减退；反之，体质弱，感染重，摄养又不得其法，百日之后，未必痊愈。因此，为家长者应注意及时防治与护理。

二、辨证治疗

1. 初起发热或不发热，鼻塞流涕，咳嗽不畅者，宜疏风解表，宣肺止咳。用止嗽散加味。

发热者：百部、紫菀、白前、桔梗、苦杏仁、银花、连翘各6~9g，荆芥、薄荷、橘红、生甘草各3g。水煎2次，去渣，2次药汁合兑，分3~4次温服。高烧者加生石膏15~30g。

不发热者：百部、紫菀、白前、苦桔梗、苦杏仁、姜半夏各6~9g，炙麻黄、橘红、炙甘草各3g。煎服法同上。

2. 咳呛气急，连声不断，呕吐黏痰乳食者，宜清金抑木，祛痰止咳。用泻白散合旋覆代赭石汤加味。炙桑皮、地骨皮、旋覆花、生赭石（上2味同包煎）、夏枯草、百部、苦杏仁、生杷叶各6~9g，橘红3~6g，生甘草3g。煎服法同上。

3. 痉咳阵发，面赤唇青，涕泪俱出，喘憋鼻煽者，宜清热宣肺，止咳定喘。用麻杏石甘合四子汤。炙麻黄3~5g，生石膏18~20g，苦杏仁、紫苏子、白芥子、莱菔子、牛蒡子各6~9g，生甘草3g。煎服法同上。痰中带血者，在白茅根15g、仙鹤草15g、生藕节12g、侧柏炭9g中，选加一二味即可。

4. 壮热神昏，惊厥抽搐者，宜芳香透窍，辛凉开闭。用紫雪丹或安宫牛黄丸（散）（中成药）。按照用量说明分次化冲。

5. 咳呛日久，正气损伤，宜补益脾肺，扶正祛邪。用麦味四君汤。党参、炒白术、茯苓、麦冬各6~9g，北五味子（捣碎）6g，炙甘草3g，红枣（擘）3枚、生姜2片。煎服法同上。

三、验方选录

（一）百杏煎

百部9g，苦杏仁6g，冰糖9g。水煎服。每日1剂。根据患儿年龄分次服下。

（二）百部糖浆

百部、白糖各250g。先将百部加水500ml，煎至200ml滤过，再加

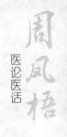

水 500ml，又煎至 200ml，把 2 次药汁混合一起，加白糖溶化即成。每次 5~10ml，日服 3 次，温水兑服。

（三）百麦二陈汤

百部、麦冬各 9g，苦桔梗、橘红各 6g，姜半夏 4.5g，生甘草 3g。水煎服。每日 1 剂，连服 3~6 剂。发热而喘者，加生麻黄 1g。

（四）三拗豆腐

豆腐（切成 1 寸厚）250mg，生麻黄 1g，苦杏仁（打碎）9g，生甘草（研粗末）1.5g。将杏仁、甘草均匀撒于豆腐上，再将麻黄插入豆腐内，置碗中放在锅内蒸 30 分钟取出。去麻黄、苦杏仁、甘草，将豆腐搅烂服食，连服 7 天为 1 疗程。

三金胡桃汤、内金胡桃膏
治愈泌尿系结石

泌尿系结石病临床较为多见。中医学对本病的治疗积累了丰富的经验。近代除肾实质结石或结石过大难以排出须手术者外，内服中药常可取得满意的效果。笔者自拟三金胡桃汤及内金胡桃膏两方，单服一方，或两方并服，治愈泌尿系结石3例，现介绍如下。

一、病例介绍

例1 钱某，女，39岁，四川省成都市城建局干部。1970年5月间，患者因站立过久，晚饭后，突觉右侧腰部绞痛剧烈，辗转不宁，大汗肢冷，并伴呕吐。遂急症入成都市第二医院抢治，当即尿检：红细胞（++++），印象为尿路结石，即注盐酸哌替啶半支、盐酸异丙嗪半支，痛缓入睡，继则输液，嗣又注链霉素1周，持续性疼痛并未制止，改服抗生素，疼痛逐渐缓解，休养数日，恢复工作。及至9月25日腰痛复犯，就医于四川省城建职工医院，经X线片检查，发现右输尿管下段有2枚0.4cm×0.7cm结石阴影、左输尿管下段有1枚0.6cm×0.9cm结石阴影，遂确诊为双侧输尿管下段结石，建议进行手术治疗。患者未接受，经一般处理后，仍持续疼痛，迁延多日，来济求治于余。根据上述情况，即疏三金胡桃汤及内金胡桃膏两方，嘱同时内服，但因汤剂一时拣药不齐，自10月20日起先服膏剂，疼痛逐渐缓解，又于10月30日并服汤剂，连进4剂，于11月3日晚睡前排尿时接下灰白色如黄豆大、棱角参差之结石1枚，仍继服膏剂，身体逐渐康复，未几复工，之后，未再服药。至1974年1月26日因听报告坐时过久，肾区绞痛复发，又拣配上两方同时并服，计服药10剂，于2月10日晚睡前又排出灰黑色如小花生仁大、一端粗、一端略细、有棱角之结石1枚，症状随之缓解。2月14日在四川省城建职工医院经X线片，见右输尿管结石仍存在，继服汤药5剂，饮食二便均正常，精神好转，患者误认为结石已经排出（在工作中不便留尿），故停药。及至1977年8月22日两肾区及小腹又突发绞痛，痛楚难忍，小便发现为肉眼血尿，汗出肢冷，呕吐不止，立即送往成都军区总医院急诊，静滴四环素之后，病情缓解。但肾区仍持续疼痛，2天后出院。自8月26日配服内金胡桃膏，9月7日并服三金胡桃汤，每日1剂，至9月11日晚睡前又排出大小与1970年11月3日排出者相仿之结石1枚。9月15日经该院检查：血常规：白细胞$6.4×10^9/L$；尿常规：脓细胞（－），红细胞（－）；二氧化碳结合力22mmol/L；非蛋白氮40.9mg/dl；酚红试验：15分钟排出酚红20%，30分钟排出酚红7%，60分钟排出酚红13%，120分钟排出酚红10%。9月26日X线片检查：右肾及双侧输尿管无异常发现。9月26日放射性同位素肾功能检查报告：右肾功能基本正常。

例2 郭某，女，53岁，济南铁路中心医院内科主治医师。1975年7月19日下午4时，突感腰部疼痛，后右肾区刺痛逐渐呈绞痛向右大腿内侧放射，并伴有恶心呕吐，但无尿痛、尿急、尿中断现象，疼痛逐渐加剧，呈阵发性，服止痛片无效，至20日早4点入铁路医院治疗。体检：心肺肝脾（－），右肾区叩击痛，右脊肋间压痛明显，体温36.8℃，心率80次/分，血压110/70mmHg，尿常规：红细胞（＋＋），白细胞（＋＋），蛋白（＋），上皮细胞（＋＋）。7月24日X线片发现右输尿管下段有1枚

0.3cm×0.4cm 结石阴影，肌肉注射链霉素并服四环素、止痛药，效果不显，2 天后肾区持续隐痛，呕吐不止，不能进食。本院中医科会诊，遂换服中药：半夏、茯苓、金钱草、萹蓄、瞿麦、伏龙肝、生姜等煎汤内服，每日 1 剂，连进 8 剂，呕吐瘥减，能进水少许，7 月 30 日出院。索方于余，遂予内金胡桃膏 1 料，自 8 月 1 日服至半月，腰痛缓解，胃口大开，饮食正常。中间，8 月 9 日尿常规：蛋白（±），脓细胞（+），上皮细胞（+）。8 月 15 日该院 X 线片见结石下降至膀胱位于右下方；尿常规：蛋白（±），脓细胞（+），上皮细胞少许。继服此膏，至 8 月 17 日突感尿道不适，有尿意，稍痛，尿道重坠，此时口渴欲饮，尿量亦多，至 8 月 18 日下午 3 时排尿时接下灰黑色如绿豆大之钝圆形结石 1 枚。尿常规：蛋白（±），白细胞（++），上皮细胞（++）。至此停服膏剂，休养阅月，身体康复。

例 3　陈某，男，56 岁，济南市展销公司书记。1981 年 3 月 26 日夜突发腰痛，牵引睾丸，其痛难忍，呕吐黄水，食水难进，早 5 时即叩门邀诊，根据症状印象是肾结石，为了进一步确诊，建议拍片检查。经山医附院 X 线片虽未发现有结石阴影，但亦怀疑为泌尿系结石，建议服中药治疗，未予处理。余遂代配内金胡桃膏 1 料，嘱每天接尿观察，服药 10 天，即排下如高粱粒大之结石 1 枚（未及拍片），自此饮食调摄月余，恢复工作。

二、方药组成

（一）三金胡桃汤

金钱草 30~60g，海金沙 12g，炙鸡内金粉（分 2 次冲）6g，生地 15g，玄参 12g，天门冬 9g，石韦 12g，萹蓄 9g，瞿麦 9g，怀牛膝 12g，车前草 12g，滑石 12g，木通 4.5g，生甘草 4.5g，烤胡桃仁（分 2 次嚼食）4 枚。加水 600ml，文火煎沸后 30 分钟，得 400ml，2 煎再加水 500ml，煎法如前，余 300ml，两煎药汁合兑，再分早晚饭前 1 小时各温服 1 次。

若大量尿血，可在小蓟炭、藕节炭、血余炭、白茅根、仙鹤草等药中选加一二味；腰痛甚者去木通，加续断；大便秘结者加硝黄；热盛伤阴口渴者去木通、瞿麦加麦冬、花粉；脓细胞多者加银花；气虚者去木通加参芪。

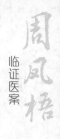

（二）内金胡桃膏

烤（或蒸）胡桃仁（轧碎）500g，炙鸡内金（研细粉）250g，蜂蜜800g。

制法：将蜜熬开，入胡桃仁、内金粉2味，搅匀为膏，瓶贮备用。

服法：每次1茶匙，饭前日服3次，服后多饮些温水。

三、讨论

泌尿系结石是指肾脏、输尿管、膀胱及尿道部位的结石。中医学对本病的认识，各家论点基本一致，认为属于"石淋""砂淋""血淋"等病的范围。其病机不外"肾虚而膀胱有热"，"热积下焦"。具体地说：是由于平素多食肥甘酒热之品；或因情志抑郁，气滞不宣；或因肾虚而膀胱气化不行，而致湿热蕴结下焦，日积月累，尿液受湿热煎熬，以致尿中浊质凝结为砂石，或在肾，或在膀胱，或在尿道。小者为砂，即称"砂淋"；大者成石，即为"石淋"。若湿热聚积，灼伤血络，迫血妄行，即成"血淋"。由于古人认为此病主要与肾虚膀胱有热有关，故历代医家多采用清除积热、渗湿利尿、补气益肾或调理气机等法。而现今比较一致的治疗原则是清热利湿、通淋化结。一般说来，本病初起，多为实热，治宜宣通清利，忌用补法，因气得补而愈胀，血得补而愈涩，热得补而愈炽。后期多虚或虚实夹杂，或病起即有虚象者，治宜兼用补法，切忌大利大下；此时宜调补脾肾，扶正理气，因气行则血行，血行则尿量增，以起分离结石、推动结石下降作用。古今医家对本病的治疗皆取得了显著的效果，所用单方、验方及特效药物是历代劳动人民和医家与本病作斗争的经验积累，有着简、便、廉、验的特点，但不能总愈诸症，故临证之时应以辨证论治为指导。关于运用辨证论治的方法，治疗本病更应专方专药与辨证施治相结合，跳出仅服单味药的圈子，疗效则更为满意。试观前人所采诸方，如《金匮要略》之瓜蒌瞿麦丸、茯苓戎盐汤，《局方》之八正散、五淋散，《普济方》之石韦散，《千金方》之牛膝汤，《证治准绳》之沉香琥珀散，《药证直诀》之导赤散，《丹溪心法》之萆薢分清饮，《医学衷中参西录》之寒通汤，及近代经验新方，如泌尿道结石方Ⅰ号、Ⅱ号，加减石韦散，二金排石汤，治石淋方，化石散等，或一方，或复方，仅取效有迟速之别，但大都能排出结石或消石于无形。都有临床实践的疗效报道，足资参考。

病例中所用之三金胡桃汤和内金胡桃膏两方是笔者在前人治疗本病的经验基础上化裁组成的。方中金钱草（过路黄）治疗结石病的报道，已不少见，其效果亦甚良好。以本品为主的复方治疗泌尿系结石获得成功，多数药后有结石排出，而少数虽未见结石排出，但X线片阴影消失。考《本草纲目拾遗》有关金钱草的记载说："治热淋，玉茎肿痛。"但详细论述不多。及至《中国药学大辞典》记载西医缪永棋述其友人陈紫泉之膀胱结石服金钱草后化砂排出之事例，并经其试验数例，皆取效后，始为近世所重视，视为治结石之专药。结合药物分析：已知结石形成的主要成分为磷酸盐、草酸盐、尿酸盐结晶，推想可能是金钱草煎剂使尿液变为酸性，而促使存在于碱性环境中的结石溶解。同时金钱草甘咸微寒，有清利湿热的作用，故对胆结石证属湿热蕴结者疗效最佳。据实验证明，本品能促进胆汁分泌，肝胆管内胆汁增多，内压增高，奥狄氏括约肌松弛，促使胆汁排出。可以设想胆结石、泌尿系结石同属结石，鉴于它们结石成分大致相同，湿热蕴结又是共同指征，故认为金钱草能使结石外排的作用机制是促进尿液排出和推动结石下行。海金沙据《本草纲目》载："治湿热肿满、小便热淋、膏淋、血淋、石淋、茎痛、解热毒。"按本品甘淡利尿，寒可清热，其性下降，善泻小肠、膀胱血分湿热，功专通利水道，而为治淋病尿道作痛之要药，故对于结石病之尿道疼痛及尿闭胀闷尤为适宜。鸡内金善于消食磨积，为一味强有力的消导之品，早为医者所公认，至于其消石功能，历代本草很少记述。仅据《本草纲目》载："疗大人淋漓。"《医林集要》曰："治小便淋漓，痛不可忍，鸡肫内黄皮五钱，阴干，烧存性，作一服，白汤下立愈。"但在近代应用本品以消结石，临床证实确有显效。据报道，化石散（火硝、滑石、鸡内金、生甘草）治愈3例肾结石患者，效果甚佳，有1例排出结石100多块，其他2例虽未见排出结石，然X线片示阴影消失。这可说明鸡内金有磨砂碎石增加排尿量的特长。也有人认为在方中配伍鸡内金、火硝两药对结石病确有效益，值得研究推广，如不配鸡内金，则疗效较差。这都说明鸡内金治疗结石病的特效作用。但其有效成分不易溶于煎剂，故以研末入丸散剂为佳。胡桃仁，远在宋代就有关于胡桃治疗本病的记载，如《嘉佑图经本草》论胡桃曰："治损伤石淋。"

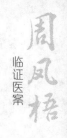
《海上方》曰："治石淋痛楚、便中有石者，胡桃一升，细米煮浆粥一升，相合顿服即瘥。"《本草纲目》曰："石淋用胡桃肉煮粥多食甚效。"临床观察发现排出结石坚硬完整，与体检大小一致，未见丝毫溶石迹象，究系药物对局部组织作用，还是尿液化学改变而致排石？胡桃排石的作用机制尚待研究。但据《本草求真》载："同钱细嚼，则即与铜俱化。"推想既能化铜之坚，就能散石之结。另外，胡桃甘温能补肾强腰，为治肾虚腰痛之要药，其能够排石，又可能与其增强肾功能推动排石有关。石韦，《本经》载："主治劳热邪气，癃闭不通，利小便水道。"本品甘苦微寒，入肺、膀胱经，上能清肺，下利膀胱，肺为水之上源，源清则水自洁，故具利水通淋之功。本品入血分，又有止血之效，故石淋而兼血尿者，用之尤为确当。滑石味甘性寒，是一味清热渗湿利尿的常用药，故《本经》曰："主癃闭，利小便。"《药征》曰："张仲景之实验，认为主治小便不利，旁治渴。"《本草衍义补遗》曰："燥湿，利水道，实大肠，行积滞，逐瘀血，解烦渴，降心火，偏主石淋为要药。"是以古之治石淋，小便淋结，脐下痛，每单用滑石一味，或与石韦、车前相配伍；近代报道治结石诸方，每配用滑石一药，疗效颇佳，具大量应用，未见任何不良反应。

上述诸药，皆系三金胡桃汤、内金胡桃膏两方的主要组成部分。前已述及，泌尿系结石病机在于肾虚有热，肾虚之热，非火有余，乃阴不足，故于方中辅生地、天冬、玄参甘苦咸寒之品，以滋肾阴，而清虚热；佐轻量的萹蓄、瞿麦、车前、木通等苦寒清热利尿通淋药及怀牛膝之既通且补，以助结石之排出；使甘草以调和药性，并缓解热淋尿痛。综上配合，共奏滋肾清热，渗湿利尿，通淋化石之效。如此标本兼顾，故功效较著。

整理者按：3例病人服药后均排出结石，症状消失，可见诊断之明确。病人之表现，检查之结果，服药后之疗效，均详细记载。方药组成、随证加减、服药方法，均一目了然。对结石之成因，药物之作用，考古证今，发前人所未发。实为古今医案中之不可多得者。先生用"三金"（金钱草、海金沙、鸡内金）、"二石"（石韦、滑石）治疗泌尿系结石之经验，已广为流传，验之临床，屡试不爽，倍受后学推崇。

水　肿

蚌埠铁路分局报务员徐某，女，29岁。原有风湿性关节炎病，在外地几经转院，中西投治，诸症悉在，毫无效验。1969年3月12日血检抗"O"为625U。最后印象为：①继发性贫血；②风湿性关节炎；③内分泌性浮肿。于7月初转来济南。

1969年7月9日初诊患者久经折磨，感到身心痛苦，沉疴难疗，精神抑郁，压力颇巨，遂求诊于予。症见头面四肢全身皆现浮肿，按之没指，凹陷不起，面色萎黄无华，两足不能着履。据诉经常自汗，特别恶风，虽盛暑炎热，亦不欲挥扇，尤其不敢在电扇下行坐。周身关节疼痛，倦怠乏力，两手指关节肿痛不胜蜷曲，脚痛难久行立，阴雨天气更加酸楚，辗转反侧，沉重如坠，心悸气促，胃呆纳少而不渴，大便常软，溲短少，经期尚属正常。按之脉濡缓无力，舌苔白腻。揆之病机，因于风湿，风伤皮毛，而湿流关节，关键在于脾肺肾三经，名曰水肿，属《金匮要略》风水（阳水）之类。盖肺主一身之表，外合皮毛，如肺为风邪所袭，则肺气不能通调水道，下输膀胱，以致风遏水阻；风湿之邪内侵，致脾气亏损，脾为胃行其津液，散精于肺，以输布全身，今脾虚不能运化，故停聚不行；肾虚不能化水，脾土不能制水，遂泛滥横溢而成水肿。治宜祛风通阳利水，方用麻黄加术汤、五苓散、五皮饮加减。

生麻黄6g，桂枝4.5g，生白术9g，苦杏仁9g，大腹皮12g，冬瓜皮30g，生姜皮6g，生桑皮9g，陈皮6g，茯苓12g，猪苓9g，泽泻6g，生甘草3g，水煎2次分服。共12剂。

二诊：1969年7月23日。连进麻黄加术汤合五苓五皮后，周身浮肿大部消失，胃思纳谷，心悸气短已除，脉濡苔薄滑。再宗前方，佐活血通络。

生麻黄4.5g，川桂枝4.5g，苦杏仁9g，生白术12g，冬瓜皮30g，生桑皮9g，五加皮9g，生姜皮6g，陈皮6g，当归9g，木瓜9g，桑枝18g，茯苓12g，炙甘草3g，水煎2次分服。共6剂。

三诊：1969年7月30日。上下分消，肤肿消失，惟面部略浮，臂肘腕关节仍酸痛，并甚恶风，脉濡苔滑。再予活血除湿祛风通络法。

全当归9g，西羌活3g，独活4.5g，防风6g，嫩桑枝24g，秦艽9g，清

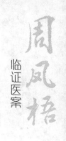

风藤 12g，五加皮 9g，汉防己 6g，川牛膝 9g，赤芍 9g，炙甘草 3g。水煎 2 次分服。共 6 剂。

四诊：1969 年 8 月 6 日。气为血帅，血随气行，今经后面浮较甚，乃血去而气虚之征，有时小溲短少，手指脚趾仍重着酸痛，是风湿留恋，去而不彻。治宜健脾益气祛风胜湿。

生黄芪 15g，生白术 12g，茯苓 12g，汉防己 6g，嫩桑枝 30g，生桑皮 9g，冬瓜皮 24g，川牛膝 9g，干姜皮 4.5g，五加皮 9g，陈皮 4.5g，清风藤 12g。水煎 2 次分服。共 3 剂。

五诊：1969 年 8 月 11 日。浮肿尽消失，手足关节仍有酸痛，已能握拳，且可远行，上下楼梯亦无心慌气短感，但多汗恶风。再拟益气固表，营卫两调。

生黄芪 15g，茯苓 12g，汉防己 6g，生白术 12g，炒杭芍 9g，川桂枝 4.5g，防风 4.5g，熟附子 4.5g，炙甘草 3g，生姜 3 片，大枣 4 枚。水煎 2 次分服。共 6 剂。

进桂枝加附子汤合防己黄芪汤及玉屏风散复方 6 剂，关节酸痛恶风汗出等症完全消失。

按：此证先后经治 40 天，服药 33 剂，风湿水肿诸症获得痊愈。遂于 8 月 18 日回局。1969 年 8 月 27 日在蚌埠医院进行血检，抗"O"为 250U（正常值 200~400U）。11 月初来济探亲，见面色丰润，体力大增，云已恢复工作，一切活动正常矣。

鲫鱼治水肿

崔某，女，42 岁。1945 年 2 月诊。久咳之后，突患下肢水肿，肉浮如泥，按之凹陷难起。投健脾行水剂 10 余剂，未见效应。病情日进，足难着履。又经针刺腿部，针处流水，肿仍不消。嗣以民间验方试之，服食鲫鱼 20 余斤（每日斤许），初服即小溲颇利，时经 1 个月，水肿全消。

取活鲫鱼，剖去肠杂，以砂仁末 3g 许填鱼腹内，以线扎之，外糊黄泥，置火上炙熟，去泥，鳞亦随之而去，食肉即可。

整理者按：鲫鱼含优质蛋白质，治疗低蛋白血症所致之水肿，为食药兼优之品，加之砂仁能行气健脾，故其效更著。新中国成立以前，民不聊生，生活困苦，此症尤多。

老 年 癃 闭

王某，男，76岁，章丘人，于1960年6月15日因患小便不通，小腹胀急，由原籍抬送来济，急症入院，当即施行导尿，接下小便。据泌尿及外科会诊，诊断为"前列腺肥大"，如要治本，须动手术。患者本人及家属均不同意接受此法，因而只有导尿一途，以解潴留。但3天来尿量引流点滴，病人感到极度痛苦，愿服中药，遂邀余会诊。6月18日诊得脉滑而微数，舌质红苔黄厚而糙，口渴不敢多饮，胃纳不甘。据《内经》"膀胱者州都之官，津液藏焉，气化则能出矣。"以及"膀胱不利为癃"的理论，可见膀胱气化不利，可以导致水蓄下焦，形成本病，故又名"蓄水"证。据苔脉推其气化不宣之故，则为中下两焦湿热互结，兼伤阴分所致。爰拟滋阴降火通阳化气法，以滋肾通关丸改为煎剂予之。3剂后，尿已成流，遂自动撤去导尿管。复诊3次，又以清热祛湿化气利尿之剂，续服12剂，尿量恢复正常，已能扶杖出游，停药后，饮食调养2周，体力康复，出院回籍。

1960年6月18日，第1方，3剂。

盐知母24g，盐黄柏9g，紫油桂1.8g。水煎服，每日1剂。

1960年6月21日，第2方，5剂。

炒白术15g，茯苓12g，猪苓9g，泽泻9g，桂枝9g，黄柏9g，生薏仁30g，川牛膝12g，姜半夏9g，车前子（包煎）12g。水煎2次合兑分服。

1960年6月28日，第3方，2剂。

茯苓12g，猪苓9g，泽泻9g，藿香9g，佩兰9g，黄芩9g，生大黄6g，滑石12g，白通草6g，生甘草3g。水煎2次合兑分服。

1960年6月30日，第四方，5剂。

肥知母12g，黄柏6g，桂枝6g，生山栀9g，茯苓9g，猪苓6g，黄芩6g，滑石12g，车前子（包煎）12g，生甘草3g。水煎2次合兑分服。

按：癃闭一证，其病机大致可分3种：即热证、命门火衰、膀胱阻塞。在热证中又有肺热气壅，心火亢盛，膀胱积热，湿热互结之别。肺热气壅者，治宜清肺热，利水道，用清肺饮（麦冬、茯苓、黄芩、桑皮、栀子、

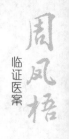

木通、车前子等）。心火亢盛者，治宜清心利水，用凉心利水汤（麦冬、茯苓、莲子心、淡竹叶、车前子等）。膀胱积热者，治宜清热坚阴，用知柏地黄汤（熟地、山萸肉、山药、茯苓、泽泻、丹皮、知母、黄柏）加牛膝、车前子。本例乃湿热互结，故先用滋肾丸滋阴通阳以利水，以俟小便流通，再以五苓散加味，清热渗湿化气行水，以善其后，近期效果，尚称满意。但本法只适于湿热互结者，而不能概用于一切热闭。至于命门火衰之证，当用济生肾气丸（熟地、山萸、山药、茯苓、泽泻、附子、肉桂、牛膝、车前子）；膀胱阻塞之证，当用代抵当汤（酒大黄、元明粉、炒桃仁、当归尾、生地黄、山甲珠、肉桂）加牛膝等，自不待言矣。

尿 崩 症

庞某，男，34岁，武城县交通科，于1964年5月18日入院，住院号4172。患者于1963年发病，开始口干作渴，饮多尿多，尿液浑浊，身疲力乏。后病情逐渐加重，每日饮水10余暖水瓶，服中药80余剂不效，形体日渐消瘦，体重由65kg逐渐下降至52.5kg。1964年3月住某专区医院2个月，诊断为尿崩症，注射脑垂体后叶素，尿量显著减少，口渴减轻，但疗效不巩固，5月来省某医院门诊检查，亦确诊为尿崩症。

患者口燥咽干，思饮不已，尿多尿频，并有头晕、乏力、心烦、盗汗等症，兼有早泄遗精病史，面微潮红，舌质绛，苔白微黄，左脉细弱，右脉细弦。每日饮量4100ml，尿量4200ml。化验室检查：血象正常，尿比重1.002，尿糖（-）。脉症互参，可知证属精气亏损、下焦虚惫、肾之摄纳不固、约束无权所致之消渴。故拟滋阴补肾、益气生津法，方宗三因鹿茸丸加减。

大熟地15g，炙黄芪12g，五味子6g，怀山药30g，麦冬18g，山萸肉9g，玄参18g，补骨脂9g，茯苓4.5g，川牛膝4.5g，地骨皮6g，人参4.5g，炒鸡内金粉（2次冲）3g，鹿茸粉（2次冲）1g。

水煎2遍，约400ml，分2次服，每星期6剂。

服上药18剂，口干减轻，盗汗头晕消失，仍每日饮量4000ml，尿量减至3600ml。但遗精病复发，每4~5天1次，上方玄参、麦冬均改用12g，减茯苓、牛膝，加桑螵蛸12g，金锁固精丸（包煎）18g，继服以观疗效。

服上药 33 剂，遗精痊愈，体力增强，每日饮量 3100ml，尿量 2700ml。化验室检查：尿比重 1.020，尿糖（－）。体重由 52.5kg 增至 62kg。停药观察 2 周，效果巩固，于 1964 年 8 月 8 日出院。

整理者按：尿崩症属中医"消渴"范畴，为难治之病。本例既有口燥咽干、心烦盗汗、面红舌绛、脉细等阴虚之象，又有头晕乏力、脉弱等气虚之证，病久必伤肾，故有尿频、尿多之候。方用三因鹿茸丸加减以滋阴补肾、益气生津。服药 18 剂，口干减轻，尿量减少，惟遗精复发，恐玄参、麦冬之寒凉故减之，恐茯苓、牛膝之渗利和趋下故去之，加桑螵蛸和金锁固精丸以增强补肾涩精之力。效不更方，守方连服 33 剂，消渴遗精均获痊愈。

乳 糜 尿

乳糜尿为丝虫病常见的症状，由于丝虫破坏淋巴结的滤过作用，产生阻塞现象，引起淋巴管曲张与破裂而形成的一种病变。根据临床症状、舌脉所见，此症与中医学所说的"膏淋"相吻合。我们按照膏淋的病理机制，辨证用药，在短期内治愈 2 例，近期追踪观察，并无复发。为了进一步临床研究，兹将我们在治疗中的点滴经验介绍如下，供同道参考，并希指正。

一、病案简介

例1　梁某，男性，43 岁，已婚，邮电系统工作，住院号 4251，于 1964 年 6 月 26 日因小便浑浊入院。

[现病史] 今年 6 月 10 日上午突然发现小便白浊，并伴有白色胶状凝块，活动后加重，尿频不痛，少腹微胀，腰骶部酸痛，有时头晕，轻度失眠，于 1964 年 6 月 15 日经山东省立医院检查，确诊为"乳糜尿"。建议中医会诊治疗，服药 7 剂无效遂来我院就诊。

[既往病史] 患十二指肠溃疡，经手术治疗痊愈。

[个人及家族史] 生于山东沂南县，曾在北京住过 2 年，有吸烟嗜好，无其他传染病接触史。父亲 1947 年病故，病因不明，母亲健在，爱人及 5

个孩子均健康。

[入院检查]神识清楚，发育中等，头面五官外表无异常发现。舌苔淡黄而腻，脉象弦细。血压134/94mmHg，淋巴结不肿大，心肺正常，脾未触及，肝肋下一指，质软，轻度压痛。小便常规：乳白色，浑浊，比重1.015，蛋白（+++），红细胞10~15，脓细胞8~12，白细胞1~3，上皮细胞少许，乳糜试验（+）。血常规：血红蛋白15mg/L，红细胞4.9×10^{12}/L，白细胞5.8×10^9/L，嗜中性粒细胞0.66，淋巴粒细胞0.32，单核粒细胞0.01，嗜酸性细胞0.01，未查到微丝蚴。

[诊断]中医：膏淋；西医：乳糜尿。

[治法]清化湿热，通利膀胱。

[方剂]萆薢饮加味。

[药物]石韦9g，萆薢9g，文蛤粉9g，茯苓9g，莲子肉12g，车前子9g，灯心草1.5g，菖蒲6g，黄柏6g，菟丝子12g，芡实12g，生牡蛎12g。水煎服。

上方共服28剂，症状消失。

小便常规：黄色，清，酸性，比重1.010，蛋白（−），红细胞（−），白细胞（−），脓细胞（−）。

例2 刘某，男性，28岁，未婚，医务工作，山东省枣庄市人，住院号4363，于1964年8月13日因小便浑浊3月余入院。

[现病史]今年5月份发现脊背疼痛，后突然小便浑浊如乳样，并伴有胶冻块状，活动后加重，无尿急尿痛，不发烧。腰酸无力，胃纳欠佳，时有失眠。于5月26日经山医附属医院检查，确诊为"乳糜尿"。在本单位医院服用中西药物治疗，无明显效果，遂来我院就诊。

[既往病史]患者原籍为丝虫病流行地区，1958年曾作丝虫涂片检查（−）。1962年患肝炎，肝功能正常。

[个人及家庭史]本人生于山东枣庄市，无其他传染病接触史。父母兄弟姊妹均健康，1958年其家属作丝虫普查，结论不明。

[入院检查]神色一般，发育中等，舌质红，苔薄白，脉象细数。血压120/80mmHg，淋巴结不肿大，心肺正常，肝脾未触及。小便常规：颜色白，浑浊，尿少，蛋白（+++），白细胞（+++），红细胞（+），上皮细胞很少，苏丹Ⅲ染色，脂肪球（+）；血常规：血红蛋白13.4mg/L，红细胞

4.57×10^{12}/L，白细胞 4.25×10^9/L，中性粒细胞 0.61，酸性粒细胞 0.02，淋巴细胞 0.36，大单核细胞 0.01；未查到微丝蚴。

［诊断］中医：膏淋；西医：乳糜尿。

［治法］清化湿热，通利膀胱。

［方剂］萆薢饮加味。

［药物］同上例。

服药至 9 剂后，小便浑浊已减，但尿检不正常，连服 30 剂则诸症消失。小便常规：颜色清，比重 1.010，蛋白（－），红细胞（－），白细胞 0~1，上皮细胞 0~1；血常规：血红蛋白 15.6mg/L，红细胞 5.55×10^{12}/L，白细胞 4.3×10^9/L，中性粒细胞 0.58。

二、体会和结语

1. 膏淋属中医学五淋之一，其病理机制：一为湿热蕴结于下，以致气化不利，不能制约脂液，则小便如膏如脂；一为肾虚火动，扰动精室，以致水液浑浊如膏。朱丹溪说："淋虽有五，总属于热。""五淋之别，虽有气砂血膏劳之异，然皆肾虚而膀胱生热也。"《金匮要略》说："热在下焦者则尿血，亦令淋闭不通。"程钟龄也说："淋者，大抵由膀胱经湿热所致。"由此可知本病多因湿热下注，蕴结膀胱或淋久不愈，肾阴亏虚，湿热逗留，膀胱失其气化行水之功所形成。上述 2 例患者，小便浑浊且有胶冻块状，腰酸背痛，失眠，无力等症，迁延不愈，显系湿热久蕴膀胱，肾虚火扰，热灼伤津，以致水液凝脂而下。

2. 本病在治疗当中易与尿浊症混淆，临床上多采用萆薢分清饮，以理脾化湿、去浊分清；或用八正散合六味地黄汤加减，以滋补肾阴、分清降浊，往往不能获效。主要原因在于辨证不细、用药不当，如本病在初诊治疗时，由于无尿急、尿痛、发热等症，便偏重于尿浊而忽略了病机所在和尿检变化（有脂肪球、蛋白等），即予理脾化湿、调气分清之萆薢分清饮（《直指方》），服药 6 剂，症状毫无减轻。经细审脉证，复习医理，认为该病与膏淋门所说"似淋非淋，小便如米泔，如鼻涕"，"滴下浊液，如膏脂也"的记载相似，遂予程钟龄之萆薢饮加味，清化湿热，通利膀胱，兼补肾固摄。此方实寓分清降浊、化湿行水、清热即达滋肾之意，故均服药 30

余剂而病愈。

3. 经 2 例治疗观察，本方无须减味，最好原方应用，可根据症状加味，如芡实、牡蛎、菟丝子之类，目的在于固肾益精、滋阴潜阳，助其清化湿热之力。如果大加增减，失去原方旨义，惟恐影响疗效，也不便于临床总结。因病例甚少，尚难肯定最后疗效，除在临床上对本病继续治疗观察和积累资料外，并望同道们进一步深入研究，以便得到更珍贵的医疗经验。

痨 瘵

李某，男，25 岁，济南三中公司司账。于 1944 年 12 月患痰咳吐血，求余诊治。见形体消瘦，面色晦黄，上下楼梯即呼吸喘促，夜热早凉，盗汗遗精，卧难安寐，痰中带血，血色紫红相兼，幸胃纳尚可，六脉细数，舌苔薄而根腻，舌边光剥。当时罹患此疾者较多，死亡率甚高，故患者迭以是否肺痨为问，因见伊颇怀畏惧之情，则漫答并非肺痨，不过受凉失治而已，俾其情绪安定，静心调治。拟法先予宁咳止血，退蒸敛汗。

南青蒿 15g，地骨皮 9g，肥知母 9g，川贝母 9g，黑山栀 9g，仙鹤草 30g，白茅根 15g，秦艽 9g，白薇 9g，浮小麦 30g，生甘草 3g，三七粉（2 次冲下）6g。水煎 2 次分服。

上方进 2 剂，血汗皆止，潮热已退。患者仍以系肺痨为病而疑虑，遂赴皇华馆市立医院 X 线透视检查，见左肺叶尖部及中部有阴影两块，诊断为"初期肺结核"，医嘱只可静养，并无有效疗法等语。继予养阴保肺宁络为治。

炙百部 12g，炙紫菀 9g，炙款冬 9g，天门冬 9g，茯苓 12g，阿胶珠 9g，海蛤粉 9g，苦杏仁 9g，炙杷叶 9g，桑叶 12g，薏仁 15g，炙甘草 6g，橘红 4.5g。水煎 2 次分服。

上方出入共服 20 余剂，痰咳全瘥，精神振奋。该公司正值年终盘账，司账一职无人替代，案算劳乏，阅旬日又复痰血并作。再以前法出入为治，并制月华丸每日投服，以免煎药之烦。先后耗时 2 个月，身体始渐康复。

月华丸：生地黄、熟地黄、天门冬、麦门冬、炒山药、蒸百部、北沙参、川贝母、生阿胶（烊化）、茯苓各 30g，三七粉、獭肝各 15g，桑叶、菊花各 60g。

桑叶、菊花熬稀膏，阿胶烊化，和他药（研末）加炼蜜适量为丸，每丸 6g 重。每服 2 丸，每日 2 次，温水送下。

整理者按：痨瘵之名见于宋代《三因方》，系由体质虚弱，气血不足，痨虫传染所致。西医学的肺结核多按痨瘵辨治。先生治痨，常宗"痨瘵主乎阴虚，治宜滋阴降火"之旨，但此案用药具有新意，于滋阴降火中加入保肺宁络之品，如阿胶、薏苡仁、山药、黄芪、黄精、玉竹等，加入杀灭痨虫之品，如百部、黄连之属，强调治痨仅滋阴润肺而不杀虫不行。并强调空气疗养、食疗、静养的重要作用。这在抗结核药物未用于临床的当时，是难能可贵的，至今看来，先生治痨，制方严谨，用药精当，师古而有创新，用药平淡而有出奇制胜之妙，仍具有重要的实用价值。

哮　喘

马某，男，50 岁，烟台市人民银行干部。患哮喘已数年，近 2 年来常急性发作，在烟台医院住院 2 年之久，只是维持疗法，未见显效。于 1952 年深秋，派护士 1 人护送来济。住银行宿舍，每晚或发作时，须立即注射肾上腺素或麻黄碱，以资救急。因无其他疗法，遂求治于中医。来诊所时，必须乘车搀扶始能行动。见其形体尪羸，面色㿠白无华，咳唾浓痰，气短喘闷，心悸怔忡，胃纳不振，倦怠无力，舌质淡，苔薄白，脉浮虚无力，此乃心肺气虚、痰涎阻滞所致。治宜补肺益气、化痰定喘，予人参蛤蚧汤加味。服 30 余剂，痰喘大为缓解，胃思纳谷，亦能由宿舍步行来所门诊。据称能走此一段路程（约里许），已是 2 年来所未能做到者。后改汤为散，每日 3 次冲服，以资巩固。此时已将专用护理遣回。除坚持服用散剂外，饮食调养数月，1953 年 3 月在省人民银行恢复工作。

大力参 3g，蛤蚧（去头足）1 对，苦杏仁 9g，肥知母 6g，川贝母 9g，炙桑皮 6g，茯苓 12g，五味子 2.4g，麦冬 9g，炙甘草 4.5g。水煎 2 次分服。

整理者按：本案哮喘数年之久，且住院已 2 年，未见显效，仅以治标之西药以救其急，久病必虚，故先生始终以益气养阴、化痰平喘为大法，标本兼顾，先汤后散，守方治疗。并且注重顾护胃气，配合饮食调养，使久病之躯转危为安并重新工作。此案提示在治疗久病顽疾时守方和饮食调养的重要性。虽记述简单，但寓意深远，值得借鉴。

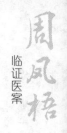

非典型性肺炎

郭某，女，23岁，济南红卫印刷厂工人。患高热头痛，胸闷咳喘，到省二院急诊科检查，确诊为非典型性肺炎（病毒性肺炎），当即收入住院，经注射青、链霉素，高烧头痛已瘥减，住院10天出院回家。仍午后低热，呛咳痰少，痰色淡黄，胸脘迫闷不畅，周身酸痛，气短乏力，胃呆纳少，恶心泛哕，烦躁自汗，大便秘少，小溲短赤。X线检查示左肺非均匀性密度增深阴影，边缘不整，界限不清。

初诊：1969年12月23日。按六脉滑数，舌绛苔黑，当属肺胃热炽阴伤、气机阻滞不畅之候。故拟麻杏石甘合三子加滋阴之品予之，辛凉化痰止咳，肺胃两清。先后服药8剂，即告痊愈，稍休数日，复班工作。

炙麻黄4.5g，苦杏仁9g，生石膏2.4g，紫苏子9g，白芥子4.5g，莱菔子4.5g，青竹茹9g，南薄荷4.5g，淡竹叶9g，生地黄12g，麦冬9g，芦根15g，生甘草3g。水煎2次分服。

二诊：1969年12月25日。上方服2剂，胸闷气促大瘥减，仍呛咳黄痰，胃呆不思纳谷，周身疲惫不堪，二便不畅，口燥欲冷饮，脉仍滑数，黑苔略退，舌质红绛。宗前义着重滋阴清热解毒。

生地黄12g，麦冬9g，淡黄芩9g，金银花12g，青连翘12g，肥知母9g，生石膏24g，炙麻黄4.5g，苦杏仁9g，紫苏子9g，生甘草3g。水煎2次分服。

三诊：1969年12月28日。前方又进3剂，胸闷气促已瘥，呛咳大减，周身颇感轻松，惟环唇起有疱疹如豆大者五六枚，周围红润，唇干口燥，脉滑缓，黑苔尽退，舌质淡红，此乃瘟毒外透之佳象。再拟清瘟解毒法。

金银花15g，连翘12g，南薄荷6g，板蓝根9g，肥知母9g，生地黄12g，天花粉9g，淡黄芩6g，苦桔梗9g，淡竹叶9g，芦根15g，生甘草4.5g。水煎2次分服。

按：肺炎一证，是呼吸系统常见的急性热病，属于中医学"风温犯肺""肺热咳喘"等范围。多由风寒、风温之邪侵犯肺经，郁而化热，热盛痰阻，肺失清肃，故发热咳喘，或由麻毒内陷，热闭痰壅，气滞血瘀，呼吸不利，也可导致发热咳喘。本病在临床上可分为风温证、痰热证、内陷证、正虚邪恋证等类型。本例属痰热证，故宜辛凉化痰，清肺定喘，以加味麻杏石甘汤为主，继则滋阴清热解毒，随症化裁而取效。至于风温证之宜辛凉疏解，宣肺化痰，方用银翘散加减；内陷证之宜清营解毒，方用清营汤加味；窍闭痉厥者，凉开或温开，以开窍启闭；正虚邪恋证之阳虚者，以补虚养正，方用桂枝龙牡汤加味；阴虚者，宜滋阴养肺，方用沙参麦冬汤加减等。临床时皆需辨证论治，不可执一驭他，方不致误。

湿温

王某，男，34岁，住济南市后坡街9号。卧床经月，诸治不效，1945年9月20日延余诊治，但见形容枯槁，两目暗黄，痰涎胶着难咯，胸闷不饥，口渴不饮，两脚酸痹不良于行，午前畏寒，午后潮热，小溲短赤浑浊，大便微溏，按六脉濡细，舌苔黄腻而微灰，显系湿热弥漫三焦，且虚象毕露，询所服方药，前医认为感寒，误用苏防表散，后医认为虚劳，误用参芪滋补，以致缠绵不解、日渐衰羸，嗣复请教于前医，仍以为表邪未解，拟再投表散之剂，幸患者以体力不支，虑未敢应。当忆《温病条辨》有云："头痛恶寒，身重疼痛，舌白不渴，脉弦细而濡，面色淡黄，胸闷不饥，午后身热，状若阴虚，病难速已，名曰湿温，汗之则神昏耳聋，甚则目瞑不欲言，下之则洞泄，润之则病深不解，长夏深秋冬日同法，三仁汤主之。"余即拟三仁汤合茵陈四苓散予之，4剂后诸症大为瘥减，复诊守方，再进4剂，诸症若失。惟遗自汗不止，此时余以为湿热之邪业已磨荡殆尽，自汗现象乃属病久阴虚耳，复予当归六黄汤加味以善其后，3剂则汗敛身静，饮食调养月余，体力康复。

第1方：生薏仁24g，苦杏仁9g，白蔻仁（研）4.5g，姜半夏9g，厚朴4.5g，黄芩9g，滑石12g，白通草6g，茵陈15g，炒白术9g，茯苓12g，猪苓6g，泽泻4.5g。水煎2次，合兑分2次服。

第2方：当归9g，生黄芪15g，生地黄12g，黄芩6g，黄连1.5g，炒杭芍9g，麻黄根9g，煅牡蛎12g，浮小麦30g。水煎2次，合兑分2次服。

整理者按：湿温证被医生误治者并非少见。因为此证有头痛身痛，恶寒发热，易误诊为外感风寒而误用发散；有胸闷腹胀不饥，易误诊为胃肠

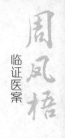

积滞而误用导泻；有午后身热，又易误诊为阴虚而误用滋阴。对于此误，先贤吴鞠通在《温病条辨》中早有明示。该案患者曾两度被前医误治，病至危笃。三仁汤为治疗湿温证的名方，先生遵先贤之训，以该方合茵陈四苓散，宣肺、运脾、渗下，使热解于外，湿渗于下，患者转危为安，及时康复。

荨麻疹夹斑毒

杨某，男，45岁，某校采购员。于1969年7月患外耳道疖肿，在某医院注射青霉素，连续治疗月余始痊。嗣于8月中旬又患遍身疹块鲜红肿起，奇痒难忍，复经该院注射针剂，了无效验，遂转某医院中医外科，诊断为荨麻疹。处方：当归15g，赤芍15g，双花15g，生地30g，桑皮30g，丹皮15g，蝉蜕15g，白芷9g，生甘草15g。服后不仅不应，更加紫斑遍身，瘙痒益甚。又于8月26日晚到前院急诊，当即注射钙剂，并给氧化锌洗剂外擦，毫无影响。当晚10点又乞诊于余，到后见患者身覆厚被，围坐床第，忽又去被下床，坐卧不安，精神烦躁，呻吟不已，恶寒发热，热可炽手，头面㿠肿成片，红斑、紫黑斑遍及四肢后背，奇痒之势，不可名状，由于热敷不慎，两手腕部均起疱流水。胃不思纳，口渴引饮，一日间曾饮开水5瓶（每瓶5磅），大便2日未行，小溲短赤如闭，脉象数疾而长大，厚苔满布，中心黄燥。此乃风邪外袭，伏暑内发，阳明热极酿成瘟毒发斑之候，亟宜大清阳明邪热、透解斑毒。疏方如下。

生石膏（先煎）60g，肥知母12g，大玄参15g，忍冬藤15g，金银花15g，蒲公英15g，飞滑石15g，生大黄（后入）9g，淡竹叶9g，生甘草6g，粳米15g。水煎2次分服。

二诊：1969年8月29日。药后无甚影响，周身奇痒，通夜未能入睡，口渴身热，精神烦躁，起坐不宁，六脉数疾，舌苔黄退，仍白厚满布，推当前病情，应以止痒为先，并嘱多食西瓜。渴则食瓜以代饮。爰疏内外两方。

内服方：白鲜皮12g，净蝉蜕9g，地肤子12g，海桐皮12g，南薄荷6g，荆芥穗6g，青防风6g，金银花18g，赤芍药9g，生大黄（后入）9g，生甘草6g。水煎2次分服。

外用方：生大黄 60g，香白芷 30g，青黛 15g。

上 3 味共研细粉，茶水调涂斑痒处，日三四次。

三诊：1969 年 8 月 30 日。内外双调，并吃西瓜 5kg 余，疹痒略减，仍身热口渴，大便黑褐如酱，日三四行，腕腿部疹块渐消退，惟胸部又重新出现，咽喉如阻，夜能入睡 4 小时，脉仍六至而大，舌尖部白苔已退，中心及根部亦稍薄，乃热毒已有涌散下泄之势，仍以清热解毒为治。

生石膏 45g，肥知母 12g，大玄参 12g，苦桔梗 9g，牛蒡子 9g，射干片 6g，南薄荷 6g，金银花 15g，净蝉蜕 9g，白鲜皮 12g，飞滑石 12g，淡黄芩 9g，生甘草 6g。水煎 2 次分服。

四诊：1969 年 8 月 31 日。腿臂背等部斑疹均消失，惟头面胸部未退净，胃思纳谷，渴喜冷饮，仍恶寒身热，粪色如酱，小溲色黄量多，脉仍数，舌苔根部已退薄，嘱继食西瓜，再宗前义加减续进。

生石膏 45g，肥知母 12g，大玄参 15g，南薄荷 6g，净双花 15g，忍冬藤 15g，淡黄芩 9g，净蝉蜕 9g，淡竹叶 9g，荆芥穗 4.5g，白鲜皮 12g，大青叶 9g，生甘草 4.5g。水煎 2 次分服。

五诊：1969 年 9 月 2 日。斑疹渐消尽，仍感瘙痒，胃思纳谷，仍口渴饮冷，下午身热，大便转赤，日三四行，脉数苔白腻。拟清利暑湿。

生石膏 30g，肥知母 12g，金石斛 12g，青竹茹 9g，扁豆花 15g，净双花 18g，淡黄芩 9g，生黄柏 3g，飞滑石 15g，南薄荷 6g，白鲜皮 9g，地肤子 9g，生甘草 3g。水煎 2 次分服。

六诊：1969 年 9 月 4 日。斑疹全消，口渴减轻，仍欲饮冷，身微热，皮肤瘙痒，脉略数，苔转薄白，大便转黄。再宗前方加北沙参、麦冬、青蒿、白薇、淡黄芩、黄柏、滑石、竹茹等继服 4 剂而全瘥，此时胃口大开，嘱其少量多餐，以防食复。

按：本证较为复杂，患者平素嗜酒，每饭必饮，辄一醉方休，加之疖毒暑毒，隐潜内伏，一感风凉，随即暴发。当初见疹块之时，即宜透疹清热解毒为急务，倘误投辛温腻补，则温毒得辛温而愈炽，得腻补而弥盛，是以毒势益张，壅滞肌肉而发为斑。盖温热之毒，抵于阳明，发于肌肉而为斑，其色红为胃热者尚轻，紫为热甚则重，黑为热极则危。乃至邀余诊治时，斑色已现黑紫，如再热毒内陷，必致神昏痉厥矣。故一着手即以大清肺胃暑热透解斑毒为主治，冀其温毒潜消，暑热尽除。迫至病之后期，

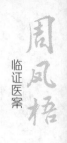

此时须滋养肺胃气阴，以复津液，因温病之后，必有余热留于肺胃之间，总宜清解，除热务尽。如以为病后必虚，早用参芪补益，反留其邪，不仅元气不能骤复，反而愈补愈虚。本例先后进药11剂，计投用生石膏斤余，幸患者体素健实，从而病情直线好转，身体指日康复。

多食多便肥胖症

赵某，女，32岁，济南铁路局公安处干部。因病住铁路中心医院内科病房前后达1年之久，先是内服西药，后又经该院中医科会诊，服中药数十剂，仅睡眠较好转，其他诸症均乏效验。于1963年3月出院回家，出院时西医内科确诊为"神经衰弱""肝炎""内分泌失调""胃神经官能症"（似科森氏综合征）。4月6日来我院内科门诊，现症：多食多便，每日进餐10余次，甚至口不离食，不食则心慌无主，日进食量达1.75kg左右（包括馒头、面条、饼干、糕点等），且食后即感腹内隐痛里急，每天入厕达10数次之多，所便不多，每便后辄晕厥，少时自甦，故入厕必需有人扶持。面胖如圆月，色现晦滞，腹大似胀鼓，肢体丰硕，经常心悸失寐，胸闷腹胀而气短，右胁疼痛，头目眩晕，只能多卧少坐，无力下床活动，脉见右缓滑左沉涩，舌苔中黄而燥。目前突出症状是多食多便，推之病机，胃热则谷消，显系胃强脾弱、实热积滞之阳明腑实证也，乃本虚标实，法宜通因通用，拟三一承气汤以泻腑实积热，先治其标，他症容当后图。

生大黄9g，姜厚朴4.5g，炒枳实6g，元明粉（冲）3g，生甘草6g。水煎顿服。每日1剂。

上方连进4剂，每天大便7~10次，继服4剂，大便逐渐减为3次（均系软便，挟有脓污胶质），食量次数均减少，惟便时排泻迟钝，约半小时方下。进药至4月17日，大便泻下一块状物，长可达尺（色褐黑如酱，未查系何物体），顿觉肠腹松舒，但多食一症，去而不彻。在进泻剂过程中，曾有手臂麻木、口舌干燥、遍体浮肿、小溲短少等症状交替出现。按脾统血，主四肢，脾弱则血虚，血不荣筋则肢麻；胃热伤津，津不上承则口舌干燥；脾弱不能运布津液下输膀胱，反而泛滥肌肤，则全身浮肿而小溲短少。口舌干燥，胸闷胁痛则用叶氏养胃汤或加柴胡、芍药、枳壳、青皮等。浮肿溲少即用五皮饮加车前、牛膝、通草、丝瓜络等。交替投剂，标本兼顾，及至肠胃出纳正常，肿消溲利，病情大为好转之后，只遗心悸头眩，遂改服归脾汤以竟全功。

本症自 1963 年 4 月至是年 9 月，计进三一承气汤 42 剂，叶氏养胃汤加味 10 剂，五皮饮加味 12 剂，归脾汤 20 剂，总共 84 剂，用时 6 个月，患者健康大复，已能步行至市场购物，饮食调养数月，恢复工作。

整理者按：辨证必明于理，理明方能法合，理明法合，则方药对证。本例主症为多食多便，体胖无力，先生推其病机，系胃强脾弱，属本虚标实。胃强则谷消，症见多食，每日进餐 10 余次，甚则口不离食，不食则心慌无主，日进食量达 1.75kg 许；实热积滞结于阳明胃腑，则症见多便不畅，腹大如胀臌，隐痛里急，舌苔中心黄燥，脉滑沉涩。立法通因通用，方以三一承气汤通泻腑实积热，荡涤肠垢积滞，继投 42 剂，泻下一长达尺许的黑褐色块状物。积滞已去方言健脾，通腑之初患者就有腹胀气短，便后晕厥、少时自甦，头目眩晕，多卧少坐，无力下床等脾虚之证，在用药过程中又曾出现手臂麻木，遍体浮肿等脾弱不能统血、健运之症。先生循标本缓急之治则，泻胃热，通腑实而后调脾虚，并根据病情，参用叶氏养胃汤合四逆散、五皮饮加味，后调以归脾汤而收全功。纵观本案，辨证条理清晰，用药丝丝入扣，有胆有识，足以启迪后学。

臌　胀

马某，女，53 岁，街道干部，住济南凤凰街 9 号。1962 年之夏患臌胀，经某医院确诊为"肝硬化腹水"。要求住院未允，在家治疗，服中药数剂不应，腹胀急时，即服双氢克尿噻 25mg，略利小便，作维持疗法，继至再服，效果不显。病情逐渐发展，已至危笃之势，后事已备，并召其子回籍，以期永别之晤。当时，症见面色黧黑，形体消瘦，四肢如柴，腹大如鼓，脘腹坚满撑急，胃呆不饥，口干烦热，但不敢多饮，大便秘结，小溲赤热涩少，脉细弦，苔黄中黑而燥。病至末期，殊感棘手。格于病家求方迫切，爰拟四苓五皮以期消胀利水。服 3 剂，小便较多，稍转矢气，脘腹似觉舒松，胃略思食。复诊嘱原方继服，病情无甚出入。患者以汤剂饮服为苦，遂拟丸散两方，一为中满分消丸以健脾清热利湿；一为舟车丸（改散）间服以攻逐水邪。如此九补一攻，攻补兼施，按法交替投进，初服之后，二便下积水甚多，腹胀较减，腰围渐缩（每天以带尺自量）。服至半月，腹水消去约半，胃纳渐增，小溲自利，面虽黧黑而略润，脉仍弦细，舌苔白腻中黄。继服 1 个月，腹水全消，已能下床活动。自此停服舟车，继服分消，作为调养之剂，约半年之久，食欲精神均大复。十几年来每感肠胃不调时，即服分消丸 1~2 周。虽年逾花甲，依然身健，家务操作如常人。

第 1 方：1962 年 6 月 25 日。炒白术 9g，茯苓 12g，猪苓 9g，泽泻 6g，淡黄芩 9g，冬瓜皮 30g，生桑皮 9g，生姜皮 5g；大腹皮 12g，橘皮 6g。水煎 2 次分服。共 6 剂。

第 2 方：1962 年 7 月 6 日。党参 90g，炒白术 60g，茯苓 60g，姜半夏 45g，陈皮 60g，木香 12g，砂仁 30g，厚朴 45g，枳实 45g，色姜黄 45g，黄芩 45g，黄连 45g，生甘草 30g，生神曲（打糊用）120g。

［制法］上 13 味共研细末，神曲糊丸，如小豆大。

［服法］每次 9g，每天 2~3 次，饭前温水送服。此丸可连续服用。

第 3 方：1962 年 7 月 6 日。制甘遂（面煨透）、陈芫花（醋炒）、红大戟（醋炒）、广木香、紫厚朴、花槟榔、炒枳壳、陈皮、青皮各 9g，黑白丑 15g。

［制法］上 10 味共为细末。每包 3g 重。

［服法］晨起后空腹服 3g，红枣（擘开）10 枚煎浓汤送下。如不泻第二日清晨可加至 4.5g。如服 3g 即能大泻，再服时减为每次 1.5g。大泻之后，停 3 天服 1 次。如腹水已消大半，可间隔 5 天服 1 次，以腹水消尽为止。切不可求急连服。在服此散时，须以大枣煎汤代茶，并吃稀粥或稀饭以护胃气。

［禁忌］忌食盐酱 3 个月。3 个月后用鲫鱼焦盐粉代之以开盐。

鲫鱼焦盐方：鲫鱼（约 250g）1 尾，剖去肠杂（不去鳞），以食盐填满腹腔，线扎紧，外糊黄土泥约半寸厚。置炭火上烤焦，去净黄泥。鱼盐共轧为粉，代盐调味。

按：臌胀一证，有实胀、虚胀之分，在实胀中又有气滞、湿阻、寒湿困脾、肝脾血瘀、湿热蕴结之别。本例属于后者，乃湿热阻滞，气机不畅，脾不能升清，胃不能降浊，阴阳清浊痞塞中焦而为臌胀，一以中满分消健脾行气、泻热利湿以图其本，一以舟车峻剂行气逐水以治其标，如是标本兼顾，攻补双施，因而收到满意的效果。

又按：分消丸原方有知母，舟车丸原方有轻粉，因当时药缺均予删去。盖成方分量可随症加减，药物化裁亦不必拘泥，但方义原则则不宜更易。

胃 脘 痛

吕某，56岁，济南建筑公司某工地木工。患胃脘痛已数年，钡餐透视，排除溃疡，最后诊断为"慢性胃炎"。中西药屡投乏效，慢性小恙，已费300余元之巨矣。据诉胃痛阵发，如在骑车登路时，一旦发病，则无力行进，须立即停车，叉手蹲坐1时许始解；在工地复发，遂不克操作。经常胃部有空感，纳呆量少，周身疲怠，勉强支撑上班。口舌时觉干燥。按六脉沉弦，苔少质红。揆之脉症，乃属胃阴亏乏所致。拟叶氏养胃汤加味与之。服2剂脘部觉甚舒畅，竟骑车回家（10km），一路安然。连进12剂，胃思纳谷，气力大增，自觉沉疴失矣。

北沙参12g，肥玉竹15g，大麦冬9g，生地黄12g，白扁豆（打）9g，天花粉12g，桑叶9g，肉苁蓉12g，天门冬9g，金铃子（打）6g，生甘草4.5g。水煎2次分服。

整理者按：本例诊为慢性胃炎。胃脘痛已数年，反复发作，疼痛剧烈，甚则不能活动，伴胃部空感，口舌干燥，纳呆食量减少，周身疲怠，舌红少苔，六脉沉弦。先生揆之脉证，辨为胃阴亏乏所致。推其病机，乃为气郁化火，迫灼胃阴，下汲于肾，使胃液亏乏，胃失所养，所谓"不荣则痛"，叶氏养胃汤为之正治，本方滋养胃阴，缓急止痛。先生从脏腑相关用药，加金铃子配桑叶以清肺疏肝，理气止痛；"肾为胃之关"加天门冬降火而滋肾阴，使胃阴得养，《本草述》载："天门冬，通肾而润燥益精。"王好古则言其"主心病，嗌干心痛"；肉苁蓉，甘温而润，补肾阳而不燥，能助肾之气化，使肾精上滋于胃，《汤液本草》谓："命门相火不足，以此补之。"《本草汇言》则载："养命门，滋肾气，补精血之药也。"纵观本例治法，着重于滋胃阴而调脏腑，辨证正确，用药精湛，故能取"沉疴若失"之效。

食管裂孔疝

例1 患者陈某，男，37岁，干部，已婚。门诊号27244，住院号4005，于1964年3月24日入院。

[主诉] 胃脘疼痛已14年。

[现病史] 自1950年秋季开始，饭前胃疼，得食则可缓解，当时以对症治疗已愈。至1952年冬季复发，曾在北京某医院钡餐透视确诊为"十二指肠球部溃疡"，经治疗好转。嗣后时好时坏，反复发作。至1964年2月间经山东某医院两次钡餐透视摄片及食管镜检确诊为"食管裂孔疝"及"胃溃疡"。拟外科手术治疗，本人未接受，遂来我院就诊。胃口按之则痛，上引胸膺，伴有腹胀嘈杂，每晚8时之后，胸部不适而隐痛，胃纳尚可，大小便正常，体温36.5℃，面色黧黑，舌质红，苔薄白，脉沉弦而细。

[入院检查] 身体消瘦，呈慢性病容，面部有色素沉着，胸部皮肤有两个枣大脂肪瘤，两下颌淋巴结如枣大，瞳孔对光反射存在，扁桃体轻度肿大，咽不充血，发音正常。心肺（－），腹软，剑突下有压痛（中等度），肝脾未触及，四肢正常，生理反射正常，病理反射（－）。钡餐透视：食管末端相当膈上方有明显的扩张，扩张处呈球状，十二指肠球部有明显激惹现象，压痛轻微。

[实验室检查] 血红蛋白12.5g/L，红细胞4.65×10^{12}/L，白细胞5.9×10^9/L，嗜中性粒细胞0.68，淋巴细胞0.32。大小便常规（－）。

[诊断] 脾胃不健，气机失调所致之胃脘痛。

[治法] 健脾养胃宽胸利膈。

太子参9g，炒白术9g，茯苓9g，半夏9g，木香6g，砂仁6g，陈皮6g，香附9g，甘草3g，沉香粉（2次冲）1.5g。

二诊：1964年3月31日。上方连服6剂，胃脘隐痛如故，上引胸部，每晚发作。2日大便1次，初头干硬。舌质红，苔薄白，脉沉弦。详审脉症，是气滞痰凝、气血瘀结于中。更法以通阳散结、豁痰调气合以化瘀。

全瓜蒌15g，薤白头9g，姜半夏9g，紫丹参12g，砂仁4.5g，白檀香1.5g，郁金9g，炒杭芍9g，甘松6g，佛手片9g，玫瑰花3g。

三诊：1964年4月3日。药后胃脘隐痛减轻，惟胸闷不瘥，胃纳尚少，胃脘微感发烧，但不吐酸，大便每日1次，仍初头硬，苔脉同前，上药获效，守方继服。

四诊：1964年4月20日。共服药12剂，胃部隐痛渐轻，时间较前缩短，大便正常，小便稍频，矢气增多，放后腹内舒畅。仍按原方继服。

五诊：1964年4月28日。近2日来，胃脘隐痛较前略重，胃纳尚少，二便正常，苔脉同前。曾改用养阴调气，服后矢气减少，浊气上逆，胃痛时间延长30分钟，说明此法效果不显。故仍按3月31日原方续服至5月25日，共服药33剂，症状完全消失，一切正常，未曾更方。当日钡餐透视，服钡餐后食管通过顺利，在膈肌上方，食管无明显扩张所见，胃张力正常。仍按原方续服，以巩固疗效，于1964年6月9日痊愈出院。1个月后追访并未复发，身体日渐健壮。

整理者按：本例病人有多年上消化道溃疡病史，合并食管裂孔疝。主症胃脘按之则痛，上引胸膺，脘腹嘈杂，面色黧黑，舌质红，苔薄白，脉沉弦。先生初辨证为脾胃不健，气机失调，方用香砂六君子汤加味而效差，继治以通阳散结，豁痰调气，参以化瘀，方用瓜蒌薤白半夏汤合丹参饮，加佛手、甘松以宣肺和胃，化痰行气；炒杭芍、玫瑰花以柔肝疏肝，行瘀通络。服药30余剂而愈。"食管裂孔疝"病，颇符合"胸痹反胃"证，其病机多与肺、肝、胃有关，肺气膹郁，胃气上逆，肝主疏泄，调节气机，其经脉"上贯膈，注肺中"，三脏失调，则痰浊、气滞、瘀血阻于膈上，气机升降失职，则变生诸症。故宽胸通阳，降逆理气，活血化瘀，是治疗本病常用之法。

例2　某女，15岁，万德镇人。患胸痹背胀，食物入胃，少顷吐出，大便干燥，在本镇医院服药未应。于1967年春来山医附院多次检查，无甚异常。嗣后X线拍片透视示在膈肌间之食管左侧有一气囊，遂确诊为"食管裂孔疝"，给服镇吐剂，仍未效验。医生建议手术割除，患者惧不敢受，遂求治于中医，并带片查视。症见形体消瘦，精神萎靡，慢性病容，胃不思纳，喜卧懒动，脉弦涩，苔白腻。然中医不识"裂孔疝"之机制，殊觉无处着手，按诸症状分析，颇符合"胸痹反胃"证，爰拟方试治，服药5剂，呕吐停止，已能受谷，复诊未予更方，再投5剂，胸痹消失，但有时饭后胃感不适，即就近照方取药投服2剂。前后服药20余剂，一如常人。1969年秋初，因经病来济求诊，所患前病20年来并未复发。

全瓜蒌24g，薤白头9g，桂枝1.5g，炒枳壳4.5g，姜半夏9g，陈皮

6g，郁金 9g，青竹茹 9g，生姜 2 片。水煎缓缓服下。

整理者按：本例食管裂孔疝，症见胸痞背胀，胃不思纳，食物入胃，少顷吐出，大便干燥，伴形体消瘦，精神萎靡，慢性病容，喜卧懒动，苔白腻，脉弦涩。先生辨为"胸痞反胃"，证属肺胃气逆，痰浊阻于膈上清旷之区，方选枳实薤白桂枝汤宽胸通阳、升清降浊，加陈皮、郁金、青竹茹以宣降肺胃、化痰行气。多年顽疾 20 余剂药而愈。

硝矾三金丸治愈胆结石

李某，男，57 岁，某蔬菜商店经理。患者于 1991 年秋初，自感颈项不适，逐渐吞咽不畅，声音嘶哑，赴某院检查之后，又转肿瘤医院，确诊为颈淋巴腺癌，遂手术摘除，并进行放疗、化疗半年之久，痊愈出院，嘱定期复查。患者近感胸闷不饥，痞满撑胀，咯吐稠痰，量多质黏，两胁不舒，大便时溏，在某院检查，发现胆囊泥沙样结石，无药可施，嘱转中医治疗。

1991 年 2 月 15 日初诊。诊见患者六脉滑数有力，舌苔黄黑厚腻如糊，满覆舌面，不见舌质。此乃湿热蕴毒、弥漫三焦所致，先以辛开苦降、清热除湿、和胃豁痰。胆石后图。拟黄连温胆汤加茵陈、旋覆花、苦桔梗与之，服 12 剂，上述诸症，相继消失，遂疏硝矾三金丸以治胆囊结石。经治月余，于 4 月初去某院复查，胆石消失过半，已无任何不适之感，要求继配 1 料，期竟全功。1991 年 6 月 12 日复查，胆石全部排除。胃饥纳甘，食量大增，二便正常，精神振作，身体康复。

硝矾三金丸方：火硝 60g，白矾 30g，金钱草 100g，炮鸡内金 60g，郁金 60g，莪术 30g，炮山甲 30g，广木香 30g，生大黄 30g，生甘草 15g。上 10 味共研细末，水泛为丸，绿豆大。瓶贮备用。每次 6g，日 2 次，饭前 1 小时温水送下。

按：患者平生好烟嗜酒，中晚两餐，每餐必饮，甚至以酒代饭，几十年如一日，于是湿热蕴毒，弥漫三焦。殆年近花甲，罹患恶性肿瘤，烟酒是其因，毒瘤是其果，贻害之烈，莫此为甚。虽肿瘤除掉，继之放疗、化疗，然内蕴之湿热毒邪，未受到丝毫干预，故出现胸闷不饥，痰结痞满，湿热凝积，胆囊结石等症。

硝矾三金丸方，系在《金匮要略》治黑疸的硝石矾石散的基础上加味组成。方中火硝又名硝石、消石、赤硝、焰硝，性味辛苦咸而大温，入胃、大肠、三焦经。功能消沉寒，破坚积，为荡涤宿垢，逐散瘀滞之品。《别录》谓能"化七十二种石"。本品既能调和脏腑沉寒，又能逐散三焦郁火。然火硝性辛大温，何以能疗诸热火郁之疾？此即《内经》"火郁以发之"之意。故治伏暑霍乱之"红灵丹"，疗热邪内陷、壮热烦躁、尿赤便闭、神昏痉厥之"紫雪丹"，皆配用之，取效最捷，而无任何妨碍。硝石乃易燃物，为制火药之原料，前人竟有不解其意畏而不敢用之者，方书俱改为滑石矾石散，并将治表和里实、湿热郁蒸的黄疸病的大黄硝石汤改为大黄滑石汤，如是之医，可谓陋矣。白矾即矾石、明矾，味酸气寒，入脾、胆二经。性专收涩，能涤热燥湿，澄清荡浊，化痰稀涎，在此取其清胆中之蕴热，并建消瘀逐浊之功。金钱草（过路黄）、鸡内金均为排石之利品，无论胆石、尿石皆可配用，已为医者所熟悉。郁金、莪术辛开苦降，芳香宣达，行气破血，消积止痛；临床观察莪术对一些癌肿尚有一定治疗作用。穿山甲性善走窜，能透达经络直达病所以软坚化结。木香芳香性燥，可升可降，为行气止痛之要药。大黄苦寒沉降，力猛善走，能直达下焦，泻热逐瘀，涤而荡之，以增强排石之力。甘草调和诸药。辨证施治，庶乎近焉。

整理者按：本例病人乃淋巴恶性肿瘤术后再发胆囊结石，病情胶缠顽固，症见胸闷不知饥，痞满撑胀，咯吐稠痰，量多质黏，两胁不舒，大便时溏，舌苔黄黑厚腻如糊，满覆舌面，不见舌质，六脉滑数有力。先生脉证合参，细剖病机，认为是湿热蕴毒、弥漫三焦、积结为石。先治以辛开苦降，清热除湿，和胃豁痰，方用黄连温胆汤加味而诸症继失，再治以消瘀逐浊，软坚散结排石之硝矾三金丸，两料使胆结石全部排出。可见先生临床重于辨证，紧扣病机，选方用药至精，发人深思。

胆 道 蛔 虫

邵某，男，25岁。1970年6月4日患脘腹疼痛，恶心泛哕。到市中心医院诊治，检查：白细胞 7.8×10^9/L，怀疑是胆道蛔虫，给止痛片，并注阿托品以止痛，痛略减，仍恶心。5日又去省中医院诊治，检查：白细

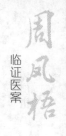

胞 4.7×10^9/L，未说明结果，仍注阿托品。复诊于本单位医务室，给予驱蛔灵，泻下蛔虫 4 条，至 6 日诸症悉在，未稍瘥减，就诊于余。见抱脘呻吟，两人搀扶缓行，面色萎黄，痛苦病容。据述右胁撑痛不已，引及右少腹部，痛甚则呕吐自汗，按揉胁下，则疼痛可稍减。两天来不能进食。先后共注射阿托品 7 支，随时服止痛片，疼痛迄未解除，不得已，愿服中药。按六脉弦劲，舌苔薄白。据上述症状，同意医院诊断系胆道蛔虫证。遂拟乌梅汤加减与之。当晚服后，夜半痛止入睡，7 日竟未再痛，继服 1 剂，即欲进食，诸症悉瘥。

乌梅肉 30g，淡干姜 4.5g，川椒 6g，北细辛 3g，熟附片 6g，淡黄柏 4.5g，桂枝 6g，川黄连 3g，茵陈 9g，生甘草 3g。水煎 2 次分服。

整理者按：胆道蛔虫，属中医"蛔厥"。本例病人右胁撑痛剧烈，痛引右少腹，甚则呕吐自汗，按揉胁下疼痛稍减，痛苦病容，两日未能进食，舌苔薄白，六脉沉弦，有排蛔史。病机为肠内蛔虫妄动，上窜胆道，使肝胆瘀滞，气机逆乱所致。多次用阿托品等解痉止痛乏效。先生循《金匮要略》"蛔厥者，乌梅丸主之"的古训，用乌梅丸去参、归，加茵陈以利胆，两剂而病瘥。

急性阑尾炎

丁某，女，18 岁，家住济南经九路 34 号，门诊号：202149。患者于 1965 年 4 月 4 日清晨上班前，过食昨夜剩余韭菜猪肉蒸包，于下午 3 点突发少腹疼痛，痛不可忍，晚间呕吐酸苦水，连吐 3 次，吐清水盈盆，遂于当晚 9 点赴市中区公社医院急诊。在该院查血，白细胞 23×10^9/L，经过检查，确诊为急性阑尾炎，由于该院条件不足，除给予药粉、药水（不知药名）外，并转诊省二院予以急症手术处理，二院同意上述诊断和建议。但患者父母不愿接受手术治疗，遂迁延 1 天，于 4 月 5 日晚 8 时 30 分，腹痛甚剧，来院门诊，要求中药治疗。

患者腹痛阵作，右下腹部痛甚，按之痛加剧，腹皮略急，右腿喜蜷曲，发热而不恶寒，面色赤红如醉，恶心呕哕，不思进食，2 日未大便，脉沉滑而数，舌苔白腻。脉症互参，可知暴进冷食之后，又负重过劳，以致肠道积滞，气血凝瘀而化热，遂致成痈肿，故宜泻热解毒化瘀通利法，方宗红藤煎合大黄牡丹皮汤加减。

大红藤 30g，生大黄 9g，炒桃仁（打）12g，冬瓜仁 30g，青连翘 12g，金银花 30g，蒲公英 15g，紫地丁 15g，粉甘草 6g。

二诊：1965 年 4 月 7 日。服上药 2 剂，泻下 4 次，腹痛消失，按之坦然，但仍肠鸣不适，胃呆纳少，脉滑苔薄白，此乃肠道炎肿虽消，而吸收能力尚未恢复，再宗前义，佐以和胃之品。

大红藤 30g，连翘 15g，金银花 15g，熟大黄 9g，冬瓜仁 30g，炒桃仁 9g，炒谷芽 12g，炒神曲 9g，橘皮 6g，粉甘草 4.5g。

三诊：1965 年 4 月 10 日。腹痛痊愈，惟大便挟脓液，无血而后重，日入厕 2 次，食欲不振，面红转淡，身热静止，脉转沉濡，已无数象，苔淡黄而腻。胃肠湿热停滞未尽，拟疏导化滞、除湿清热法。

大红藤 18g，生薏仁 24g，炒桃仁（打）9g，冬瓜仁 24g，炒杭芍 12g，炒神曲 9g，炒槟榔 6g，广木香 4.5g，酒黄芩 6g，熟大黄 6g，炒谷芽 9g，生甘草 3g。

经追访服上方 3 剂后，即恢复工作。

按：急性阑尾炎属于中医学的肠痈，在治疗方面，应根据痈肿初起、尚未成脓，或痈已成脓及脓已溃破等不同阶段，分别辨证施治。脓尚未成，法当急下，以通壅结；痈已成脓，则宜活血行瘀，排脓消肿（如薏苡仁汤、仙方活命饮等）；若脓已溃破，又宜托毒，调理气血（如牡丹皮散、参苓内托散等）。本例是由饮食不慎，寒温失调，加之体劳过度，致使湿热结滞肠道，而形成急性痈肿，在尚未成脓之际，故宜急下通滞，采用红藤煎合大黄牡丹皮汤加减，以泻热解毒、化瘀导滞。病在初起，急性发作，如处理恰当，效果是令人满意的。这种保守疗法，可以免除手术的痛苦，同时，也可避免肠粘连等后遗症。

红藤又名省藤，苦平无毒，为治急性肠痈之有效药品。《景岳全书》之“肠痈秘方”即用红藤一两，黄酒煎服。本例采用的红藤煎（红藤、金银花、连翘、乳香、没药、地丁、延胡、大黄、丹皮、甘草）原方有乳没，因患者尚有呕恶见症，乳没虽有化瘀消肿止痛之功，但有碍胃助呕之弊，故去而不用。历次实践证明红藤治肠痈确有卓效。如蒲公英者，以其具有解毒消肿之效，用之为佐，对急性痈肿也有一定的作用。

狂 证

李某，男，40岁，德县县立小学校长。因受刺激精神失常，语无伦次，行动狂悖，症发于1945年2月4日。逾年新正初二（1945年2月14日）由家人监护来济。予姑拟《医林改错》之癫狂梦醒汤加镇静安神祛痰之剂，服2剂后，果神志清醒。时隔两日，狂证复发，延余诊视时，正毁衣动武，再三适意劝导，始卧床稍安。令购英神普救丸吞服，每次9克，日服2次，服后下粪水盈盆，自是神志稍安，继服十香返魂丹1粒，精神正常。惟经攻下之后，脾家大虚，面现浮肿，又投人参健脾丸，并饮食调摄，月余始大痊。迄未再犯。

癫狂梦醒汤加味：炒桃仁24g，北柴胡9g，清半夏9g，陈皮6g，青皮6g，香附6g，赤芍9g，木通6g，大腹皮9g，桑皮9g，炒苏子（研）9g，生甘草3g，生铁落30g，菖蒲6g，远志6g。水煎2次分服。

整理者按：此案的治疗，先生约分3步。首先祛瘀行气、化痰安神，选用癫狂梦醒汤加味并重用桃仁祛瘀通腑。病稍安而未根除。遂改丸剂，先以英神普救丸以清心泻热，继用十香返魂丹芳香开窍益智化痰，精神恢复正常。但药后脾胃受损，最后以人参健脾丸收功。文字记述虽然平淡，但治疗步步如法，环环相扣，值得借鉴。

脏 躁

朱某，女，47岁，济南市永胜街街道干部。1967年冬，因情绪刺激，触动肝气，郁愤不解，致精神失常，或哭或笑，不饥不食，甚则砸锅摔碗，詈骂不休，有时躁动不安，外出乱跑。经某院给予安眠镇静药，屡投不应。复延治于中医，诊时尚能自诉病情，语言清晰，惟泪流满面，不能自制，月经延迟，似将绝期。按六脉沉涩，舌苔薄白，诊断应属经断前后诸症之脏躁病。爰拟甘麦大枣汤加味与之。

北小麦30g，炙甘草9g，红大枣（擘）6枚，茯苓9g，生杭芍12g，麦冬9g，白薇9g，竹茹9g，橘叶9g。水煎2次分服。

连用6剂，诸症减轻，知饥进食。复诊时以药中病机，效不更方，嘱原方继服，又进20剂，精神恢复正常。数年来随访未再发作。

按：脏躁病系由情志不遂、心气不足、肝气不和所致。遵《内经》"肝苦急，急食甘以缓之""心病者，宜食麦"之旨，用甘麦大枣汤和中缓急，养心安神。药虽平淡，对此类病证却有特殊妙用。盖本病虽属虚证，不宜大补，虽有虚火，不宜苦降。惟有用甘草以甘平柔润；用小麦以养心气；用大枣以补虚润燥，才能达到养心安神的目的。方中的加味，俱系养阴生津、开郁豁痰之品，药中病机，效如桴鼓。

精神分裂症

郑某，女，38岁。1968年春，因精神刺激发病，症见躁动不安，坐卧不宁，气逆胸闷，情绪抑郁，不饥不食，有时悲伤啼哭，不能自主；有时外出乱跑，自言自语，或高声吼叫；有时乍冷乍热，脊背如灼；有时两腿无力，头眩颠痛，咯吐黏痰，口燥咽干。诸种症状交替出现。曾在某院诊治，诊断为精神分裂症而久治不效。故来求治，其脉沉弦细，舌苔薄白。此乃肝郁气滞，郁而化火，火灼伤津，炼津为痰，痰热上扰，心神不宁，治当清热化痰、宁心安神。即用"龙牡橘枳汤"，并配合投以朱珀散，先后进汤剂30余剂，散剂2料，诸症次第平息，休养2个月，恢复工作。

龙牡橘枳汤：生龙骨30g，生牡蛎30g，橘叶12g，枳壳9g，白薇12g，生地12g，生白芍12g，川牛膝12g，玄参9g，麦冬9g，生山栀9g，竹茹9g，生甘草3g。

每日1剂，首煎加水600ml，文火煮沸40分钟，约取药液400ml；2煎加水500ml，煮后取300ml。混合，分早晚2次服。

朱珀散：朱砂12g，琥珀18g。

2味共研细末，分为（每包1.5g）20包，每晚睡前用白水调服1包。连用4日，暂停1日。

按：如上汤剂与散剂配合，除治疗精神分裂症外，治疗"癔病"亦可收到较好效果。"龙牡橘枳汤"，曾用名"二加龙牡汤加减"载于《中医妇科学》。配合治疗所用"朱珀散"中之朱砂，据现代药理研究证实能够降低大脑中枢神经兴奋性，具有镇静作用。但在用之前切不可加热与火接触，否则能分解出金属汞，以至中毒。如上所用，药量不宜大，亦不宜连续长期用，所以服4日停1日为妥。

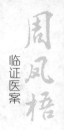

坐骨神经痛

陈某，女，34岁，梁家庄大队社员。生子女5人，因操劳过度，感受寒邪，患左腿疼痛，经省立医院门诊，诊为坐骨神经痛。延及半年之久，屡治不瘥，入冬以来，疼痛加剧，左脚不能履地，卧则难以转侧。于1969年11月25日车载求诊。见其形体消瘦，面色晦黄，精神抑郁，脉细弱，苔薄白。证属寒痹。即拟温经散寒、舒筋活络之乌头桂枝汤加味，服6剂，疼痛大减，已能辗转活动。继服6剂，竟操作如常矣。经追访迄未复发。

川桂枝9g，炒杭芍12g，制川乌9g，全当归9g，钻地风12g，千年健12g，伸筋草12g，川牛膝9g，炙甘草6g，生姜（切片）6g，大枣（擘）4枚。水煎2次分服。

余用上方经治历城县董家公社社员窦某，桓台县某公社社员刘某，河北省赵某等之寒痹痛，均收到了满意效果。

整理者按：坐骨神经痛属中医"痹证"范畴。患者因操劳过度，复感寒邪而发，入冬加剧，苔薄白，脉细弱，故属寒痹。治当温经散寒，舒筋活络，方用《金匮要略》之乌头桂枝汤加当归、牛膝、钻地风、千年健、伸筋草之属，以增强活血通络之功，共进12剂，半年之痹痛，豁然若失。数例寒痹患者，本方屡试不爽。于此可见先生是善用经方而又不泥于经方者。

结节性红斑

陈某，女，34岁，济南铁厂电话员。患下肢小腿伸面结节性红斑已3个月之久，经省二院及市三院中西医药治疗，效果不显。先是右膝下内侧起有结节，已自消失，仅遗有暗褐色瘢痕。现症左下肢腿腕部伸面内侧复先后起结节3枚，大如杏仁，色红疼痛，触之痛更加甚，并引及左股膝部酸麻，两胁亦感不适。胃纳、月经均属正常。但自不知发病原因。按脉微弦涩，舌苔薄白。揆之病机，系属血分热瘀所致，随拟清热解毒、活血化瘀之法，服药6剂，结节旋即平复，未留色素瘢痕，腕腿诸不适亦随之消失。

金银花12g，忍冬藤12g，玄参12g，炒桃仁9g，红花9g，赤芍9g，丹参 9g，川牛膝 9g，苏叶 3g，槟榔 4.5g，生甘草 3g。水煎 2 次分服。

整理者按：结节性红斑是风湿性疾病的常见症状。方中银花、玄参清热解毒，桃仁、红花、丹参活血化瘀，苏叶、槟榔行气以助活血消斑之力，忍冬藤通经活络，川牛膝以引药下行直达病位，生甘草和中解毒。全方妙在以活血行气、通经活络之法以收软坚散结消斑之效，使结节性红斑迅速消散而获显效。

风 湿 热 痹

例 1 王某，女，35 岁，省电信器材厂工人。患者 4 年前曾在阴湿之防空洞内作业，其后微感肢节酸痛不适，但不影响工作，未予注意。嗣于 1977 年 8 月底，因感冒引起高烧、恶寒、头痛、咳嗽、咽喉肿痛，经千佛山医院注射青霉素，口服解热镇痛剂，症状暂时缓解。1972 年 9 月 6 日复现发热恶寒，汗出畏风等症；继则四肢关节肿胀疼痛，两下肢并有棕红色斑块出现，触之疼痛，左侧为甚。1977 年 9 月 13 日又到千佛山医院检查：血沉 56mm/h，白细胞 9.8×10^9/L，其中中性粒细胞多核占 0.73，淋巴细胞占 0.27，诊断为急性风湿热，遂予抗生素、激素及抗风湿药治疗半月余，周身关节肿痛逐渐加重，不能下地活动。患者甚感身心痛苦，思想悲观，一度丧失治病的信心。

初诊：1977 年 10 月 2 日。患者面色㿠白，神疲乏力，两踝关节、腕关节周围红肿热痛，活动受限，双下肢散在结节性红斑，体温 37.4℃，舌质嫩红，苔薄黄腻，脉象弦滑而数。此属外邪郁而化热之痹证，治宜通阳行痹、祛风胜湿、活络止痛。疏方桂枝芍药知母汤加减。

桂枝 9g，炒白芍 9g，知母 9g，熟附子 3g，防风 6g，防己 6g，忍冬藤 30g，桑枝 30g，白薇 12g，青蒿 9g，丹参 15g，桑寄生 15g，甘草 4.5g。6 剂。水煎服，日 1 剂。

二诊：1977 年 10 月 9 日。精神、饮食较前好转，体温正常，关节肿痛明显减轻，足跟疼痛。原方去青蒿、防己加苍术、黄柏各 9g，生薏仁 30g。继服 6 剂。

三诊：1977 年 10 月 20 日。关节肿痛基本消失，血沉已降至 20mm/h，心电图大致正常，惟感活动无力，有时心慌气促，方宗原义加减继服 6 剂。

桂枝 9g，炒白芍 12g，知母 9g，熟附子 6g，防风 9g，忍冬藤 30g，络石藤 30g，桑枝 30g，丹参 15g，柏子仁 9g，生甘草 6g。隔日 1 剂。

四诊：1977 年 11 月 5 日。关节疼痛已愈，血沉 8mm/h，惟感气候潮湿时腰部微痛，舌淡苔润，脉弦细。上方去柏子仁、络石藤加桑寄生 15g，川续断 12g，继服 18 剂以巩固疗效，防止复发。

患者经 2 个月的治疗，自觉症状完全消失，血检在正常范围，已于 1978 年 3 月恢复工作。6 月 10 日复查，血沉及心电图均属正常。

例 2 张某，女，26 岁，章丘县明水石矿厂工人，住济南冶金地质公司宿舍。患者于 1974 年 8 月底初产，3 天出院。时值暑湿季节，气候闷热，至家即以冷水洗浴，继则壮热身痛，有时昏厥，曾两次赴医院急诊抢救，并注射青霉素以退热，其效不显。

初诊：1974 年 9 月 3 日。患者阴虚体质，暑热内蕴，感受风寒湿邪，急遽化热。症见壮热（体温 40℃），汗出恶风，口渴欲饮，胸闷烦躁，周身关节肿痛，身不能转侧，手不能握箸，足不能着地，饮食需人助喂；虽身热而欲覆被，脉洪大而数，舌苔白滑。法当清热利湿，祛风通络，予白虎加桂枝汤加减。

生石膏 45g，知母 12g，白薇 12g，桂枝 9g，生白芍 9g，苍术 9g，独活 9g，桑枝 30g，忍冬藤 30g，防风 9g，海桐皮 12g，滑石 15g，甘草 6g。水煎 2 遍，去渣，合兑，分 2 次温服。

二诊：1974 年 9 月 5 日。服药 2 剂，身痛减轻，且能侧卧，手能持箸，体温降至 37.8℃，汗出恶风均瘥减，舌质红，苔薄白腻，脉仍洪大。病邪去而不彻，仍宗前义加减。

生石膏 45g，知母 12g，苍术 9g，生白术 9g，桂枝 4.5g，防风 9g，独活 9g，忍冬藤 30g，桑枝 30g，黄芩 9g，滑石 15g，生甘草 6g。照前法煎服 3 剂。

三诊：1974 年 9 月 9 日。诸症悉除，活动二便均正常，脉和苔退。惟感口干舌燥，胃纳欠佳。予养胃汤加减以益胃生津，善后调理而愈。

沙参 12g，麦门冬 9g，生地 12g，白薇 9g，扁豆 12g，桑叶 9g，生谷芽 15g，陈皮 6g，甘草 3g。3 剂。

按：桂枝芍药知母汤与白虎加桂枝汤均可治疗风湿热痹，前者适用于风寒湿痹，或轻或重，反复发作，病邪郁久化热，或风寒湿挟热所致之关节红、肿、热、痛，而全身无明显发热者；后者适用于风寒湿邪急遽化热，热邪偏盛所致之全身灼热，口渴、关节红、肿、热、痛者。上述 2 例，虽皆为热痹，但由于病机不同，故用方有别。同病异治，须辨证明确。

桂枝芍药知母汤，方中既有桂枝、附子温通阳气，又有芍药、知母顾护阴液，寒药与热药并用，阴药与阳药同施，同时加入甘草以调和之。从其组方而言，其主要功用为通阳行痹，祛风胜湿，清热止痛。但对本方的寒热并用，前人有所争议：有人认为是治风寒湿痹之剂，有人认为是治湿热痹痛之方。然风湿新疾，寒热易别；如久病缠绵，要加以审辨，须知风湿久郁，则随人体功能之反应不同，而有不同转化。有湿从寒化而寒湿留滞于关节，疼痛固着，得温则舒者；有湿从风化而转热，形成关节红肿热痛者。是则风湿郁而化热者，乃本方的证。

白虎加桂枝汤，《金匮要略》原为治温疟之主方，但其综合应用，适用于"身热自汗，烦渴，脉洪大，兼见骨节烦痛者"，故运用于急性热痹，亦能桴鼓响应。经方之妙用，不可不深究焉！

通窍活血汤治头痛

邵某，男，24 岁，原系山东中医学院药圃工人。于 1968 年 6 月间曾延治头痛，自诉患头痛已年余，每至中午阳光过炽时，则头痛加剧。当时认为是阴虚阳亢，拟滋阴潜阳剂，数剂不应。嗣调往济南车棚厂，复于 1969 年 6 月踵门求诊，病情大有转变，现头痛阵发，犯时痛重如裂，必头触墙壁，猛力冲撞，或令人以棍击头，殆至头顶起有胡桃大之疙瘩后始觉舒畅。发无定时，又找不到原因，或 1 个月数次。近月来感到视力不清，头发焦脆而脱落，面色㿠白无华，苔脉如常。前法无效，自不宜再蹈前辙。揆诸病情，似属头部瘀血所致，遂拟通窍活血汤与之，以资观察，并嘱进 3 剂后，如觉头部舒适，可连服数剂。又续进 6 剂，遂告痊愈。阅 10 个月，发密而黑润。头痛迄未再发。

炒桃仁 12g，红花 9g，赤芍药 9g，川芎 4.5g，葱白 3 根，生姜（切片）9g，大枣（擘）5 枚，黄酒 30g，兑水煎服。

按：通窍活血汤出自王清任之《医林改错》，原方有麝香 5 厘（包煎），

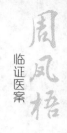

因此味缺货，故删去之。再此方原载主治：头发脱落，目珠赤痛，红糟鼻子，年久耳聋，紫癜风，牙疳，小儿疳疾，口出臭气等症，均有待临床研究，予以验证。借用此方以治瘀血头痛，乃试用之效耳。

痰 浊 头 痛

孟某，男，46 岁，山东中医学院木工。患头痛已半年之久，诸治不应。于 1969 年 4 月间求余诊治。自诉胸膈满闷，食欲不振，头昏痛如布裹，脉弦滑无力，舌苔白腻中厚。此乃痰浊阻滞，清阳不得升展，阴邪上扰清窍，故头痛如裹，痰遏胸膺，脾肺阳气失运，则胸脘满闷，胃呆不饥。治宜化痰理脾，半夏白术天麻汤予之。服 3 剂后，头痛大减。继进 3 剂，连同胸闷均告豁然。

明天麻 6g，炒白术 9g，姜半夏 12g，茯苓 12g，橘皮 6g，炙甘草 4.5g，生姜 3 大片。水煎 2 次分服。

按：本方系二陈汤加白术天麻组成，重在化痰理脾。方中半夏、陈皮辛开苦降，能理气化痰；天麻平肝息风，通络止痛，诸凡头痛眩晕，无论虚实，均可随症配用；脾为生痰之源，肺为贮痰之器，茯苓、白术具健脾和胃之功，祛湿化痰以治本；生姜协夏苓以除水气，且开胃进食。药症相合，半年痼疾，6 剂收功。

加味佛手散治愈偏头痛

患者程某，女，27 岁，济南织袜三厂工人，1978 年 3 月 14 日初诊。

患者右侧偏头痛已 7 年。7 年前先由月经停闭，继则出现头痛。每次发作多在夜间 3 点左右，先从右侧颞部开始跳动，疼痛逐渐加重，甚则头欲紧触墙壁或以手掐住患部方能忍受，严重影响休息和工作。两眼视力显著下降（右 0.2，左 1.0）。经山东医学院附属医院神经科、眼科会诊，诊断为神经性头痛，屡服镇静安眠、营养神经等药品治疗，收效不显。近半月来因头痛加重，不能坚持工作和学习，来我院内科就诊。查见患者头部用毛巾包裹，痛苦面容，面色㿠白，舌质淡，苔薄白润，脉沉弦而细。中医诊断属血虚头痛，予加味佛手散。

当归 30g，川芎 9g，决明子 12g，菊花 12g，大枣（擘开）10 枚。水煎服，每日 1 剂。

二诊：1978 年 3 月 20 日。患者服上方 5 剂，头痛显著减轻，但去而不彻，上方加夏枯草 12g。继服 5 剂。

三诊：1978 年 3 月 27 日。头痛基本消失，视物较前清晰，再宗前义加重清肝明目之品。

生地 15g，当归 9g，炒白芍 9g，川芎 6g，决明子 9g，沙苑子 9g，白蒺藜 9g，菊花 9g。继服 6 剂。

四诊：1978 年 4 月 5 日。头痛已愈，双目视力已基本恢复正常（右1.2，左1.5）。随访头痛未见复发，远期疗效有待今后继续观察。

按：头居人体最高部位，脏腑经络之气皆上注于头目，故有"头为诸阳之会"之说。对于头痛的辨证与治疗，临床上要分辨外感和内伤两大类型。一般地说，外感多实，内伤有虚有实；外感多用疏散，内伤有补、温、化、潜镇、清降等多种治法。

本例头痛，痛自眉梢上攻，以夜间为甚，兼有面色㿠白，视力减退，舌质色淡，脉象弦细等特点，兼之月经闭止，推断为血虚不能上荣于脑之故，遂予加味佛手散治之。方中主以大量当归养血和血，伍川芎之辛升上达头颠，活血行气以止痛；辅决明子、菊花、夏枯草以清肝益肾，泻火明目；大枣健脾和胃，益血调营，既能帮助药物之吸收，又能协当归增其养血之效。此方药味虽少，但配伍周到，共奏养血和血、明目止痛之功。因药症相合，故取效较捷。

湿痰胶着兼舌体糜烂

汪某，女，70 岁，济南市人。1991 年 7 月 25 日初诊。

[病史] 近 1 周来，咽喉不爽，咯吐稠痰，黏如胶条，屡咯不辍，但不咳嗽，气逆胸满，烦躁泛恶，胃呆不甘，口淡不渴，夜寐欠佳，大便燥结，有时溏软，或干稀不调，小溲黄热，舌痛。自服牛黄解毒片，舌涂冰黛溃疡散，未效。检查：舌苔淡黄而黏腻，厚如积糊，满布舌面，不见舌底，舌质边尖深红，舌体左边沿中部有绿豆大白色凹陷腐溃点。六脉濡缓无力。

[既往病史] 近年来经常口中黏腻，气逆烦躁，日晡为甚。睡眠不甘，

静时阵发汗出，劳则加剧，微风而栗，虽盛夏之时，亦不敢行坐于电扇之间，怠于外出活动。

[辨证] 患者素体欠壮，阴阳两虚，抵抗力低下，湿滞中焦，积而化热。近月来，正值盛夏酷暑，气压低，气温高，加之时降大雨，蒸热凌人，困闷倦怠。以致津聚成痰，升多降少，湿热交蒸，伏毒内发，故现上述诸症。

[治法] 急则治标，缓则治本。先予辛开苦降，宣化淡渗，蠲痰除湿，清热解毒。他症徐图。拟二陈汤加味与之。

姜半夏10g，白茯苓12g，陈皮6g，旋覆花（包煎）10g，黄芩10g，黄连（打）5g，连翘10g，板蓝根10g，牛蒡子10g，滑石12g，生甘草6g。

水煎2次，药汁合兑分2次服。3剂，每日1剂。

二诊：1991年7月28日。咯痰略少，去而不彻，诸症显效未著，舌边糜烂斑块加大如黄豆，边覆白腐，苔仍淡黄厚腻，前方续进3剂，以观察之。

1991年7月30日，患者感到舌体灼热，舌根麻木，影响咀嚼，胃中泛哕。急赴某院口腔门诊。诊为"扁平苔藓"。给麦迪霉素，嘱每次2片，6小时服1次，另给维生素B_2、B_6，嘱每次2片，日服3次。服药一昼夜，病未稍瘥，增加烦躁不宁，遂自停药。

三诊：1991年7月31日。患者稠痰胶着已大减，舌苔略薄，舌体灼热疼痛，伸缩不利，咀嚼不便，糜烂斑块逐渐扩大。再拟渗湿清热解毒，三仁汤加味消息之。

生薏仁18g，苦杏仁（打）10g，白蔻仁（打）6g，黄芩10g，黄连（打）5g，姜半夏10g，厚朴6g，板蓝根10g，牛蒡子10g，滑石12g，白通草6g，淡竹叶6g。

煎服法如前。2剂，每日1剂。

四诊：1991年8月2日。服上方，痰涎胶着、烦躁泛哕均已瘥除，小溲仍有热感，大便通畅。舌面前半部苔已退净，根部略黏腻，脉仍濡缓无力。惟舌体左侧边沿已扩大为1.1cm×0.6cm椭圆形之糜烂斑块，边沿周围白腐高突，溃面嫩红凹陷，酸咸甜味皆不敢接触，触之痛甚，舌体灼热疼痛，舌本僵木，饮食咀嚼、说话都感不便，揆思良久，认为此症病机，仍与上症湿热痰浊、伏毒内发密切相关，非一般湿热溃疡可比。转拟益阴泻火、清热解毒、活血化瘀、除湿散结，予《千金妙方》之湿热瘀化汤加减，重制其剂，补清双施，以遏其炎焰之势。

生地黄12g，玄参10g，石斛10g，白花蛇舌草18g，连翘10g，蒲公英10g，白芷10g，赤芍10g，红花6g，昆布15g，海藻15g，生薏仁18g，霜桑叶10g，灯心草6g，淡竹叶6g。

水煎2次，第一次得药液约500ml，分2次服，第二日照上法煎2次服。取2剂，4日量。

五诊：1991年8月6日。药进2剂，舌本僵木、舌体灼痛，均已瘥减，咀嚼、说话已无影响，但糜烂斑块仍被覆白腐，溃面未见显效，仍不敢接触酸咸诸味。效不更方，继投2剂，服法如前。

六诊：1991年8月10日。症见糜烂斑块逐渐缩小，大如黄豆，溃面遍被白腐。食欲增加，二便自调，睡眠甚酣，为防刺激，仍忌食酸咸。效已桴应，原方再投4剂。

七诊：1991年8月18日。诊见舌边糜面愈合，斑块消失，舌苔薄白，脉无变化。至此，前述两证，均告豁然。嘱慎食将息，毋须再药。

按：此案例病情较为复杂，本虚标实，虚实兼并，临床处理，有费思忖。《素问·调经论》曰："阳虚生外寒，阴虚生内热。"患者凤病气逆烦躁，日晡为甚，阳气不留于阴，阴虚也；自汗阵发，微风而栗，阳虚也；总是阴阳两虚之征。今患稠痰胶着兼舌体糜烂，乃湿热交蒸，伏毒内发，是为邪实之候。急则治标，缓则治本。当此痰热方盛之时，虚不受补，滋阴则增湿，扶阳则助热，补之无益。故议先行蠲痰除湿，清热解毒，予二陈汤加味，以辛开苦降，宣化痰湿。方中二陈汤燥湿化痰，理气和中，是治疗湿痰的一首主方；旋覆花功专宣通下气，消痰化饮，尤其唾如胶漆者，为必用之品；芩连燥湿清热解毒；牛蒡子宣肺散结，以解咯痰不爽；板蓝根苦寒性降，能凉血解毒，擅治斑毒口疮；连翘轻清而浮，向为疮家要药。以上牛蒡、板蓝、连翘3味，都为抑制舌糜而设。六淫之中，惟湿邪最为缠绵，其病机如油入面，其治效如抽丝剥茧，病难速已。但治湿莫过通阳，通阳不在温而在利小便，故使滑石、甘草（六一散）清暑利尿，俾内蕴之湿热，从下移泄，此2味尤为口舌生疮常用之品。继用三仁汤加味，仍意在清利湿热，宣畅气机。此一阶段，只是稠痰胶着获得解决，而舌体糜烂未能控制，正在发展。

考舌体糜烂，又名"口糜""舌烂"，中医学早有记载。如《素问·至真要大论》云："少阳之复，大热将至，火气内发，上为口糜。"《素问·气厥论》云："膀胱移热于小肠，鬲肠不便，上为口糜。"《医源》云："此因胃肾阴虚，中无砥柱，湿热用事，混合熏蒸，证属不治。"《舌辨指南》云："如生糜点饭子样（大米饭粒），谓之口糜，此由胃体腐败，津液悉化为浊腐，蒸腾而上，循食道上泛于咽喉，继则满舌及至口齿上下累累皆有糜点，其病不治矣。"《中国医学大辞典》云："此证由阳旺阴虚，膀胱水湿泛溢，脾经湿热瘀郁，久则化为热毒，热气熏蒸胃口，以致满口糜烂，甚至口疮，色红作痛，甚则连及咽喉，不能饮食。"《病源辞典》云："舌烂，由心脾积热，心火上炎，以致舌头溃烂……在小儿啼叫无声，面色频变而惊痛者，不治。"《中医名词术语选识》曰："本证多因脾经积热，上熏口腔，致使口腔内出现白色形如苔藓状之溃烂点，疼痛，甚至妨碍饮食。"综上所述，口糜一症，既有潜伏的内因，又有诱发的外因，其内因总属阴虚阳亢，心脾积热，湿热蒸腾，炎热嚣张，多急而重笃，故不得与一般心火上炎、脾热熏蒸之赤、白口疮等同看待，临床幸勿掉以轻心，如经久不愈，须防恶变。

口疮一症，《内经》亦有记述。《素问·气交变大论》曰："岁金不及，炎火乃行，民病口疮。"从病机、症状来看，口疮与口糜大有相似之处，然轻重之分，愈后之别，大不相同。其主要鉴别点是：口糜多呈腐白色苔藓状，宜注意之。

本例所投之湿热瘀化汤加减，方中生地、玄参、石斛以养阴生津，清热凉血，盖因阴虚则火炎，阴虚之火，非火有余，乃阴不足，故首取以滋阴。白花蛇舌草、连翘、公英清热解毒、散结疗疮；白芷一味，虽属辛温之品，但配入大队清热利湿药中以反佐，亦能增强其化湿除浊、消肿排脓之效；赤芍、红花活血化瘀；昆布、海藻功专消痰散结，并有利水作用；薏仁利湿清热、排脓消疮；桑叶轻清疏散，又专清泄肝胆气分之火邪，以釜底抽薪；灯心、竹叶清心火，除烦热，使火热湿浊，上清下导，斯邪无余蕴矣。药证投契，效较理想。惟此1例，供诸参考，并希指正。

会厌逐瘀汤治喉痹

韩某，男，52岁，系某疗养院工人。于1969年6月因拔除臼齿引起咽喉肿痛，经某院喉科诊断为"咽炎"，遂大量注射青、链霉素，治经1

个月，肿痛始消失，但觉天突间如贴一布条，吐之不出，咽之不下，吞咽如梗，声音嘶嗄，并未妨碍饮食，抗生消炎等药俱未能奏效，遂怀疑为恶性病变，又改治于中医，服药70余剂，出示所带处方20余张，皆不外清热养阴利咽之品，俱乏效应。嗣又延一刘姓新手老医，取药6剂，服至5剂，病情恶化，见所拟方药，为乌蛇、全蝎、僵蚕、姜、桂、苏、防等辛热疏散之属，自此出现项侧、口腔、上腭各有筋脉两条，跳动不休，舌本麻木，有时舌根痉挛不能言语，胸膺板硬不能俯拾，俯则气闷痞塞，六脉沉涩，舌苔薄白，咽喉红而不肿，食量尚可，二便正常。余沉思良久，如再以咽喉套方予之，是老路一条，仍然不通，揆之喉部红而不肿，咽部如贴一布，声音嘶嗄，乃始则咽喉肿痛，过用消炎冰伏，嗣则误投辛热激荡，导致瘀血为祟之后遗症也，遂疏方会厌逐瘀汤加味，外吹锡类散消息之。于1969年9月初开始服用，进9剂，感咽部轻松，舌本未再痉挛，语言已自如，复诊未更方，继进12剂，项部两侧筋脉跳动感已止，亦能弯腰俯拾，仅口腮上腭筋脉搏激，甚以为苦，舌体仍有麻木感，原方加土鳖虫、地龙（土鳖虫活血化瘀，治木舌强硬；地龙通络治木舌喉痹）各9g，再进9剂，仍用锡类散日吹二三次。并予生蒲黄每日敷舌面2次，每次敷5分钟即行漱去。调治月余，病竟豁然。

炒桃仁15g，南红花9g，赤芍9g，当归尾9g，生地黄12g，大玄参12g，苦桔梗9g，炒枳壳4.5g，北柴胡3g，生甘草3g，金灯笼9g，射干4.5g。水煎2次分服。

按：喉痛一症，有喉痧、喉风、喉痹、白喉之分，在病因上有风热、瘟毒、阴亏之别。治疗上不外辛疏清热，解毒、养阴、豁痰开闭等法，因瘀血致病者，记述不多。《医林改错》之会厌逐瘀汤治疗瘀血性喉证，是一大发挥，以本方用于因瘀血所导致的音暗不语，亦甚见成效，今虽属1例，可略备一格，以供临床参考耳。

甲状腺功能亢进症

王某，女，31岁，工人。1977年11月2日初诊。

患者头晕心慌，急躁易怒1年余，伴多食易饥，消化不良。身体日渐消瘦，抵抗力减弱，易感冒发低烧，平时畏寒怕冷出虚汗。曾于1977年6

月 27 日到市某医院作基础代谢检查，基础代谢率为 +44%，诊为甲状腺功能亢进症，给服甲巯咪唑、甲基硫氧嘧啶，自觉症状未见明显好转。同年 11 月 10 日又到市某医院检查，基础代谢率为 +77%，^{131}I 试验吸碘率偏高。患者精神紧张，思想压力较大，遂来我校附院就诊。患者面色㿠白，体质消瘦，神疲乏力，口渴喜热饮，腰膝酸痛，白带量多，大便稀溏，睡眠欠佳，两手轻度震颤。舌质淡，苔白腻，脉沉细无力。证属脾肾阳虚，寒湿内盛，先拟温肾助阳、健脾利湿。

熟附子 9g，炮干姜 9g，炒山药 30g，菟丝子 12g，补骨脂 9g，党参 15g，炒白术 18g，茯苓 12g，黄芪 12g，车前子（包煎）12g，木香 4.5g，荆芥炭 6g，炙甘草 6g。水煎 2 次分服，每日 1 剂。

二诊：上方服 6 剂，精神好转，腰痛带下已愈，大便趋于正常。继以清热化痰、软坚散结法治疗"甲亢"。

生牡蛎 30g，海藻 12g，昆布 15g，海浮石 12g，海蛤壳 12g，浙贝母 9g，玄参 9g，橘红 9g，姜半夏 9g，藿香 9g，白芷 9g，细辛 2g。水煎 2 次分服。

患者遵上方加减服 30 余剂，自觉症状基本消失。于 1977 年 12 月 14 日经山医附院作基础代谢检查，基础代谢率 +14%，临床已属治愈，远期疗效有待继续观察。

按：甲状腺功能亢进症，按其临床表现属于中医"肉瘿"的范围。其发病的主要原因是肝气郁结，失其疏泄，影响脾的运化功能，以致痰湿气滞凝结而成。本例患者初诊时，突出表现为脾肾阳虚症状，故先用附子理中汤加味以温补脾肾；继用软坚散结、清热化痰为法，宗海藻玉壶汤加减治疗，获效显著。方以牡蛎、海藻、昆布、海浮石、海蛤壳、浙贝母等清热化痰、软坚散结之品为主，辅玄参滋阴降火，亦增其软坚散结之效；取藿香、白芷以芳香化浊、祛湿疏脾；使少量细辛以辛烈开散，并防软坚滋阴药物之呆滞。如此配伍，标本兼顾，故可达药到病除之目的。

化坚丸治瘿瘤

杨某，女，38 岁，济南第三针织厂工人。患瘿瘤已 2 年。附属医院诊断为"甲状腺功能亢进"，需要手术摘除方能根治。患者未接受，复经中西医药屡投不应。由于喉下如梗，呼吸困难，胸闷气短，心慌多汗，倦怠无力，致不能应班工作，已休假半年，甚以为苦。于1969年9月求余诊治，见项部中央肥粗如绵，除存在上述症状外，尚饮食不甘，胃钝呆纳。余照1959年11月《江苏中医》刊登之化坚丸，先予服汤剂，以资观察。服药6剂，咽下轻松，再服6剂，瘿瘤消去十之七八，症状全部消失，恢复工作。为了巩固疗效，改汤为丸，以防复发。

化坚丸：生牡蛎30g，海蛤粉30g，昆布15g，海藻15g，夏枯草9g，藿香9g，当归6g，川芎4.5g，白芷9g，浙贝母15g，桂枝4.5g。水煎2次分服。

丸药方系将上方药量加4倍，再加细辛6g，山慈菇6g。共研细末，水泛为丸，绿豆大。每次6g，每日3次，饭后1小时，温水送下。

整理者按：甲状腺功能亢进症属中医学"瘿瘤"的范畴。据其临床常见症状，中医辨证有阴虚火旺者、气阴两虚者、肝郁脾虚者、痰凝血瘀者，治法用药丰富多彩。但目前临床对本病的治疗，一般分为两类：一为疏肝解郁、化痰散结，重用含碘量丰富的海藻、昆布、牡蛎之类的中草药；二是益气养阴、活血散结，采用不含碘或含碘量少的中草药，如黄芪、黄精、山药、杞子、当归、川芎之类。本案，先生应用化坚丸而取效，析其方剂组成，系由含碘类的化痰散结药组成。需要指出的是：中医治疗"甲亢"，用含碘量高的中草药，还是用含碘量少或不含碘的中草药，意见不一。但多数学者认为：采用不含或含碘量少的中药治疗甲亢，似有优点，既能与西药抗甲状腺药物并用，互相协同，提高疗效，又能减少西药的毒性反应，如白细胞减少等，值得临床参考。

加味牵正散治愈面瘫

张某，女，43岁，锅炉厂工人。1991年3月20日初诊。患者左侧面瘫，口眼歪斜，麻木而胀，眼裂扩大，口角下垂，语言不利，饮食不便。曾在某院诊治1周未应。今见脉来浮弦，舌苔薄白。此乃风痰阻络之候。治宜通经活络、搜风除痰。用加味牵正散2料，康复如常。

制白附子60g，炒僵蚕30g，全蝎30g，蜈蚣20条，地龙30g，钩藤60g，当归30g，川芎15g，白芷30g，防风30g，羌活15g。

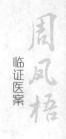

上11味共研细面，瓶贮备用。每次6g，日3次，饭后1小时温水冲服。

按：面瘫，又名"吊线风"，西医学名"面神经麻痹"，为临床所常见。本例患者骑车上班，路遇风起，顶风行进，外邪乘袭，风中三阳，足阳明之脉挟口环唇，足太阳之脉起于目内眦，足少阳之脉起于目外眦，阳明内蓄痰浊，太少外感于风，经络受病，脏腑无伤，故只现口眼歪斜而无他症。方中白附子专入阳明，善引药势上行以治头面之疾，功能祛风化痰燥湿；全蝎、僵蚕、蜈蚣俱入肝经，为治风止痉之要药，相互配伍，其力更捷，俱为主药；地龙功专通络止痉疗痹，钩藤又为息风止痉常用之品，用以为辅；治风先治血，血行风自灭，故佐当归辛散温通，既能补血又能活血，川芎辛温香窜，走而不守，上行头面，系血中之气药，以促血行；使白芷、防风、羌活散风疏表，引药升发，俾除邪务尽。如此配合，辛温而不燥烈，药性平和，服经匝月，取效尚称满意。

脱 发 重 生

贾某，男，26岁，人民银行职员。于1971年春突然脱发，1月之间，渐至全部皆秃，仅四周发际稀疏散存，数之可数，且焦脆直竖，甚以为忧。到省市各医院医治无效。6月间求诊，询之无任何诱因，苔脉无异常。窃思突然脱发，多在大病之后，气血两亏使然，今如何辨证求因，无从考虑。遂以用治"白发"之药制黑豆方应之，以试验观察。服药1料，果全发重生，茂密乌亮如青年。是乃滋补肝肾养血之效耳。

制黑豆方：制首乌30g，生地黄30g，生侧柏30g，墨旱莲30g，女贞子30g，黑芝麻30g，橘皮15g，食盐12g，花椒9g，黑大豆500g。

前9味加1500ml水熬为700ml，去渣，凉后，再入黑豆（洗净）浸泡半天，再煮至药液吸收将尽为度。然后再将黑豆倾盘内晾干，入瓶备用。每次嚼食60粒，日3次。

整理者按：脱发一症，病因有异，治法颇多。先生此方旨在补肝肾养血。方中制首乌、生地黄补肝肾益精血；墨旱莲、女贞子二者配伍名二至丸，治肝肾不足，须发早白；黑芝麻书载"润五脏，添精髓，补虚气，疗皮燥发枯"；侧柏叶能乌须发；重用黑大豆者，主在补肾；花椒，《本经》曰"久服头不白"，《寿亲养老新书》与何首乌、生地黄、黑豆等同用，以固齿黑发；食盐咸以引诸药入肾；为防止补益药碍胃，故以橘皮理气健胃以流动之；与花椒同用更能增加他药的消化吸收。全方既能补益肝肾养血，又能凉血、祛风，故服药1料而使全发重生。

肝 着 证

赵某，男，40岁，临清市政府干部。因左侧胸胁痛1个月余，翻身则疼痛加剧，咳嗽，低热，盗汗，于1986年1月15日赴山东省立医院门诊。检查：心律整，无杂音，肺（-），腹软，肝脾未触及；胸透、血常规、心电图、B超检查肝、胆、胰、脾、双肾，均未见异常。诊断：泰齐综合征、病毒感染。经用醋酸氢化可的松、奴夫卡因封闭，内服板蓝根冲剂及助消化药等，未见效应。1月17日转赴山东中医学院附院内科诊治，经检查后，诊为胸痹，方用瓜蒌薤白桂枝汤加三棱、莪术、灵脂、丹参、橘络等，效亦未显。嗣于3月9日邀余诊治。

初诊：1986年3月9日。症见胸中痞闷不舒，左胁疼痛难忍，辗转为艰，卧则难起，低热不扬，咳嗽不畅，胃纳不甘，痛苦病容，脉沉弦，苔薄白。此乃肝气郁滞、血瘀经络，拟旋覆花汤加味。

旋覆花（包煎）9g，茜草9g，青葱管3根，丹参12g，赤芍9g，白芍9g，青蒿9g，银柴胡9g，地骨皮9g，生甘草3g。水煎2次分服。

二诊：1986年4月16日。上方续进10剂，低热尽退，盗汗自止，胸闷胁痛均瘥减，但去而不彻，再宗前义去青蒿，白芍、银柴胡、地骨皮，加北柴胡、北细辛、丝瓜络、金铃子、延胡索等与之。

旋覆花（包煎）9g，茜草9g，青葱管3根，金铃子（打碎）9g，醋延胡9g，丹参12g，北柴胡9g，北细辛3g，丝瓜络12g，生甘草3g。水煎2次分服。

上方又进6剂，延及数月之胸闷胁痛，豁然而愈。

按：肝着，即肝脏气血郁滞着而不行之意，故名"肝着"。肝在胁下，主藏血，喜条达，体阴而用阳，肝之体在右，肝之用在左。肝经属足厥阴经脉，散布于胁肋，其支脉从肝脏出，过膈膜，注之于肺中，这一支脉与太阴经肺脉相接。故肝气郁结，气滞血瘀，每易导致胁肋疼痛；由于肝肺经脉相连，亦每挟有胸痞满闷、咳嗽等肺气不宣之候。旋覆花汤出自《金匮要略·五脏风寒积聚病脉证并治》篇，为治肝着之专方，乃旋覆花、新绛、葱白3味组成，旋覆花下气散结，新绛入血而行瘀通络，大葱行阳通痹。在初诊处方中以茜草代新绛（红色丝缨），盖新绛为茜草之红色所染，于其间接取效，不如直接配用；并以青葱管（葱叶）易葱白，以葱叶善于通经达络，用治脉络瘀滞之胁肋疼痛，取效尤捷。他如伍用之青蒿、白芍、银柴胡，地骨皮等，无非为阴虚低热盗汗而设，兼症既除，自应随症减味；复诊方中加入金铃子、延胡索、北柴胡、北细辛、丝瓜络者，乃增强疏肝理气、通络止痛之效耳。

旋覆花汤一方，在临床上应用很广，如叶天士医案中凡遇营气痹窒、络脉瘀阻之证，每以此方为主，随症加归须、桃仁、泽兰、郁金之类，疗效很高。余亦尝用此方治疗"肋间神经痛"，每亦收到理想的效果。

奔豚汤治愈奔豚气病

王某，女，67岁。于1980年2月27日晚，突感烦躁不安、忽冷忽热，但体温在36.5℃左右，心慌胸闷，时时自汗，特别是脊背热气蒸蒸，自汗涔涔，头颈沉重，有时腹痛便溏，下后痛止，脉濡无力，苔腻满布舌面而微黄。

患者素嗜饮茶，经常自汗，热则脱衣，凉则加衣，一日数易，有时泛恶、失眠，曾进补益收敛，如玉屏风散、牡蛎散、生脉散之类，其效不应。当时诊为胆经虚热、痰热上扰，拟化痰和胃、清热除烦，用温胆汤加山栀，效果平平。

于1980年3月1日晚7时突觉气从左腹直冲心窝，烦闷难忍，手足厥冷，昏不欲语，形似休克，约半小时精神自复，未便用药，2日晚又复如斯，沉思分析，似与《金匮要略》所指肝气上逆之"奔豚，气上冲胸，腹痛，往来寒热，奔豚汤主之"之奔豚气病相吻合。1980年3月3日疏奔豚汤方加减如下。

生甘草6g，姜半夏12g，茯苓15g，黄芩10g，黄连2g，当归10g，炒杭芍12g，粉葛根15g，生桑皮12g，生姜（切片）6g。取3剂，2日1剂。水煎2次，合兑，4次分服。1剂知，3剂后，气上冲心之奔豚证悉平。自汗一症，去而不彻，体虚身疲，自当另图。

按：奔豚汤出自《金匮·奔豚气病脉证治第八》。其组成为：甘草、川芎、当归各2两，半夏4两，黄芩2两，生葛5两，芍药2两，生姜4两，甘李根白皮1升。右9味，以水2斗，煮取5升，温服1升，日3、夜1服。

尤在泾释其方义云："此奔豚气之发于肝郁者，往来寒热，肝脏有邪，而气通于少阳也。肝欲散，以姜夏生葛散之，肝苦急，以甘草缓之，芎归芍药理其血，黄芩李根下其气。桂苓为奔豚之主药而不用者，病不由肾发也。"

李根白皮一药，《别录》云："李根皮大寒无毒，治消渴，止心烦，逆奔豚气。"《长沙药解》谓："入厥阴肝经。"又考《外台》载治奔豚方13首，用李根皮者8首，从而可知，李根皮是治肝气上逆而发奔豚的主药。但此药现今药肆不备，故于上案中以入太阴肺经之生桑皮泻金抑木以代之。川芎一药，辛温香窜，走而不守，能上行颠顶，下达血海，外彻皮毛，旁能四肢，但劳热多汗、气逆泛哕者不宜配用，故去之。《集验方》有奔豚茯苓汤之制，加茯苓利水渗湿，扶正祛邪；肝胆有热，故加黄连少许，助黄芩以清之；肝郁者宜散，是以用生姜、葛根以散之；肝气上冲、来势急迫，故用甘草以缓之，半夏降逆止呕以抑之；肝为藏血之脏，气郁则血郁，故以归芍柔肝以活血；桑皮下气。如此化裁，则本方的主要作用是疏肝清热、下气降逆、兼可止痛，故收效如桴。可见经方用之得当，是能达到预期效果的。

奔豚气病，病机有二：一为肾积奔豚，此由汗出多而心阳虚，下焦肾中阴寒之水邪得以乘虚而上凌心阳，因而发为奔豚。一为肝郁奔豚，多由情志刺激，肝气郁结，其气上逆而致奔豚。前者须用桂枝加桂汤以降肾中阴邪之上攻，而后者疏方奔豚汤，是用以疏肝下气以缓肝气之急迫。病机不同，选方遣药自当迥别，临床应慎重。

桂枝加桂汤治肾积奔豚，古籍屡有记载，如《遁园医案》《经方实验录》《经方应用》皆有案例可寻；而奔豚汤之治肝郁奔豚，尚未见诸刊录，实际此证在妇科临床中并非罕见。兹述此1例，以供参考。

热 入 血 室

朱某之妻，32岁，住济南宽厚所街29号。病伤寒已5日。1945年1月11日延余诊治。乍冷乍热，大便秘结，口渴而苦，夜烦难以入寐，六脉弦大而数，舌苔厚而燥。据朱述及病因，系于 5 天前携小儿赴大明湖做溜冰之戏，突觉寒气逼人。此时正值经期，阅 1 日经遂止而浊带下注，恶寒发热头痛，自服犀羚解毒丸数日不效，病情发展至此，卧床不起。根据上述脉弦、苔厚便秘等症状的表现，颇似阳明腑实承气证，但据《金匮要略》"妇人中风，七八日续来寒热，发作有时，经水适断，此为热入血室，其血必结，故使如疟状，发作有时，小柴胡汤主之"及"妇人伤寒发热，经水适来……治之无犯胃气及上二焦"之旨，法宜和解，禁忌攻下。遂拟小柴胡汤加凉血活血润下之品，1 剂寒热退而大便通，胃思纳谷，夜能入寐。12 日复诊，脉和苔退，惟感低热口干，头目晕眩，心烦，小便短黄，乃余热未尽，热邪伤津，又拟益阴清热疏利之剂，两进旋愈。

第 1 方：北柴胡 12g，酒黄芩 9g，清半夏 9g，党参 9g，生地 12g，丹参 9g，瓜蒌仁 9g，火麻仁 12g，生甘草 3g，生姜 2 片，大枣 3 枚。

第 2 方：嫩青蒿 9g，生地 12g，玄参 9g，麦冬 9g，花粉 9g，北柴胡 4.5g，山栀 9g，生甘草 3g，淡竹叶 6g。

按：本例正值经期，感受风寒，阅 1 日而月经停止，浊带下注，是由热邪乘虚陷入血室，与血相搏，所以表现发作有时的寒热，与初感病在太阳之恶寒发热不同。病由恶寒发热而转为乍冷乍热，其原因由于血结。此时虽表邪内陷，但正气仍欲祛邪外出，所以表现如疟状的寒热，故宜用小柴胡汤和解表里。虽具有脉洪苔厚便结的承气证，但病机在于热结血室而内犯肠胃，里无实而表已罢，辨证的重点在于经来适断、往来寒热，因此"治之无犯胃气及上二焦"，忌用下法。又按本证和少阳证虽同用小柴胡汤，但目的不同。彼则专以和解少阳之枢；此则在表以除如疟之寒热，在里以散血室之邪热。再本例患者素体健壮，抗病力强，加之药证相投，故收效较速。

妊 娠 水 肿

梅某，女，26 岁，济南电业局干部。妊娠 6 个月，遍身水肿，小溲癃闭。某院认为须将胎儿取出，始可治疗。其夫不肯，旋另转某院妇科，仍以取出胎儿为治疗之先决条件，否则，别无善策。事出无奈，不得不遵医嘱，遂忍痛允其手术。住院 4 个月，虽创伤愈合，然问题并未解决，仍统体水肿，小便不利。医者无药可施，令出院休养，此 1950 年 11 月间事也。患者以丢掉男婴，受尽痛楚，而原病未稍减除，殊为懊丧，且医者又告束手，惟企卧以待愈。爰复改治于中医。症见全身肿胀，面项四肢浮肿特甚，皮薄而光亮，特别是项肿及颏，按之凹陷不起，手胀不能握，腰酸足凉，胃纳量少而不甘（也与忌盐有关），小溲短少，大便稀软，气短胸闷，精神疲倦，体力不支，六脉濡弱无力，舌苔灰腻。脾肾阳虚乃病机之所在。除嘱兼用开盐方以助饮食外，遂拟金匮肾气丸加车前、琥珀等利水之品。药进 4 剂，虽无不良反应，但毫无效验。转思脾肾阳虚，且舌苔灰腻，在此阳虚阴盛之际，采用熟地、山药、山萸等以滋肾阴，反助湿滞、碍脾运，虽有淡渗之味、温阳之品，作用力微，与法相背，宜乎不应。遂转方以健脾温阳利水为主，计服药 30 剂，肿胀消除。惟久病之后，气血两伤，宫体似有坠感，嗣拟气血双补佐以升提，制丸善后，诸症全瘳，健康恢复。

开盐方：鲫鱼（约 250g）1 尾，剖去鳞杂，食盐 1 两，装填腹腔，置铁锅内反复干炙令焦，研细末。每用少量以调味。

第 1 方：熟地黄 15g，炒山药 12g，山萸肉 9g，粉丹皮 9g，茯苓 18g，泽泻 9g，熟附片 6g，肉桂 3g，车前子（包煎）12g，琥珀粉（分 2 次冲）3g。水煎 2 次分服。

第 2 方：高丽参（另煎兑）3g，炒白术 12g，茯苓 18g，大腹皮 12g，干姜皮 6g，生桑皮 9g，陈皮 6g，熟附片 9g，炒杭芍 9g，鸡内金 9g，阳春砂仁 3g。水煎 2 次分服。

第 3 方：高丽参 15g，炒白芍 60g，茯苓 60g，炙黄芪 45g，熟地 60g，炒山药 60g，炒杭芍 45g，当归 45g，陈皮 15g，砂仁 15g，肉桂 9g，炙甘草 30g，绿升麻 9g，北柴胡 9g。上 14 味共研细末，加炼蜜 500g 为丸，如梧子大。每服 9g，每日 2 次，早晚饭前 1 小时温水送下。

按：妊娠水肿，又名"子肿"，是临床常见病。但妊娠六七个月后，孕妇常有足踝部轻度浮肿，这是常有的现象，若无其他症状则不必治疗。如肿胀加重，同时尿量减少，体重日增，则必须就医，以免中毒。本病产生的主要机制是脾肾阳虚，但各有偏重。偏脾虚者，宜健脾利水，白术散为主方；偏肾虚者宜温阳利水，真武汤为主方（方中附子有毒，恐防胎，可改为桂枝）；脾肾俱虚者，两方可以化裁合用。如辨证明彻，用药确当，自不难取效而保产。倘必胶柱鼓瑟，机械从事，可云泥矣。

产后感冒挟痧

夏某，女，23 岁，大观园市场书店职员。产后旬日，感冒挟痧，症见恶寒发热，头痛肢痛，胸闷烦躁，经某医投以生化汤加柴胡、紫苏等味，3 天之内，又连进辛温补益之剂，灼热加剧，目痛胀突，大汗不止，烦乱呕哕，足冷手抽，大显痉厥之兆，急候毕现。改弦更张。4 药而瘥。方案照录如下。

初诊：1949 年 9 月 3 日。产后匝旬，露天登厕，为暴雨所遏，身热恶寒，口渴引饮，欲呕不得，自汗面赤，烦乱不宁，厥逆肢抽，按脉洪大而数，舌苔黄厚而腻。产后气血两虚，内伤暑湿，外感风寒，屡投益气养血辛温表散之剂，未见稍瘥，致成湿热内滞，身热增剧，热极风动之候。今当拟用辛凉清热、解肌祛风，白虎加桂枝汤加减，以观后效。

生石膏 24g，川桂枝 3g，炒杭芍 9g，荆芥穗炭 4.5g，秦艽 9g，紫苏叶 1.5g，竹茹 9g，淡竹叶 9g，鲜芦根 30g，生甘草 3g。

二诊：1949 年 9 月 4 日。昨进辛凉解肌之剂，烧热大退，脉已转缓，舌苔仍黄厚而腻，呕哕不得，烦乱不宁，口中秽气过重，恶露未尽，小腹隐痛，除予胸背、曲池、委中刮痧外，拟芳香祛湿、辛疏化痧、兼活血解毒。

鲜藿香 9g，鲜佩兰 9g，郁金 4.5g，独活 3g，细辛 2g，苏叶 1g，炒桃仁 4.5g，南红花 4.5g，银花 12g，蒲公英 9g，焦山楂 9g，台乌药 6g，陈皮 3g。水煎 2 次分服。

三诊：1949 年 9 月 5 日。投芳香辛疏化痧祛浊之剂，呕哕烦乱均瘥，脉静身凉，惟中脘痞闷，胃呆纳少，大便坚秘，微有自汗，夜寐不甘。产后气血本伤，兼罹病之后，积滞不消，此刻难议滋补，治当开提，消导宣化，补益之法后图。

制川朴 2.4g，枳实 4.5g，酒大黄 3g，瓜蒌皮 12g，薤白头 9g，槟榔 4.5g，郁金 4.5g，姜半夏 6g，陈皮 4.5g，苦杏仁 9g，莱菔子 6g。水煎 2 次分服。

四诊：1949 年 9 月 7 日。开提消导，泻下数行，中满已除，诸症悉瘥。唯产后病后，气血损伤，致乳汁短少。今脉和苔薄，拟法养血通络。

全当归 12g，王不留 9g，山甲珠 6g，瓜蒌皮 9g，青橘叶 9g，路路通 5

枚，白通草 4.5g，丝瓜络 9g，生甘草 4.5g。水煎 2 次分服。并嘱另服猪蹄汤以摄养。

整理者按：产后百脉空虚、恶露不尽、寒湿容于表、秽浊蒸于下，以至恶寒发热、头痛身痛。本当解表化湿、清热解毒以治其标；然后益气养血、化瘀通络以治其本。前医反投辛温补益之剂，造成湿滞邪恋、热极动风之危证。先生首用白虎加桂枝汤化裁，清热解肌祛风以救其急，并佐以竹茹清胃中虚热以止呕，淡竹叶清热利湿从下分消，重用甘寒而不恋邪之芦根养阴清热，一剂而热退脉缓。二诊用鲜藿香、鲜佩兰、银花等芳化甘寒之味清化湿热秽浊；乌药、桃红等理气化瘀以除恶露。一剂而脉静身凉、呕哕烦乱等症均瘥。三诊以小承气合二陈汤化裁，以消导宣化、驱除积滞痰饮。两剂后邪去胃气复。四诊投以养血通络之品、佐以猪蹄汤等食补之法，通乳善后。先生此案极有章法，前后四诊，用药不足 10 剂，方随病转、机圆法活、药到病除。确属大匠手笔，示人以规矩。

淤积性乳腺炎

何某，女，24 岁，住济南市历下区三和街 99 号。1969 年 5 月 5 日，产后 5 天，患乳病，在某院外科诊断为淤积性乳腺炎，由于抗生素过敏，未接受治疗，立即延治于中医。症见两乳肿胀疼痛，在乳下侧硬块如鸽卵，右乳上部肿硬如掌大，肿处色红，按之痛甚，乳闭不通，恶寒发热（38.2℃），统体酸楚，脉滑数，苔白质红。遂拟方清热解毒、通络散结。

全瓜蒌 24g，蒲公英 24g，金银花 30g，青连翘 12g，青橘叶 12g，当归 6g，赤芍 9g，皂角刺 9g，炮甲珠 6g，王不留 9g，漏芦 9g，生甘草 9g，黄酒 30g，兑水煎 2 次分服。每日 1 剂，并嘱用吸乳器将积乳尽量吸出，每天可吸数次。肿处以蒲公英 60g 煮烂外敷。药进 4 剂，炎肿全消，乳汁亦随之畅通。

按：本病中医学名外吹乳痈（初期），是乳房部的急性化脓性疾病。患者大多是产后尚未满月的哺乳妇女，其中尤以初产妇最为多见。如在初期脓尚未成，处理得当，在二三日内寒热退净，肿消痛减，很快可望痊愈。假如治不及时，或处理欠周，稍事迁延，最易趋向化脓，一旦成脓，势必采用切开之术，增加患者痛苦。预防之法，乳母宜性情舒畅，对个人

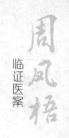

卫生及乳儿口腔卫生均应注意及之。

小儿急性黄疸型肝炎

郑某，10岁，济南大观园商场工艺门市部刁某之子。患头眩恶心，食欲不振，胸胁撑胀，腹满不适，面色巩膜黄染，于1969年11月26日急赴济南市儿童医院门诊（门诊号113927），检查结果：心肺（−），肝肋下2cm，有触痛，黄疸指数20U，胆红素定性直接反应阳性，谷丙转氨酶158U。确诊为急性黄疸型肝炎。因无病床，未能收留住院，建议服中药治疗。遂于1969年11月30日延余为治，依据上述所载症状，兼见大便略稀，小便深黄而量少，脉沉滑，苔黄腻。此乃湿热郁结、胃气上逆之阳黄，即疏茵陈蒿汤合四苓散以清热利湿退黄。

茵陈18g，生山栀6g，酒大黄4.5g，炒白术6g，猪苓6g，云苓9g，泽泻6g，滑石9g，生甘草3g，红大枣（擘）5枚。水煎服。

二诊：1969年12月4日。上方进4剂，晕呕均瘥，胸胁舒畅，胃思纳谷，惟大便溏泻，有时不禁，小便黄赤，仍守前方加减。

茵陈18g，炒山栀6g，川黄柏4.5g，云苓12g，猪苓6g，炒白术9g，泽泻6g，陈皮4.5g，生甘草3g，红大枣（擘）5枚。水煎服。

三诊：1969年12月7日。上方又进4剂，胃口大开，大便正常，但巩膜黄染，尚未尽退，午后低热，仍宗前方加减。

茵陈12g，炒山栀6g，黄柏4.5g，云苓9g，猪苓6g，泽泻6g，炒白术6g，陈皮4.5g，白薇9g，金银花12g，白通草3g，生甘草3g，红大枣（擘）5枚。水煎服。

四诊：1969年12月14日。再进茵陈四苓加味4剂，巩膜黄染及低热全消失，胃纳二便均转正常，精神活跃，仅感右胁不舒，别无所苦，脉滑苔薄，予逍遥散加味以善其后。

北柴胡4.5g，炒杭芍6g，当归6g，炒白术9g，云苓9g，山栀子4.5g，黄柏1.5g，生甘草3g，薄荷1.5g，生姜1片。水煎服。

上方继服3剂，自感诸症悉除。1969年12月23日复查结果：黄疸指数3U，胆红素定性阴性，确诊为传染性肝炎恢复期，遂告痊愈。

按：《金匮要略》云："谷疸之为病，寒热不食，食即头眩，心胸不安，久久发黄为谷疸，茵陈蒿汤主之。"本案所具症状，颇与本条所述相符，由于苔腻便稀，又偏脾虚湿盛，因合四苓以加强淡渗之力。病机合拍，故取效较捷。

小儿调胃散治儿瘦

燕燕，北京朝阳医院陈某之女，5 岁。胃呆纳少，面色㿠白，形体消瘦。祈余诊治。当疏"调胃散"，以醒脾和胃，服 1 料，胃纳颇馨，肌肉充实。

炒山药 90g，建曲 90g，清半夏 75g，藿香 60g，炒麦芽 45g，炒谷芽 45g，炒枳壳 60g，橘皮 45g，广木香 45g。

共研细面。每次服 1.5g，每日 2 次，加白糖温水调服。

按：小儿调胃散功能醒脾和胃。主治小儿脾胃虚弱，消化不良，肚大青筋，多食消瘦或胃呆纳少，大便不正常等症。盖小儿稚阳之体，不任克伐，本方药味和平，组织妥帖，慢功缓图，最宜常服。且药味不苦不涩，庶无吞咽之难，余用此方医治小儿多人，均收到满意的效果，特书此 1 例耳。

如有虫积，可在方中加炒使君肉、榧子仁各 9g。3 岁以上每服 1.5g，3 岁以下每服 1g，每日 2 次，空腹时服下。

小儿唾多流涎

1968 年 10 月 25 日随院校师生下放农村，驻莱芜县常庄。房东刘姓男儿年 5 岁，由于爱子心切，习俗扮以女装，其母率其游玩，悉我等知医，坚求为子治病。据诉该童夜睡流涎颇多，白天则咯吐不辍，涎色清白，胃呆纳少，自罹此病，虽营养加倍，仍面色㿠白，肌肉消瘦，神疲懒动，见指纹浅淡，舌苔薄白而滑，推断此乃脾虚湿盛失其摄制之权，故唾多流涎，脾为湿困而运化失司，则胃纳不甘，拟益脾和胃法，散剂常服。

炒山药 60g，益智仁 30g，半夏曲 30g，炒麦芽 15g，炒谷芽 15g，广藿香 15g，茯苓 30g，广砂仁 9g，广木香 3g。共研细末，每服 1.5g，每日 3 次，饭前半小时，白糖少许，开水冲调，候温服下。

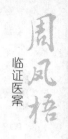
按法服至 1 个月，唾涎均已停止，胃纳亦增，面色红润，精神活泼，肌肉丰实矣。

整理者按：本案处方，亦由小儿调胃散化裁而成。所异者，该案病机为脾虚湿盛，失其摄制，治当益脾和胃摄唾，故方中减枳壳、木香、橘皮，增茯苓、砂仁、益智仁，旨在增其祛湿和胃摄唾制涎之效。

小儿强中治验

强中一症（阴茎无故而坚硬勃起、久久不痿）多见于成人，小儿少见，治疗亦无成法。余曾治愈 1 例小儿患者，兹介绍如下。

患儿刘旦旦，男，3 周岁，家住山东省地质局探矿机械厂宿舍。1983 年 4 月 10 日初诊，家长代诉：患儿阵发性阴茎勃起，伴有痛苦不适 5 个月余，加重 2 个月余。1982 年 11 月，该儿突然频繁呕吐，腹部不适难忍，同时阴茎勃起，哭闹不安，日发 3~7 次，每次数十秒钟。经中医推拿，西医对症治疗，十几天后渐趋平复。1983 年 1 月，因感冒发烧、鼻出血，旧病复发频繁，且逐渐加重，阴茎勃起日达 20 余次，1 次持续数分钟。每至发作，痛苦哀号，1983 年 3 月以后，多于早上醒后发作，晚上发作次数明显减少。

1982 年 12 月底，曾就诊于市某医院中医科，予知柏地黄汤加减，40 余剂未效。遂改往某医院神经科治疗，该院以"勃起原因待查"的结论，给予维生素 B_1、B_6，α－酪氨酸治疗，仍无疗效。4 月初，更医于某医院推拿科，治疗 10 天不见好转，转诊于余。

患儿发育一般，面色憔悴，脉弦、苔少、舌红而燥。家长代诉：不发作时，惟口干多饮，余皆正常。患儿自出生 3 个月始，腹泻呕吐反复发作，至 2 岁方愈。之后，时有便秘、鼻衄等症。审其舌脉，度其病情，确诊为强中。盖小儿稚阴稚阳之体，不耐损伐，长期吐泻导致胃阴不足，胃属阳明，阳明主宗筋，"前阴者宗筋之所聚"；且久病及肾，更致肾阴亏虚，不能涵木，则肝失滋养，肝在体为筋，且足厥阴肝经之脉络阴器。阳明、厥阴阴亏阳亢，故阴茎异常勃起。该病多于晨间发作，亦应肝气升发之时。此外，便秘、鼻衄、口渴多饮亦为阳明实热之象。治当滋水涵木，兼清阳明。但患儿长期服药，胃气大伤，当先以谷气养胃气，以固后天之本，故暂不给药内服，拟外用方消息之。

元明粉 10g。纱布包扎，每晚睡前外敷两手心，连用 1 周。

芒硝咸寒软坚，善荡涤阳明实热，《本草从新》载其能治"阳强之病"，正与病机相合，故以之外用，先挫其势。

二诊：1982 年 4 月 16 日。用上方后发作次数减少，胃纳亦佳，遂疏方内服。用大补阴丸合玉女煎化裁，少佐肉桂引火归原以滋阴潜阳，兼清阳明。

生地黄 12g，炙龟甲 9g，知母 6g，黄柏 6g，生石膏 24g，麦冬 6g，北沙参 6g，肉桂 1.5g。水煎服，日服 1 剂。

进药 6 剂后诸症皆轻，原方加减再进 2 剂，基本痊愈。遂停汤药，仍用元明粉外敷 3 次，以巩固之，病竟全瘥。追访 1 年，未再复发，患儿健康、活泼、发育良好。

冰朱蓖麻膏治愈疔毒

例 1 杨某，女，26 岁，我院五八级一班同学。于 1962 年夏右拇指患疔疮，急赴某院外科割治。开刀之后敷以药膏，注以针剂，缠延 3 个月，拇指溃烂露骨，附骨肌肉紫黑无泽。外科主张截去患指，病者未肯。又拖治 1 个月，仍无进效。外科坚主非截去此指势难愈合，杨仍不肯。回院汇报病情，经教务处建议来附院问方于余，遂疏方冰朱蓖麻膏外敷患处，并煎服鲜菊花根 60g，每日 1 剂，连服 3 日。经敷此膏 2 日，腐肉即行脱落，逐渐新生肉芽。连贴两旬，指肉完全愈合，指甲亦未损伤，恢复正常。

例 2 陈某，男，28 岁，济南白马山铁路小学教师。于 1969 年 7 月右拇指发疔疮，红线急速伸延至肘部，疼痛难忍。某院门诊外科急予手术，出紫黑血液少许，即以油纱布包扎，并连续注射青霉素，3 夜来剧痛不能入睡，甚则握指游走终夜不休，医生主张将指甲剥掉，便于排脓，方可加速愈合，但完全愈合，得需时 2 个月。又延迟 2 周，求法于余，遂疏冰朱蓖麻膏方，嘱其取药自制，以免交药房配制延迟时日，膏即日配成，立即贴敷患处，当夜痛止。第 2 天揭示之，见甲下蓄脓甚厚，旁生胬肉，患者大怖，疑询于余。余曰："此佳兆也，毒随脓泄，可速愈期，胬肉无妨，乃蓖麻仁提拔之力，自会复原，可继续换贴勿疑，勿庸惊骇。"第 3

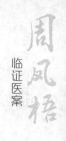

天脓液仍甚多，但无痛楚。第4天脓尽肉生，胬肉自平，为时1周，指肉愈合，仅指甲浮动不牢，只用纱布包扎月余，完全复常。

冰朱蓖麻膏：蓖麻仁6粒，冰片1g，银朱2.5g，轻粉1.5g，铜绿1.5g，桂圆肉5g。

共捣为膏，适量敷贴患处，包扎，1日1换。

整理者按："疔毒"为中医外科常见病证。病证虽小，但变化多端。先生所治两案，前者为毒深附骨难愈之证，后者为疔毒走黄内陷之证。两者病证变化虽异，但邪毒深陷、腐肉蚀骨之病势则一。对此，先生均采用"以毒攻毒"之"冰朱蓖麻膏"外敷，祛腐拔毒止痛，显效神速。方中蓖麻子甘辛性平有毒，消肿拔毒，《本草衍义补遗》言其"能出有形质之滞物，故取……剩骨脓血者"。《本草纲目》曰："其性善走，能开通诸窍经络，能止诸痛、消肿追脓拔毒。"银朱、轻粉，两药虽寒温略异，但功用、主治却相同，能攻毒，治诸疮；铜绿酸涩性平有毒，去腐敛疮；冰片去腐消肿止痛；桂圆肉补血益气，寓补托之义。全方药精力专，故而取效。

痔疮膏治内痔

蔡某，男，36岁，永安堂会计。1948年7月，自诉一天午后觉积食不消，胃胀腹痛，晚睡时感恶寒肢冷，午夜时分，旋即暴泻，至晨计下10余行。进分利之剂遂瘥。但3日未更衣，及至欲便，下午硬粪如柱，甚艰涩，自感肛肠炎肿，以期救急于一时，未效。遂赴齐鲁医院外科探肛检查，云系内痔数枚为患，须手术割除，方可根治。患者未接受，愿服中药治疗。遂拟清热解毒止痛之剂，服后3小时而痛止，嗣改制膏剂调理颇效，服2料之后，内痔全消，永未再犯。

痔疮膏：净槐角30g，净槐花30g，生地榆30g，蒲公英30g，紫地丁30g，制乳香9g，制没药9g，胡黄连18g，当归9g，炒杭芍15g，赤小豆30g，炒枳壳9g，防风9g，淡黄芩18g，生甘草15g。

上15味共煎2次，去渣，两次药液合兑再煎。浓缩后，加红糖120g，蜂蜜120g，再煎熬溶化收膏。瓶贮备用。每次1茶匙，日3次，空腹开水冲服。

鹅 掌 风

张某，女，65岁，住济南纬三路荣宝里铁路宿舍。于1969年4月因感冒求诊。诊脉时见其两掌满贴胶布。问其何故，据述自去冬以来，两掌先起颗粒，继之皮厚皲裂，裂纹显有血迹，奇痒难忍，擦搓之痒止则痛，烫洗后暂舒一时，洗衣泡水则加重。曾用护肤油、氟轻松均无效。惟有贴布维持而已。余便给一槐皮油膏方，令其自配，每日涂搓三四次，连涂1个月，逐渐痊复，观察半年，未再复发。

槐皮油膏方：香油50g，槐树皮30g，蜂蜡30g。

将油熬开，入槐皮炸枯黑，去渣，再入蜂蜡溶化倾于瓶内，置地面上，盆覆1夜，去火气，冷即成膏。

按：此膏曾治某医院皮肤科诊断之"掌跖角化干裂症"数例，均收到满意的效果，用后无任何副作用。

老年脱屑瘙痒症

董某，女，66岁，住济南市精忠街13号。于1963年之秋患两手掌、前臂及胸部脱屑瘙痒症，经某院皮肤科诊断为"剥脱性皮炎"，给以外涂乳剂并注射钙剂，连续治疗2年，花费达200余元，终无少效，近来反而向全身蔓延。患处干燥脱皮，手掌皲裂，奇痒难忍，热水烫敷，暂舒一时，致夜不能寐，终年用纱布捆缚手臂，操作颇为不便，痛苦异常，饮食减量，形体日削，不得已求治于中医。当时认为是老年阴虚血燥、外受风袭所形成。拟方养血祛风止痒，内外双调。

内服方：全当归9g，生地黄15g，赤芍药9g，荆芥穗4.5g，青防风6g，净蝉蜕9g，浮萍草12g，地肤子9g，紫草9g，白鲜皮12g，海桐皮9g，南薄荷4.5g。水煎2次分服，每日1剂，3剂后停2日再续服。

外用方：芝麻油30g，老槐树（国槐）皮（切碎条）30g。

将芝麻油熬开，入槐皮炸至焦枯，离火，弃去枯皮，将油倾入瓶内，上覆一盆，扣一夜以去火气，即可应用。将患处皮肤用软布拭净，用油擦涂，每日三四次，以愈为度。

内外双调，3天之后瘙痒大瘥减，但干皮自行脱落，较前大增，每早

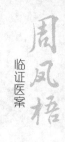
起床能扫下两握之多，自此患者增强了治疗信心，虽经数次复诊，方义并未更易，计服 30 余剂，全身皮肤已复常，惟有时有不定处之瘙痒，则连续擦油，并无一日间断，计用油 1000g，涂擦半年而痊愈，身体亦渐康复。

吴萸硫黄散治湿疹

高某，女，42 岁，济南市正觉寺街道办事处干部。1978 年 8 月两臂患湿疹，曾在山医附院皮肤科治疗，予膏剂外涂，口服激素，并注射钙剂，治经匝月，未见效验。1978 年 9 月 22 日转求中医。当见两臂自肩至腕全以纱布捆扎，揭视之，皮疹糜烂面积达 80%，两臂对称，流黄水，甚痒，至晚间奇痒难忍，心烦意乱，影响入寐，颇以为苦。胃呆纳少，他无不适。遂拟"吴萸硫黄散"方予之。依嘱涂敷后，当即止痒。用药两料，治经匝旬，愈合脱屑而康复。

吴萸硫黄散：吴茱萸 30g，乌贼骨 20g，硫黄 6g。

共研细末，用麻油调成稀膏，涂敷患处，纱布包扎，隔日一换，以愈为度。

诊余文抄

谈目前中药工作的几个问题 ①

中医药历史悠久，驰誉世界，过去对中华民族的繁衍昌盛作出了重大贡献，今后将走向世界，服务于全人类。药之于医，犹皮之与毛，皮润则毛荣，皮枯则毛衰；皮之不存，毛将安附？故欲繁荣中医，必先发展中药；药之于医，亦犹工之与器，工欲善其事，必先利其器，故欲提高疗效，必先提高药效。有鉴于此，本文主要从临床角度谈一下有关中药工作中存在的几个问题，以期引起各有关方面的注意。

一、药品短缺

近些年来，随着中医药的发展，国内外市场对中药的需求量日益增大。而野生动植物的生长周期太长，产量有限；变野生药材为家种养的工作还未能普遍展开；加之生产、管理、价格政策等方面存

---

① 本文为周老生前写于 20 世纪七八十年代的文章。虽然有着时代痕迹，但现在读来，对中医的工作仍有启发。

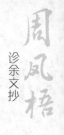

在着不少问题，使药材供需矛盾更加突出。比如，有的药材资源接近枯竭而断档缺货；有的资源虽多，用量却很小，一收购就积压，一停收就脱销，计划难以安排；有的资源过于分散，经济效益甚微，即使提高价格，也常无人采集；有的销售紧缺，收价偏低，但若调整价格，就出现资源挖光、山林破坏、当年积压、以后长期脱销的现象。据报道，1984年无锡地区将蜈蚣的收购价由1983年的每斤24元提高到30元，结果每天至少有数千人到山区捉蜈蚣，连2寸长的幼虫也难以幸免。此外，有关"甘肃香獐面临险境""丹东蛤蟆资源被严重破坏""闽北穿山甲濒临绝种"等报道屡见不鲜。若长此一往，必将使药源枯竭，贻害子孙。

目前，常用传统中药仅400余种，除珠、茸、麝、虫草、天麻等贵重稀有药材长年短缺外，其他药材有此缺彼，短缺品种总是保持在150种左右。医生不能按病下药，只能看药开方。病人也常常为抓药伤脑筋，"药缺一味，跑断两腿"的情况司空见惯。因此，病家不惜高价搜求缺货，投机商贩乘机而起，伪劣药品充斥市场，严重威胁着人民的生命和健康。据报道，广东农民李卓云因服用无证药贩出售的假胆草而中毒死亡。为此，汕头市人民政府于1984年4月24日发出了"严防假胆草中毒"的紧急通知。卫生部、国家医药管理局于1984年5月10日联合发出紧急通知，公布了人参、天麻、虫草、川贝、乌梅、沙苑子、柴胡、黄芪、桔梗、蛤蚧、珍珠、党参、阿胶、白花蛇、杜仲、山萸肉、大黄等18种药材的伪品情况，要求各地卫生和医药管理部门坚决抵制伪劣药材流售市场。解决中药短缺问题已迫在眉睫。解决缺药问题，必须同时从开源、节流两方面着手。

（一）开源

开源主要是药材部门的工作。要认识到中药材是一种特殊商品，在产销矛盾上有更加突出的多面性和复杂性，必须兼顾目前急需与保护药源两个方面。采取特殊政策和科研手段改变生产途径和经营管理方式，从根本上解决问题。另一条措施是扩大应用品种，医药双方都有责任。目前，短缺药品150余种，都包含在常用的400多个品种之内，而日常销售的中药有800多种，有医疗价值的中药则有5000多种，所以中药材的后备资源是十分丰富的，只要把这些资源开发利用起来，药品短缺的问题是不难解决的。今后对疗效确实、药源充足的草药，要有计划地进行中药理论、现代药理、临床观察，配伍、制剂等方面的研究，使其升华到传统中药的地位，由药材公司统一经营，广泛应用。对疗效确切、药源较少的药物，可作为局部地区用药。

（二）节流

搞好节流，临床工作者要注意两点。①提倡开小方。近些年来，出现了一股处方庞杂的歪风，一剂汤药动辄二三十味，有的重量竟达 1kg，不仅严重影响了医疗质量，而且造成极大浪费。这种错误倾向必须彻底纠正。在《伤寒论》《金匮要略》两书中，现在仍然使用的小方，1 味药者 15 方以上，2 味药者 40 方左右，3 味药者 45 方以上，4 味药者 30 方左右，5 味药者 28 方，合计 160 余方，占两书总方的半数以上。由于辨证明确，组方精当，故能药专效宏、疗效卓著。如大承气汤，药仅 4 味，用之得当，常起重症危疴。小半夏汤仅两味药，却能蠲饮止呕。所以临床工作者要师法仲景，继承前人的宝贵经验，提高辨证施治水平，加强组方法度和小方应用的研究，提倡开小方，做到有的放矢。②提倡应用煮散。目前中医应用最广最多的剂型是汤剂。汤剂有加减灵活、气势完壮、药力深厚的优点，但是药物的利用率不足 30%，浪费很大，所以应当大力提倡煮散。煮散是将药材粉碎成粗颗粒，煮后去渣服用的剂型。仲景之麻杏苡甘汤、薏苡附子败酱散、半夏干姜散等都是煮散。宋代是煮散的鼎盛时期，《太平惠民和剂局方》收载的 788 个处方中就有煮散方 237 个。现在临床上经常用的银翘散、藿香正气散等方的原剂型亦为煮散。煮散粒度大大小于饮片，煎煮时与溶媒接触面积增大，故有效成分易于浸出，用相当汤剂 1/3 的剂量即可达到与汤剂相同的效果。所以提倡应用煮散，是节省药材的好办法。

但是，节流不仅仅限于临床方面。在目前药源不足的情况下，应当重申先国内后国外、先饮片后成药、先治疗后补养的中药材应用原则，并采取有力措施，保证这个原则的贯彻执行。外贸部门与药材部门争购紧缺药材的现象再也不能继续下去了。另一方面，要加强成药生产管理，对配方不科学、质量低劣、疗效不确实的成药，坚决令其停产，杜绝低劣产品争原料的现象。对不抓药品质量，只想从提高包装成本和搞销售不正之风打

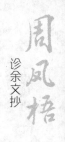

开销路的厂家要严厉打击。今后要从立法方面着手，保护发明创造，对研制新剂型、提高疗效、节省药材的厂家和个人进行奖励和保护。

二、质量低劣

目前在药材的采取、切制、炮制、调剂、煎药等各个环节，都不同程度地存在着质量低劣问题，给人民的生命健康造成巨大损失，也进一步加剧了药材短缺的情况。

（一）收购

收购把关不严导致药品质量低劣的情况普遍存在。采收季节与药品质量关系密切，如甘草的有效成分甘草甜苷的含量因季节而异，秋末采收者含量为 3.5%，而开花之前采收者可达 10% 左右。百部当采于初春，桔梗应挖于深秋。有的收购点收购了大批盛夏采挖的百部、桔梗，这些药物瘦瘪枯松、味淡无泽，有效成分含量很低。有的单位收购的陈皮中混有鸡毛、铁钉、牙膏皮等杂物；蝉蜕中混有大量泥沙，有时泥沙含量竟达30%。更有甚者，有的部门把并无泻下作用的土大黄作大黄收购。

（二）切药

切药工作存有严重问题，药材有效成分流失很大。传统切药方法是：先通过净治除去非药用部分，按药材的大小、粗细分档浸泡、闷润，然后切成片、咀、断、丝等规格。现在有些单位切药，不经净治、分档，直接把整件药材浸泡在大水池中（或大堆闷润），结果个小的泡过了头，个大的还泡不透。木香、藿香、薄荷等芳香性药物，大池浸泡，香味易挥发走失，夏季易生热发霉变质。有些药物的有效成分易溶于水，润货加水量要以货将水吸尽，正好润透为度。过去切大黄，先按个头大小分档，闷润，加适量水浸泡至六成透，取出稍晾，再闷透切片，剩余的少许润货，水拌后入切好的饮片中，让饮片吸收掉，再晒干。但是现在润大黄，往往大池宽水、满地流金，有效成分损失很大。正是这种原因，也造成了"黄连不苦，甘草不甜"的怪现象。

（三）炮制

现在有些单位不重视炮制工作，许多药材应切的不切，应碎的不碎，应炙的不炙，应炒的不炒。仓库径行发货，门市店或医院调剂室则手掰、刀剁、锤砸、剪子剪，甚至以生代熟配方出售。如川楝子、茯苓等药质地坚硬，如不粉碎很难煎透。全瓜蒌即使剪破皮，瓜蒌仁大部分还是整的，瓜蒌仁皮厚而硬，药效难于煎出。此外，白扁豆、荔枝核、草决明、五味子等都应捣碎配方；延胡索、香附应用醋炒；龟甲、鳖甲应炒烫醋淬，用时再捣碎。可是有些单位怕麻烦，竟把生品付于病家，让其自己炮制。此外，炮制质量不高的情况也比较多见。如生地炭、艾叶炭等均应存性，即炒至药材表面黑色、断面褐色为止，现在却往往炒炭成灰，失去了疗效。黑豆汁制何首乌，按规定应取净黑豆加水适量、煮两次，取浓汁加黄酒拌入何首乌饮片中，拌匀闷透再蒸。有些单位却不等黑豆煮烂，汤还是清的，就把黑豆捞出，这样就很难保证制首乌的质量。又如诃子去核，应在加工前2小时将诃子加水浸泡，捞出闷透再剖开去核。浸泡数量要以当天剖完为度。现在加工诃子，有时一泡一大缸，往往七八天之后，诃子泡得发黏、甚至霉烂还剖不完。

（四）调剂

当前许多医院不同程度地存在着配方不加称量地大把抓药现象。据山东省人民医院中药房对50剂中药总重量的称量统计，投药实际重量与处方剂量相比，误差平均在9%左右。据济南市中医院实验抓药测试，大把抓药的误差为：植物药26.3%，动物药28.6%，矿物药40%，由此可见大把抓药很不可靠。剂量不准必然会使医生的辨证施治前功尽弃，贻误病情。剂量太小达不到治疗量，过大则会产生毒副作用，或改变原来的治疗作用。中医处方遣药法度严谨，药味相同、药量的比例不同，则作用不同。如桂枝汤、桂枝加桂汤、桂枝加芍药汤，3方药味相同，仅桂枝或芍药的剂量不同而所治大异。桂枝汤中桂、芍都是3两，其主要作用是调和营卫、解肌发汗，主治风寒表虚证。若将桂枝增至5两，则变为桂枝加桂汤，由于桂枝温通心阳平降冲逆的作用在处方中占了主导地位，所以主治变为发汗后烧针所致的奔豚气病。若将桂枝汤中的芍药加至6两，则变

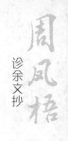

为桂枝加芍药汤，由于芍药通脾络、缓急止痛的作用在处方中占了主导地位，所以主治变为太阳病下后腹满时痛。又如细辛，药理实验证明，在用量为3g时确有局麻镇痛、解热抗炎作用，同时还可兴奋呼吸中枢；但剂量过大会麻痹呼吸中枢，导致呼吸停止而死亡。故前人有"细辛不过钱，过钱命相连"之说。自古至今，人们都十分重视药物剂量，清人王清任说："药味要紧，分量更要紧。"日本汉医学者渡进熙说："汉药之秘不可告人者，即在药量。"因此必须坚决杜绝大把抓药。

此外，由于业务不熟配错药的现象也时有发生。如将"莲须"误为"连须"，"茜草"误为"苤草"，"白附子"误为"附子"等。有的年轻调剂员不知药材别名，遇之则曰"没有"，或臆断为他药。如淫羊藿又名仙灵脾，医生处方嫌"淫"字不雅，多写作仙灵脾，有的小青年却拿成威灵仙。甚至错把蒲黄作雄黄、甘草作黄芪、地风作厚朴的现象也时有发生。

（五）煎药

现在许多单位非常忽视煎药工作。据了解有些医院雇用临时工煎药，有的医院只煎1遍，至于煎煮前不浸泡、煎煮时间不合理、先煎、后入、去渣再煎等特殊煎法俱不执行者也不乏其人。中药煎法是否得当，与疗效有密切关系，古人对此十分重视。徐大椿说："煎药之法，最宜深讲，药之效与不效，全在乎此……方药虽中病而煎法失度，其药必无效。"李时珍说："凡煮汤，若发汗药必用紧火热服。攻下药亦用紧火煎熟温服。补中药，宜慢火温服……"早在成书于一千八百年前的《金匮要略》中，煎药法在书中即占有重要的地位。书内178方，方方详述煎制之法，对煎煮时间和方法的掌握都有明确要求，常用的煎法有先煎、后入、包煎、烊化、浓缩、兑汁再煎等6种之多。煎药法与病机密切相关，加水量和煎取量随剂量的加减而变化。如柴胡汤、泻心汤类方剂所主之证，多有胃气上逆的病机，其症多呕，书中均要求用煎后去渣再煎的浓缩煎法，以缩小煎取量，便于服用。又如当归生姜羊肉汤方后注曰："若寒多者加生姜成一片……加生姜者，亦加水五升，煮取三升二合服之。"实际上煎药法是张仲景辨证论治体系中的重要一环，非常重要。

实验证明，中药汤剂第一煎的煎出率约为有效成分总量的50%左右。质地较硬的药材，第二煎的煎出率较高。煎煮两次，煎出率可达

70%~78%。这充分说明煎煮两次是十分必要的。另据报道，含挥发油的药物，以煎煮30分钟时挥发油含量最高，所以严格掌握煎煮时间是很重要的。至于贝壳、矿物药先煎，大黄、白蔻等后入，车前子、旋覆花等布包，阿胶、芒硝烊化等，均具深刻道理，必须严格遵守。否则虽辨证正确，投药精专，炮制适度，仅仅因为煎药鲁莽造次，而使功亏一篑十分可惜。

此外，由于运输、保管不善所致的药材霉烂、走油、虫蛀、变味等现象也时有发生。

中药材从生产到进入人体之前的过程中，经历了许多环节。其中任何一个环节的失误都能影响药品质量。目前中药材质量低劣的现状，是上述各种综合作用的结果。所以要彻底解决这个问题，必须依靠整个社会的力量。问题虽然严重，但究其原因不外两条。一是管理混乱，这个问题将随着药政法的颁布，和管理体制的改革，很快得到解决。二是技术水平低，后继乏人。解决这个问题的当务之急，是迅速培养一支高水平的、技术全面的骨干队伍，抓紧把传统经验尽量全面地继承下来，然后再作深入地挖掘、整理和提高，使之发扬光大。建议今后除了开办普及性的中药培训班外，适当办些高水平的骨干班，多办些短期专题进修班，如炮制班、仓库管理班、药材鉴定班等。多年来，中医用药均从药材公司统一供应，收货只看标签，没有药检。三中全会以后，经济搞活了，采购药材由单一渠道变成了多种渠道。由于青年药工缺乏鉴别真伪优劣的能力，容易受骗，所以视次为好、以假当真的现象时有发生。因此必须立即采取多种方法，迅速培养一批具有鉴别能力的中青年技术骨干，把住采购这一重要关口。

另外，应尽快制定比较完善的饮片质量标准，既要有色、香、味、型等传统标准，也要有主要有效成分的含量标准。饮片的加工炮制由药材部门按上述标准统一进行，以彻底解决饮片质量问题。

三、临床中药学工作急待开展

近几年来，临床药学发展很快。临床药学是研究药物及其剂型与人体相互作用规律的综合性学科。它加强并协调了医、药、护之间的联系和工作，对于安全、有效、合理地使用药物，减少毒副作用，发挥药物在治疗中的最佳效应，提高医疗质量和水平具有重要意义。同样，在继承和发扬中医药学的事业中，也必须重视开展临床中药学的工作。

中医、中药这两门学科本为一家，都是在《内经》理论的基础上，在实践中发展起来的。古代的大医学家，同时就是博学的药物学家，如张仲景、葛洪、孙思邈等，他们自己诊病处方、自己采制药物，医理、药理一线贯穿，所以能取得高水平的疗效，也没有必要提高临床中药学的问题。随着科技门类越分越细，必然带来新的问题。自公元 1080 年宋王朝颁布《局方》、设立"熟药所"以来，开始有了专门加工中成药的机构。自此医药渐分，中药工作逐渐发展成为一个独立的行业。而介于医药之间的临床中药学的工作落到了两不管的地位。新中国成立后，中医药学获得了新生，但是老药工文化程度大都偏低，没有阅读古典医籍和本草的能力。中年药物人员弃药从医的较多。中医院校药学系的课程设置不合理，基本照搬西药院校的框框。1980 年中药系规定的 22 门课程中，仅中医基础学、方剂学、中药学、炮制学 4 门属中药基础课和专业课，课时分配不到20%。而《内经》《伤寒论》《金匮要略》《神农本草经》《本草纲目》等高级中药技术人员所必修的经典著作，一门也没有。学生缺乏临床中药学的知识，毕业后很难做好中医院药房的工作。"文化大革命"后招工、顶替的青年缺乏培训，业务能力很低。以上情况造成了中药队伍后继乏术、临床中药学无人问津的局面，出现了许多不应出现的问题。

（一）医药工作严重脱节

中药同名异物的现象普遍存在，一种药物往往有几种、甚至十几种来源。这些来源不同的药物的疗效存在着一定的、甚至是很大的差异。由于医药工作脱节，彼此情况不明，造成许多失误。医生处方只管写药名，却不知药物的基源是什么；调剂员照方抓药，亦不管能否治病。二者只在字面上保持一致，实际上所需与所给有时并非一物。比如片姜黄与色姜黄是寒热不同、功用各异的两味药，但现在济南地区不购销色姜黄，不论何病，凡方中之姜黄，皆以片姜黄付之。所以药房的货源不同，可能导致临床疗效的起伏；此地成功的经验，往往在彼地经不起重复。在彻底纠正这种情况之前，药房应作好每批货的基源鉴定工作，及时向临床科室介绍；同时根据临床要求，有目的地采购某一路货色。俗语说："药对方，一口汤；不对方，用车装。"作好这项工作对提高疗效有重大意义。

（二）炮制盲目遵古

关于炮制，以上谈了当制不制、制法不对的问题。我们提倡遵古炮制，但不应盲从，因为古法有精华，也有糟粕。遵古应当是有分析、有选择的。要从临床中药学的角度出发，把医理、药理、炮制方法结合起来，选择那些符合中医理论的、确有道理和疗效的炮制方法而遵之，并加以研究、改进和提高。因为旧社会的药房带有很大的赢利性质，加之对临床中药学了解甚少，对炮制只知其然而不知其所以然，为了追求饮片外观美而损害其疗效的炮制方法经常出现。比如，石斛为常用滋阴药，药材内含的液汁越多，滋阴效果就越好，故伤阴严重时，往往用鲜品配方。可是传统认为品质属上等的耳环石斛，却是经反复烘烤、整形，搓成螺旋状，再烤干而成的。这种加工方法不仅耗工费时，而且降低了石斛的治疗作用。此外还有一种"金石斛"，最为误人，张寿颐曾一针见血地指出："市廛中欲其美观，每断为寸许，而以砂土同炒，则空松而尤具壮观。要知一经炒透，便成枯槁，非特无以养阴，且恐不能清热，形犹是而质已非。"再如半夏的炮制，名目繁多，工序复杂，有的制法用辅料达 14 种之多，时间长达 35~42 天之久。张寿颐批评这种制法曰："浸之又浸，捣之又捣，药物本真久已消灭。甚至重用白矾，腌之悠久，而辛开滑降之实，竟无丝毫留存，乃一变而为大燥之渣滓。"但是，类似上述错误的炮制方法，有地方至今还在沿用着，而且美其名曰"遵古炮制"，这是急需纠正的。

（三）成药生产混乱

由于缺乏临床中药学的观点，中成药生产问题很多，出现了三少一多的反常现象，即：品种少，治疗范围不广；剂型少，给药途径狭窄；救急药少，不能独当大任；滋补药多，包装费用越来越高。许多剂型不合理，甚至完全背离了中医的治疗原则。如银翘解毒丸是治疗风热外感的主要中成药，剂型为蜜丸，其原方名银翘散，出自《温病条辨》，剂型为煮散。银翘散由辛凉疏散、轻清透表之品组成，方后注云："勿过煮，肺药取轻清，过煮则味厚而入中焦矣。"方药、剂型与适应证十分合拍，故有卓效。现在将煮散改成蜜丸，十分不当，因为蜂蜜甘缓恋邪，为解表之大忌，且蜜丸之中蜜重约占丸重的一半，所以这一改不但提高了药的成本，而且降低了疗效，甚至会迁延病情造成坏病。同样藿香正气散做成蜜丸也是错误的。

散剂是很好的剂型，疗效迅速、节省药材。可是现在成药中散剂很少，许多著名的散剂处方并没有做成散剂出售，如《金匮要略》之当归芍药散就是如此。著名老中医岳美中曾说："我素常喜欢用当归芍药散治痛经，开汤药效果就不好。……五苓散也是汤药不如散药。"此外如乌贝散、逍遥散、玉屏风散、参苓白术散、川芎茶调散等，均属这种情况。

中药制剂方法的选择，工艺流程的设计，也必须在临床中药学的理论指导下进行，否则也会出现"形犹是而质已非"的情况。比如，某医院生产的快胃疏肝片治疗胃病很好，但是含杂菌太多，经分析发现杂菌主要来自陈皮，于是对陈皮采取了长时间煮沸的方法，结果，杂菌含量得到控制，疗效却大大降低了。因为陈皮所含的挥发油起着理气和胃的重要作用，而长时间煮沸降低了挥发油的含量。消灭杂菌的方法有多种，若有临床中药学的观点，就不会采取这种损害疗效的方法了。

为此，笔者建议，必须尽快将临床中药学的研究工作提高到议事日程上来，调整中药系的教学内容，提倡中药人员学习中医基础、中药方剂知识，中医院的药剂科要设置临床中药师，尽快培养一支既懂药理又懂医理的临床中药师队伍。以解决中药工作后继乏人、后继乏术的问题。

常用"中药"钱

《全唐书》卷226载有唐·武后时期作家张说写的一篇《钱本草》。文曰："钱味甘，大热，有毒。归心、肺、脾、胃经。偏能驻颜，彩泽流润。善疗饥寒困厄之患，立验。能立邦国，污贤达，畏清廉。贪婪者服之，以均平为良，如不均平，则冷热相激，令人霍乱。其药采无时，采至非理则伤神。此既流行，能役神灵，通鬼气。如积而不散，则有水火盗贼之灾生；如散而不积，则有饥寒困厄之患至。一积一散谓之道，不以为珍谓之德，取与合宜谓之义，使无非份谓之礼，博施济众谓之仁，出不失期谓之信，入不防己谓之智。以此七术精炼方可。久而服之，令人长寿。若服之非理，则弱志伤神，切须忌之。"

此文以药喻钱，以药论钱。在有人提倡"一切向钱看"的今天，大有一读的必要。读后须深思之，探索之，躬行之，体验之。面对金钱，应精炼"七术"，即道、德、礼、义、仁、信、智。如能具备这"七术"的炮制方法，使其热性转平，毒性减低，服之就会大有裨益于身心，可使精神舒畅，心情愉悦，就会健康长寿。不然，如生吞活咽，则必损脾害胃，心悸不安，以至昏智迷神；若热毒发作，必至气溃身亡。不可不忌。

三国名医华佗

华佗，字元化，又名旉，三国时代沛国谯（今安徽省亳县）人。是扁鹊学派的传人，是我国历史上通晓各科医术的卓越医学家，尤擅长外科，可说是我国外科手术史上使用麻醉药的鼻祖，其他对于药物、诊断、针灸、妇产科和体育锻炼等也无不精通，兼谙各种经书。《后汉书》和《三国志》都为他写了本传，叙述他在医疗上建立的很多奇迹。其他书上有关他的记载也不少，在广大的群众中，也都乐于传说他治病的故事，可见从古到今，华佗所负的声望是很大的。

华佗的生卒年月，虽史无明文，但根据一些史料的记载来推算，他生于东汉永嘉元年（公元 145 年），卒于建安十三年（公元 208 年）。他年轻时代，曾在徐州一带学习经书，并执业行医。

华佗的医学造诣所以这样独到精深，完全是靠着自己的苦心钻研，在他的传记上是没有师传的。他把前人遗留下来的医学经验，细心地加以整理和研究，使零碎片断的东西，成为有系统的科学的东西。他生平的著作不少，但绝大部分没有流传下来。据书载钱塘胡氏《百名家丛书》《格致丛书》两书中有华佗著的《内照图》《内照经》各 1 卷，惜此本世间少见。至于现存的《中藏经》则是后人托名著的。

《中藏经》计分 3 卷，上、中两卷著论、法 49 篇，多病理、诊断之学；下卷载诸病药方 60 首，附方 95 首；后附内照法 6 章。其中首卷论脏腑虚实寒热生死顺逆脉证之法，中卷察声色形证决生死法，下卷内照法对于脏腑病变相传、脏腑用药的宜忌、脏腑成败以及脉候之以决生死等篇，均合古法，可见其书保存着不少古代医学文献。

有人猜想中国最古的药物学——《神农本草经》可能是华佗写的，但

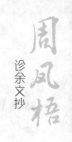

还不能证实。他对药物的研究是下过一番功夫的。华佗有很多学生，最著名的有吴普、李当之、樊阿等。吴普继承华佗传给他的药物学，后来著有《吴普本草》一书；李当之对药物学也很有研究，著有《李当之药录》，樊阿对针灸术很熟练。这些成就，都是与华佗的教导分不开的。

华佗行医足迹遍于安徽、江苏、山东一带，亲自抓药、扎针，为人诊治疾病。在长期接触人民群众的活动中，形成了朴素的唯物主义自然观，注重实践，勇于创新。他在针灸治疗中创用的夹着脊椎骨的穴位，后世称为"华佗穴"，至今还在临床中被应用着。

华佗还不顾儒家那套"身体发肤，受之父母，不敢毁伤"的封建说教，在麻醉学和外科学手术方面做出了创造性的贡献，使一些针药不能治疗的疾病变成可治之症，用唯物主义的医疗实践批判了天命观和鬼神致病说。《后汉书·华佗传》形象地记载了他施行手术的情况："若疾发结于内，针药所不能及者，乃令先以酒服麻沸散，既醉无所觉，因刳破腹背，抽割积聚；若在肠胃，则断截湔洗，除去疾秽；既而缝合，敷以神膏。四五日创愈，一月之间皆平复。"这段记载的意思是：如果疾病生长聚结在腹腔以内，扎针和吃药都达不到的，乃让病人先用酒冲服麻沸散，迨至病人麻醉失去知觉，于是剖开病人的腹背，将积聚抽出来割掉；如果病在肠胃，就将肠胃切断冲洗，除去病变和脏东西；然后缝合，涂上药膏。四五天以后创面愈合，1个月左右恢复正常。在《三国演义》里还记载着关羽镇守襄阳时，与曹仁作战，被毒箭所伤，箭镞入骨，华佗为之"刮骨疗毒"的事例。应用麻醉药来进行手术，不但在中国认为是华佗首创，就是外国也认为很可能是由中国传出的。如《世界药学史》上说："阿拉伯人之使用麻醉剂，有由中国传去的可能。因为中国的名医华佗是擅长此术的。"可见运用麻醉药剂于临床实践，我们的祖先早已知道了。华佗的医学成就，使我国在麻醉学和腹腔手术方面，遥居世界最前列。

在诊断方面，他能巧妙地运用眼看、耳听、候脉、问病等方法来诊断疾病。例如盐城有一个名严昕的人，他自己不觉得有病，当华佗看到他时，便告诉他将有急病，不要多饮酒。之后，果然这个人走了不过几里路，便因头眩晕倒在车下，回家一宿就死了。按这个症状，似是中医所说的"类中风"（脑血管意外）。华佗能在望诊上断定了这个人生命危险，这足以证明他在诊断方面的准确性。

此外，华佗还明确指出只有经常运动锻炼才是健康长寿的办法。他对弟子吴普说："人体欲得劳动，但不当使极耳。动摇则谷气得消，血脉流通，病不得生，譬犹户枢终不朽也。"他根据这个道理，继承了古人"导引"的精华，又进一步地发展、创造了一套运动方法，名叫"五禽戏"，就是模仿虎、鹿、熊、猿、鸟 5 种禽兽的伸展动作来灵活肢体关节，可以引起全身血液循环的畅盛，严格说来，这种血液循环的畅盛，也是由于血管反射性扩张而造成。以这种"五禽戏"的柔软体操来锻炼身体和治疗一些慢性疾病，原则上和我们现代的预防治疗、体操运动的意义是完全符合的。华佗的弟子吴普依法锻炼，活到 90 多岁还"耳目聪明，齿牙完坚"。

华佗在针灸技术上也是很有实践经验的。他不仅勇于革新，创立了"华佗穴"，且曾用针灸治好很多难治的病。因此，受到广大劳动群众的爱戴，同时也受到统治阶级的赞赏。其中最著名的就是针治曹操多年积劳造成的"风头痛"，真是针到病除，随手而愈。封建统治阶级总是从本阶级的利益出发的。曹操因他的医术高明，为了自己方便，便强迫他出来当"侍医"（封建朝廷中专用的医生）。但华佗也是一位不怕威迫利诱生有一身硬骨头的医学家，决不甘心为封建统治阶级服务。他做了不久，便借取方书为辞，请假回家。到家后，又以妻病为由，拖延假期。曹操再三派人催他回来，他仍推脱不应。后来曹操便吩咐说："若佗妻真的有病，就宽假期限；若没有病就把他带来。"最后一次是曹操派曹洪强迫华佗回洛阳的，途中遇到来找他看病的穷苦人，他不顾曹洪的阻拦给他们医治，并且不收分文。到洛阳后，他仍坚决不肯做"侍医"，于是曹操对他起了疑心，并恨他"不为我用"，便以残酷的手段，密令把他杀了。

华佗死的时候，才过花甲之年（64 岁）。典狱官吴兴很同情华佗，所以接到密令先给他看了。他在死亡逼近的时候，在监狱中还治愈了一个患肠痈的病人。华佗知道死亡无法逃脱，想到自己事业的继承问题，当时看出狱吏吴兴是一个比较正直的人，便收他做弟子，并将他在监狱中整理的《青囊经》一卷赠给吴兴说："此书可以活人。"但狱吏畏法不敢受，他也并未勉强，便索火把它烧了。华佗著作的失传，可能这是一个主要原因。

总之，华佗的一生，是为祖国的医学事业刻苦钻研努力奋斗的一生。在当时科学落后的条件下，许多看来是无法挽救的危难大症，经过他的治疗，就能着手回春。他大胆地使用了外科手术，首创给病人使用麻醉剂。

而这些方法，据说在欧洲几百年以后才开始临床应用。华佗对医学方面的贡献，并不仅止于此，这种毕生为了救死扶伤，忠于医生职守，以及敢想、敢做、发明创造的精神，我想在任何时候都应该是值得人们学习的。

华佗在医学上的种种成就，是处在三国鼎峙、军阀割据、战祸频繁、民不聊生的历史时代。我们从史料和演义小说中也可以看出当时统治者对医生的轻视和摧残。可以想象，在那样动乱的年代里，像华佗那样坚持医学研究、著书立言、泽于后世，确是难能可贵的。华佗之所以成为一代名医，绝不仅仅因为他在医学上的巨大成就，更可宝贵的还在于他的思想具有鲜明的政治倾向，他的行为具有强烈的人民性。不难看出，华佗研究医学的目的不是为了沽名钓誉或是为了别的什么目的，而是为了学以致用，救死扶伤，为广大群众服务。他曾多次拒绝了魏、吴官宦们的举荐，不肯为官受禄做统治者的侍从；宁愿仆仆风尘，不辞艰险，往来于大江南北为更多的劳苦大众治病。作为一个医生，这种不肯做官，只愿行医，不为少数统治者的侍从，愿为更多的群众疗疾的行动，体现了华佗坚持做人民医生的政治倾向。华佗最后是被曹操猜疑忌恨而杀害的，这和华佗忠于人民、忠于人道主义、反对强权的政治倾向有着密切关系。尽管曹操在历史戏剧舞台上可以有不同的评价，但在这一件事上，曹操是做了一件坏事，这是无可争辩的。华佗在临死前，镇静安详地把《青囊经》整理出来，传于后世，又无奈忍痛烧毁，这是对封建统治者的控诉和战斗，也表现了他富贵不能淫、威武不能屈的高贵品质。

华佗在历史动乱的年代里，他具有不愿为官，只愿为群众治病的良好思想，具有对医学精湛丰富的研究经验，具有大胆创新、敢想、敢做、学以致用的治学态度……这一切不仅对今天中医界的同行们有着教育启发的意义，而且对一切从事学术研究的人们也同样具有教育启发作用。另外，华佗毕竟是带着悲剧性的人物。在当时，他的人道主义理想不可能得到实现；在当时，他没有为病者服务的自由；在当时，他甚至竟因自己是个妙手名医以致丧失了生存的权利。其实，这并不为怪。几千年来，祖国的医学何曾得到反动统治者的重视？历代的名医又何曾受到应有的尊重？应该说他们也是或多或少地带有悲剧色彩的人物。产生悲剧的根本原因，当然不在于华佗忠于人民、忠于科学，而在于旧的社会制度根本不允许华佗这样的人物这样做或那样做。我想我们年纪老一些的中医界同志们，只要回顾一下新中国成立前的景况，会比我体会深刻得多。有一首诗，就是中医在旧社会的鲜明写照："医者人所轻，九流僧道间；所操称凡术，所遭多可怜；一生板凳冷，七事少油盐；菊花黄九月，衣帽未周全；蛇神并牛鬼，索诈施计奸；散沙无能力，存亡生死边。"

对于中医界同志们来说，产生华佗式悲剧人物的时代一去不复返了。党的中医政策的伟大英明以及今后中医学的光辉前景，用不着我在这里多说了。但我想有必要强调一下，只有在共产党的英明领导下，中医学才能得到发扬光大；也只有在党的中医政策的光辉照耀下，才有可能培养出更多的华佗式的医生来。认识到华佗的悲剧性，也就深刻地感受到我们的自由和幸福。

华佗这位扁鹊学派的传人、祖国的一代名医，虽然去世已经 1800 余年了，但到今天仍然有很多地方值得我们学习。同时，抚今追昔，很多地方也有必要值得我们深思。

李时珍与《本草纲目》

李时珍，字东璧，晚号濒湖老人，湖北省蕲春县蕲州镇人。好读医书，精研药物、经史、诗文，是当代有名的开业医生。他生平著作很多，见于文献记载的有《三焦客难》《命门考》《脉决考证》《濒湖医案》《五脏图论》《白花蛇传》等，均已失传；流传于今的有《濒湖脉学》《奇经八脉考》《本草纲目》等。但在世界上最著名的而且最有贡献的要算是《本草纲目》了。今分两部分简要介绍如下。

一、李时珍的身世和生平

李时珍生于明·正德十三年（公元 1518 年），卒于明·万历二十一年（1593 年）。这时封建社会已日趋没落，并出现了资本主义的萌芽，阶级矛盾十分尖锐，明显地影响着社会生活的各个方面。李时珍出生在蕲州镇东门外瓦硝坝一个世医家庭里，他的祖父是一位铃医，父亲名言闻，号月池，著有《人参传》《艾叶传》，也是当地的一位名医，因为他处在中国封建社会日趋没落的时代，知识分子受到严重摧残，士子发表言论受到限制，甚至在学校里立石碑禁止谈论时事。当时统治阶级不准私人自由著书，但对于医书的著作，则限制较宽，所以明代有多种医书出版。在另一方面，规定人民的户籍，如军户、医户、匠户等，使各户子传父业，不得改变户籍，李时珍生在医户家庭，当然有义务学医，而且他生来也有兴趣学医。但他父亲很了解儿子的兴趣，为了满足时珍对草木虫鱼一类学问的好奇心，曾从各方面下过诱导的工夫，这并不是说李言闻对儿子的教育只限于这一方面。在封建社会里，医生被统治阶级看作低人一等，因此，在他的安排里，他的儿子还有一件比学医更重要的事情需要做，那就是学八股，学好八股去应科举，从科举中打开他将来生活的道路。

几十年生活的折磨，使李言闻不能不热衷于科举，他总以为李家穷了好几代，作医生又被人瞧不起，要想改变这种状况，除了应科举，没有第二条路；他自己在乡试中一再失败，因此把全部希望寄托在这个读书异常聪明的小儿子身上。

李时珍在 12 岁的那年，他的父亲就明白地向他宣布这个意图，时珍一时爱读的许多书都被收起来了，摊在他面前的尽是明初的作品八股文集。

这种沉闷的八股文，尽管与自己的兴趣不合，在父亲的督促下，也就念了几年，到嘉靖十年（1531 年）李时珍 14 岁，由当时的蕲州知府周训送到黄州府去应科试，他父亲陪他同去，他中了一名秀才。

为了实现他父亲对自己的期望，在 17 岁、20 岁、23 岁的时候，曾 3 次到武昌去应乡试，虽然他曾想考取功名，但由于他写不好揣摩时好的八股文，更由于当时考试极端重视门第，所以 3 次乡试，都没有考中。30 岁以后继承了父业，弃儒就医。

李时珍在医药学术上的成就不是偶然的，他是从艰苦卓绝的斗争中得来的，他不但从理论上钻研，而且实事求是地去实践，所谓"苦读千卷书，步行万里路"，煌煌的经史巨著，他遍读了，古代几个伟大诗人的全集，他也仔细地读过了，甚至稗官小说、杂谈、谱志，例如《泊宅编》《两山墨谈》《芍药谱》《海棠谱》《菊谱》《竹谱》《南方草木状》《凉州异物志》之类，只要对他有所启发，有所帮助，他都一一精读；王世贞在《本草纲目》序文里曾说："上自坟典，下及传奇，凡有相关，靡不备采。"又说："岁历卅年，书攻八百余家。"这几句话足以说明他掌握了充分的参考资料和他刻苦耐劳的精神。

　　这时朱厚熜（嘉靖帝公元 1522~1566 年）做了皇帝，还想做神仙，公元 1548 年以后，他就不理朝政，在宫内设立坛醮和炼金所，整天和一批方士鬼混，梦想炼成"不死之药"，好千年万载地活下去，继续享受特权。

　　由于皇家信任方士的影响，设坛醮的风气很快地传播到全国各地，这时，比较大的城市，没有一处不在开坛醮，为了修庙设坛，本来在瓦硝坝玄妙观通明阁下行医的李言闻也被迫把诊所搬了出来，在这样的环境里，李时珍也无法工作下去。

　　最使他不能容忍的现象，就是由于方士的煽惑，炼丹炼汞的风气大大流行，竟有许多人认真地服起丹来，方士们所说的丹汞，炼法虽有种种不同，但其中的成分，大都离不了水银、雄黄、砒霜、铅、锡之类的东西，这些有毒的矿物药，炼成药饵服下去，谁也能够想到后果是怎样。

　　李时珍站在医生的立场，自觉不能再缄默，也不应该再缄默下去，他冒着和统治者的意旨相抵触可能惹祸的危险，毫不掩饰地把服食丹汞的害处向许多人解说，为了要人相信，他还拿出好多书来，引经据典地讲给大家听，某人服了丹砂是怎样死的，某人服了金浆又是怎样死的，并说明唐朝和宋朝的医学家对服食丹药的看法。千言万语，总结一句，方士的话不可信，有理智的人谁也不该走这条愚昧自杀的路子。

　　他还常常和一些被风气所俘虏没有志气的医生发生争辩，每一次辩论，时珍总是站在真理的一边，因此总是很顺利地把对方驳倒。

　　在朱厚熜迷信道教的整个时期中，李时珍所采取的态度，除去证明方士的话是和医理药理不相容外，另一个目的，就是纠正社会的风气，让大家从方士的魅惑里清醒过来。

　　大约在嘉靖三十五年（1556 年），礼部命令各地举荐医学人才，集中到北京，以补充太医院的缺额，湖广的官吏，保送了一批著名的医生，李时珍也是其中的一人。他到了北京，并没获得统治者的重视，所任的官职很低，这些问题当然不会放在他的心上，相反，他觉得太医院中有些优越条件正可以充分利用，以丰富自己的研究和著述内容，这也许是他去北京的收获。

　　他在太医院大约工作了 1 年，就托病辞职。南归时，他循着驿路经过涿州、安阳、许州等地，踏在他足下的广大的北国平野，在他的感觉中处处是学习的宝藏。他在长途旅行中，除去问药访医外，还做了一件有意义

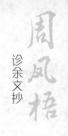

的事情，就是搜集各地流传的土单验方，并一一地记录下来。几十年的刻苦钻研和长途跋涉充实了他的著作内容。

大约他回蕲州后 1 年左右，封在武昌的楚王朱英㷿派人来找他为朱的儿子治病，就任命时珍做楚王府奉祠所的奉祠正，要他以这个名义去兼管王府的良医所。时珍这次留在武昌的时候较长，大约有 3 年光景，为了给外间的群众治病，他在观音阁设了一个义诊所，许多进不去王府大门的病人，都跑到那里去请他医疗。

大约在嘉靖四十年（1561 年）左右，他便辞去楚王府奉祠正职回到了家乡，这时他的父亲李言闻就逝世了。

在嘉靖四十四年（1565 年）以后，李时珍为了考查实地实物，他还南北走了不少地方，除湖广外，他到过河南和南直的好多地区，规模比较大的是访太和山，他曾两次去过南京，素以药物丰产著名的摄山、茅山、牛首山应该是他的游踪所及。

从嘉靖三十一年（1552 年）开始编著的《本草纲目》，到万历六年（1578 年）才算编写成功，费时 27 年，李时珍已是一位 61 岁的老人。事实上编著《本草纲目》的工作并不是终止于万历六年。在以后的许多年中，他还是连续不断地在修正这部书、丰富这部书，全部著作时间也不止 27 年，而是 30 年、35 年，或者更多。只有在他停止思想、停止呼吸之后，才能够说编著这部书的工作是停止了。在他计划实现他的《本草纲目》如何刊印求得广泛地流传的时候，他已经长期被困于病榻了。

万历十八年（1590 年），《本草纲目》开始在金陵雕版（胡承龙承刻）。万历二十一年（1593 年），他的病势更见沉重，这时金陵传来消息，《本草纲目》已经刻成，可是他已经不能为这部书做什么工作了，大约在这年初秋，他告别了人世。弥留时，这位 76 岁的老人，还最后嘱咐他的儿子们，要争取一切的机会，使《本草纲目》广泛流传，使他所爱的每一个活着的人，都能够得到这部书的好处。

二、本草纲目

《本草纲目》是一部记载药物的书，它总结了 16 世纪以前我国劳动人民在医药方面的丰富知识，大胆地纠正了历代本草书的谬误之处，是古代本草中最完备的一部；它不但是研究药物的重要文献，而且也是研究植物的珍贵资料，不仅至今广大的中医把它当作必读的典籍，而且早已引起国外医学家的重视和研究，这是我国古代一个突出的科学遗产，是永远值得我们自豪的。

在编写《本草纲目》的过程中，李时珍曾经做过 3 次彻底地修改，每次修改，差不多都是推翻成稿，从头写起。因为这部书的主要材料来源是古代文献、当代著作和著者实地采访所得及家传笔录，所以必须经过很仔细地推敲、考证、正误、补充、删节、修饰等步骤，才能把著者一生所寓目的书籍和阅历的经验浓缩成为 190 万字的一部大书。

这部大书一共分为 52 卷，载药 1892 种，药方 11096 则，插图 1160 幅，其中 374 种药是李时珍第一次引用和加入的。全书分为 16 部，这 16 部是：水部、火部、土部、金石部、草部、谷部、菜部、果部、木部、服器部、虫部、鳞部、介部、禽部、兽部、人部等；前 4 部都属矿物，第 5~9 部都是植物，第 11~16 部都是动物，第十服器部包括动、植、矿各种药物；每部又分成若干类，例如草部又分成山草、芳草、湿草、毒草、蔓草、水草等 11 类；木部分成香木、乔木、灌木、寓木等 6 类；其他如矿物和动物的药物也一样地分成许多类，所以全书 16 部，共有 60 类之多。（据明·万历三十四年的刻本）

《本草纲目》的内容非常丰富，前面叙述关于药物的一般知识，如药物的一般性质、治疗及处方的原则，采药季节，服药禁忌和饮食禁忌等，都有详细地记载，好像现代药物学的总结一样，把我国历代在药物学方面的经验做了总结性的说明，给现代药物学和治疗学的研究工作打下了一定的科学基础。

《本草纲目》搜集最全的部分是植物药，共计 1000 多种，这也是现在药物研究中最有价值的部分，因此，外文译本往往专译此部。其中有一部分如大黄、桂枝等很早便已传入欧洲，被世界各民族采用。人们从《本草纲目》中发现治麻风的大枫子油、治高血压的杜仲、强壮神经的五味子、治绦虫的槟榔、有抗菌作用的大黄、黄连等；科学家经过实验还证实常山碱杀疟原虫的效力比奎宁高达 150 倍。可见他的结论是正确的。近几十年来不论国内国外，在研究中药时，都离不开《本草纲目》。由此我们可以想见，其中还有很多药物的经验疗效等待着现代科学工作者去证实和利用。

其次是动物药，《本草纲目》中共收集了444种，我们在西医学上能用的动物药仍然很少，近60年才开始研究各种激素，如垂体素、甲状腺素、胰岛素以及维生素等，可是在本书内已记载的蟾酥（具有副肾素、古卡因、洋地黄素、印度防己酸4种功用）、紫河车（胎盘）、羊肝（维生素甲级物）、羊靥（甲状腺）、牛胆等，无疑对于近代激素和维生素的研究有极大的启发作用，因此也不难想见其中必定有很多的药，李时珍已做出正确的结论而科学家尚未证实或无法证实其功用，这也正是今天科学家应该大力研究的问题。

再次《本草纲目》在营养方面也提供了很多材料，而且也记述了许多食物的营养价值。在植物方面列举各种蔬菜、水果、粮食3类，共有300多种；在动物方面，虫、鳞、介、禽、兽记载400余种。但是我们日常食物所用的动植物原料，比较起来仍极有限。因此，以后营养学家应该从我们祖先多年选择食物的经验中发掘人类食物的资源。《本草纲目》也是一部研究食物营养的良好参考资料。

《本草纲目》里还有许多药是从外国输入的，例如曼陀罗、鸦片、番木鳖、胡萝卜、大蒜、诃黎勒、安息香等，据李时珍的记载，在古代都是外国药，从这些事实可以看出古代科学家善于吸收外来科学成果来丰富自己民族文化内容的科学态度，我们应当学习和继承这个优良传统。

还必须指出，从李时珍写《本草纲目》的经过及其所取得的成就中，可以看出他明显地重视总结人民群众的经验。他还认为人可以"窥天地之奥而达造化之权"，相信人的力量能够控制自然，并使之服从人的需要。在从事药物性质的研究中，他既注意到药物有其原来的性质和作用，如寒热温凉、升降浮沉等，又认识到这种性质和作用是可以用人力加以改造的，所以他说："升降在物，亦在人也。"他很重视实践，主张深入到客观事物当中去"窥究物理"，他自己也正是这样做的。例如：为了分清苹、荔、苦3种不同植物，他"一一采视，颇得其真"，根据它们彼此的根、茎、叶、花的不同形态作了鉴别，同时他明确指出前人所以分辨不清是因为"根据纸上猜度而已"；为了鉴别白花蛇的品种，他亲自上山观看捕蛇人捉蛇和把蛇做成药材的方法；为了验证曼陀罗花服后"令人笑""令人舞"的说法和它的麻醉作用，他也亲自做实验观察。李时珍不但重视亲自观察，还很重视学习和总结人民群众同疾病做斗争的宝贵经验。《本草纲目》记载的旋覆花根有益气续筋的作用，是从"北土车夫"学来的，五倍子是一种虫子窠的真相，是"山人""皮工"传授给他的。《本草纲目》尚有医学史上首次记载的铅中毒、煤气中毒等疾病，都是李时珍记录采矿的"土人""工人"的感受和经验。一部《本草纲目》，记载了捕蛇人、樵夫、"野人"、"野翁"、渔人、车夫等广大劳动人民的创造和经验，也记下了李时珍亲自参加科学实践的过程。

在《本草纲目》的编写中，引用了明中期以前的各种著作800多种，李时珍对待前人的论著，并不是人云亦云，而是采取批判地继承态度。《本草纲目》中关于炼丹的叙述和批判，就是明显的例子。他在叙述到一些炼丹用的矿物药时，对服食成仙的邪说给予严厉的批判。他以丹药中含的水银为例，指出："《本经》言其久服神仙，甄权言其还丹元母，《抱朴子》以为长生之药。六朝以下，贪生者服食，致成废笃而丧厥躯，不知若干人矣。方士固不足道，本草岂可妄言哉。"意思是：《神农本草经》说水银久服可以成仙，甄权也说它是结成金丹的母体，《抱朴子》认为它是长生之药。可是从两晋南北朝以来，贪生的人服食它以致残废丧命的不知有多少人了。方士那么说，固然是不足以道理喻之的，可是本草书哪能胡说呢？但李时珍在批判服食成仙邪说的同时，却充分肯定了水银和丹药在医疗方面的作用，又说："水银但不可服食尔，而其治病之功，不可掩也。"他在《本草纲目》中收载了《抱朴子》炼丹的大量材料，并亲自进行了试验，用于临床治疗。

《本草纲目》在药物学、生物学方面的成就，都居于当时世界同类学科的前列。此外，《本草纲目》记载的当时我国劳动人民在化学、矿物学、地质学以及天文学方面的一些成就，也都具有先进水平。当然，由于历史条件的限制，书中还掺杂着一些迷信和落后的东西，但那只占一小部分。这样一部巨著，当时医药学界和广大劳动人民都是很需要的。可是金陵版的印数很少，李时珍去世之后，由其子于万历二十四年（1569年）上献朝廷，希望借国家的力量广为刊行，可是只得到明神宗"书留览，礼部知道"几个字的批语，就被打入了冷宫，一直压了几年，到万历三十一年（1603年）才在江西刊刻出版。《本草纲目》问世后，得到了广大医学家们的高度赞赏，但也受到某些医家的激烈攻击。清代的陈念祖就攻击《本草

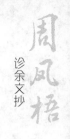

纲目》"杂收诸说，反乱《神农本草经》之旨"。叫嚣把《本草纲目》烧毁，"方可与言医道"。这一切，都充分表明了腐朽的保守思想对科学技术地压抑与扼杀。

《本草纲目》于万历二十四年（1596 年）刊行以后，400 年来，成为医家必读之书。万历三十四年（1606 年），即日本庆长十一年，日本林道春自长崎得到《本草纲目》献给幕府，医学界异常重视。乾隆四十八年、日本天明三年（1783 年）小野兰山译为日文；日本昭和四年（1929 年）头注国更进行重译，由白井光太郎译校，因此日本的《本草纲目》今存两种译本。在欧洲，顺治十六年（1659 年）波兰人卜弥格氏，将其中植物部译成拉丁文，促进了欧洲植物学的进步。17 世纪以后，欧洲各国才用其本国文字译著。因此，都哈尔德氏将《本草纲目》部分译成法文。咸丰七年（1857 年）更有俄文译本，译者俄人毕理斯乃德氏曾任驻北京俄公使馆医官。他所著的《中国植物志》虽然不是直译《本草纲目》，但是实际是以它为蓝本，即将《本草纲目》所载主要药物加以订名、注译、考证。书凡 3 巨册，起初以英文写成，光绪八年（1882 年）在伦敦出版。民国十七年（1928 年），由达利士译为德文。《本草纲目》的英文译本，多达 10 余种，其中伊思博所译最为忠实。据近人李涛所考，《本草纲目》一书已有拉丁、法、俄、英、德、日与汉 7 种文字在世界上流传，被称为"东方医学巨典"、"中国古代的百科全书"。因此，《本草纲目》不仅在我国医药学术上是一个伟大的成就，就是在世界科学的领域里也占有极其重要的地位。李时珍不仅是一位注重实践具有革新思想的杰出的医学家和药学家，而且是我国 16 世纪的伟大科学家。1953 年苏联莫斯科大学校舍落成，礼堂墙壁上嵌以世界各国科学家的彩色大理石像，其中有我国南北朝的大数学家祖冲之和明朝医学家李时珍，由此可知世界各国对李氏的尊重。

李时珍的一生，是为中医药学继承发扬而艰苦奋斗的一生。从而认识到在科学技术史上，没有一个有所作为的人不是辛勤的劳动者。任何优秀的著作，都不是个人"天才"的产物，而是作者在进步的思想指导下，对于复杂的社会生活进行深入地观察、体验、研究、分析以后，付出艰苦的创造性劳动才能产生出来的。正如马克思所说："在科学上没有平坦的大道，只有不畏劳苦沿着陡峭山路攀登的人，才有希望达到光辉的顶点。"医药科研工作同样也没有捷径可走。害怕艰苦的人，绝不可能创作出理论与实践相结合且满足广大劳动人民需要的作品。鲁迅说："可以宝贵的文字，是用生命的一部分或全部分换来的东西。"鲁迅在他早期的诗中就指出："我有一言应记取，文章得失不由天。"他还说，世界上"哪有仗着'天才'一挥而就的作品？""靠天吃饭"的作者们没有一个是有出息的。李时珍正是拼出了整个生命，才给我们留下了价值不可估量的医药财富。也正如鲁迅所说的"沾溉后人，其泽甚远"。如果没有艰苦的劳动，这是不可想象的。

总之，李时珍在医学科学上的成就是伟大的，他这种刻苦钻研、卓绝创造的精神是值得我们学习的。

《本草备要》内容简介及学习方法

《本草备要》，清·汪昂著。该书约撰成于康熙二十年（1681年）前后。至康熙三十三年（1694年）对该书又予以增补，增药60种，并撰《增补本草备要》序，刊于书前。该书国内版为康熙三十三年文富堂刊本，以后各时期均有翻刻本；日本在享保三十一年（1718年）与四十二年（1729年）有翻刻本。

《本草备要》今本共8卷，但据前人所录，多为4卷，可能是作者于康熙三十三年增补时所改。书前除序与凡例外，另有《药性总义》1篇，对药性理论有很好的概括，他如脏腑与六淫之所宜，炮制的种类与意义，产地与用法等亦有论及。

8卷本，即按卷序分为8部，共收药518种，并附图411幅。计草部191种，木部83种，果部31种，谷菜部80种，金石水土部58种，禽兽部25种，鳞介鱼虫部41种，人部9种。每药之下，先以小字标明"十剂"所属以及该药的主要功效。正文另起，先述其气味、归经，再论其功效与主治，最后言其种类、产地、采制与用法等内容（各药非均有之）。正文用大字，注文用小字，标明各家姓名或书名。作者个人见解则标以"昂按"。

该书是一部流传广而影响大的临床实用本草专著。许多医家，鉴于大型本草著作"卷帙浩繁，卒难究殚，舟车之上，携取为难，备则备矣，而未要也"（《本草备要·序》），遂矢意于简明扼要、切合实用的本草著作。

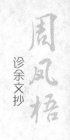

本书即其中之翘楚。它是以《本草纲目》《本草经疏》为基础，结合作者本人的学识及经验编写而成。由于是在前人"备"的基础上撮其"要"，故其内容与前朝主流本草著作有很大的不同。它删掉了历代本草荒诞不经的东西，选取切合实用的药物，"药性病情，相互阐发"，"既著其功，亦明其过"，"使人开卷了然"。因此，学习该书对于阐明药性及其治病机制，掌握药物功效主治，正确配伍运用，具有重要的指导意义，后学者每以研读此书为乐。下面谈几点学习的方法。

1. 学者须具备扎实的中医基础理论知识，乃是学习该书的基础

中药是在中医基础理论指导下进行运用、有着独特理论体系和应用形式的药物，如归经则是将脏腑经络与药物作用的关系相合，说明某种药物对某些脏腑经络病变起着主要或特殊的治疗作用的学说，能指导辨证选药。如对病患肺热咳喘则可选用归肺经的桑白皮、地骨皮以清肺平喘止咳；若胃火牙痛则当选用入胃经的生石膏、黄连以清胃泻火止痛。只有掌握了药物归经理论，才能概括出中药的作用部位，以便于临床运用。

2. 学好药性总义，注意其与各卷的密切联系

"药性总义"篇，可以说是《本草备要》的概说。包括四气五味、升降浮沉、归经、七情、炮制、五脏与六淫之所宜等内容。它是历代医家在长期医疗实践中，以阴阳五行、脏腑经络为基础，以中药各种性质及所表现出来的治疗效果为依据，总结出来的用药规律。只有学好它，才能理解和掌握每味药的具体性能，才能根据病情正确遣用。而且它与各卷有着密切的联系，是学习各卷的基础。如卷五云："石膏甘、辛而淡，性大寒，入肺、胃、三焦经。"联系药性总义中的四气五味、归经等理论，可知寒能清热降火，辛能发汗解肌，甘能缓脾生津，在清热降火之中有散解之义。因此，外能解散肌表之热，内能清降肺胃之火。从而记住石膏的功效主治，也可推断出它的性味、归经。这样加强前后之间的联系，能加深对每药的记忆。

3. 掌握重点药物，练好药性基本功

《本草备要》共载药物 500 余味，要在短时间内全部掌握是困难的。因此，要择善而从，选临床常用、疗效突出、有代表性的药物，牢固掌握

其性味、功效、主治及配伍应用，而对现今临床不常用、疗效不确切的则一般了解。学习每味药物时要弄清药物的性能特点、配伍方法、禁忌，又要善于运用药性理论，全面理解药物的功效。并通过书中引用的方剂对照学习，以掌握常用配伍方法及配伍后的性能变化和治疗范围的扩大，为学习方剂学及临证遣药组方打下良好的基础。

4. 各药之间的分析对比学习，是深刻理解全面掌握药性所必须采用的方法

主要对功效相近的药物进行对比分析，如麻黄、桂枝、附子、肉桂等；对名称相近、功效不同的药物进行对比分析，如白豆蔻、草豆蔻，黄连、胡黄连等；对名称相近、功效相似药物进行对比分析，如人参、党参、赤芍、白芍等；对同一来源但因用药部分不同或采收时间不同而具有不同作用特点的药物进行对比分析，如桑白皮、桑寄生、青皮、陈皮等；对同一药物因不同的炮制方法而功效不同药物进行对比分析，如熟地黄、干地黄、鲜地黄、生首乌、制首乌等。通过对比分析，掌握鉴别用药的方法。

除以上的学习方法外，还要采用灵活多样的学习方式。如背诵歌诀，前人编撰的《药性赋》可供参考。这些歌诀短小精悍，读之朗朗上口，容易记忆。也可自己编歌诀，形式可不一，只要能达到记忆目的就行。如麻黄功效可这样编："麻黄作用共有三，发汗平喘利小便，风寒表实与喘咳，水肿实证用为先。"自己动脑动手编歌诀，由于经过了自己的加工，更能加深记忆。还可根据药物命名的含义，联系药物的颜色、质地、形态、味道进行学习，加深记忆。

总之，有了因人而异的好的学习方法，再有一个刻苦学习精神，学好《本草备要》并非难事。